약품분석학

약품정성분석학분과회 편

東 明 社

집필자

강원대학교	김경호
경성대학교	안문규
경희대학교	노영수
경희대학교	홍선표
대구가톨릭대학교	우미희
덕성여자대학교	조애리
동덕여자대학교	김효진
부산대학교	문전옥
삼육대학교	박일호
서울대학교	박정일
성균관대학교	이강춘
숙명여자대학교	조정환
영남대학교	손종근
우석대학교	채병숙
원광대학교	이혜숙
이화여자대학교	이공주
전남대학교	최중갑
조선대학교	이원재
중앙대학교	염정록
충남대학교	강종성
충북대학교	문동철

(가나다 순)

머 리 말

분석화학이 약학을 배우는 과정에서 중요한 기초과목으로 자리잡고 있는 것은 새삼 강조할 일도 아니다. 분석화학은 주지하는 바와 같이 모든 실험화학의 기초를 이루는 것으로, 분석화학의 발달은 다른 분야의 화학적 연구의 진보 및 발전에 크게 기여하고 있다. 약학에서는 의약품의 순도의 검정, 혼합제제의 분석, 의약품의 안정도의 시험, 의약품의 대사 및 혈중농도의 측정 등 의약품의 제조와 투여에 있어서, 분석에 관한 지식과 기술이 절대적으로 필요하다.

최근의 분석기술은 다른 과학 분야와 마찬가지로 그 어느 때보다도 빠른 속도로 하루가 다르게 변모하고 있으며, 그 흐름의 영향으로 분석대상의 초미량화, 분석방법의 기기화라는 결과를 낳고 있다. 따라서 이에 상응하는 새로운 분석화학의 교육이 요구되고 있으며 그 요구를 충족시켜 줄 수 있는 훌륭한 교재의 필요성이 절실한 것이 작금의 현실이다.

이 책 "약품분석학"은 약학을 전공하는 학생을 위한 교과서로서 우리나라 약학교육의 현실을 감안하여 우선 정성분석을 위주로 한 약품분석학의 입문서로서의 역할을 하고 그리고 장차 배울 약품정량분석의 발판이 될 수 있도록 내용을 꾸민 것이다.

앞 부분에서 주로 무기정성분석을 중심으로 엮어 산염기 반응, 침전반응, 착생성반응, 산화환원반응 등을 이용하여 무기이온을 어떻게 분석하는가 그 원리를 이해하도록 하고, 이어서 약전에서 많이 사용되고 있는 유기정성분석을 관능기 별로 설명하였다. 뒷부분은 기기분석 중에서 주로 구조해석에 필요한 분광학의 기본이 되는 자외부 및 가시부 분광광도법, 형광광도법, 적외선분광광도법, 선광도, 선광분산, 원이색성, 그리고 원자분광법의 기초에 대하여 다루었다.

이 책의 내용의 대부분은 십수 년 전부터 프린트물로 만들어 강의에 사용하면서 해마다 조금씩 다듬어 온 것으로 동명사의 힘을 빌어 이제 비로소 한 권의 책이 되어 세상의 빛을 보게 되었다. 앞으로 보다 완성도 높은 교재가 되도록 독자 제현의 가르침과 꾸짖음을 받아들여 개정을 거듭할 것을 약속드리는 바이다.

2003년 2월

약품정성분석학분과회

차 례

제 1 장 서 론

제 2 장 용액과 농도

제 3 장 화학평형

제 4 장 산과 염기

제 5 장 산, 염기 수용액의 평형

제 6 장 완충 용액

제 7 장 침전의 생성과 용해

제 8 장 착화합물

제 9 장 산화와 환원

제 10 장 무기이온의 분석

제 11 장 유기정성분석(관능기의 정성분석)

제 12 장 분광 광도법 입문

제 13 장 자외부 및 가시부 분광 광도법

제 14 장 형광 광도법

제 15 장 적외선 분광 광도법

제 16 장 선광도

제 17 장 원자 분광법

제 1 장

서 론

1-1 분석화학

어느 주어진 물체 또는 물질이 화학적으로 어떤 조성을 갖는지, 그리고 각각의 성분이 얼마나 존재하는가를 알아보는 것을 **화학분석**(chemical analysis)이라고 하며 화학분석의 대상, 즉 문제가 된 물체 중에서 시험에 공여되는 일부분을 시료 또는 **검체**(sample)라고 한다. 화학분석을 하려면 시료에 적절한 조작을 시행하여 그 구성성분에 화학반응을 일으켜, 그로 인해 나타나는 갖가지 물리적 현상을 관측한다. 그 화학반응을 충분히 진행시키고, 그때의 현상을 올바르게 인식하는 데 필요한 물리적, 화학적 이론을 규명하고자 하는 학문체계를 **분석화학**(analytical chemistry)이라고 한다. 그러므로 분석화학은 물리화학을 기초로 한 위에 무기화학 및 유기화학 등의 종합적 지식을 필요로 하는 매우 범위가 넓은 학문이다.

화학분석을 통하여 시료 중에 포함되어 있는 물질종이 무엇인가, 즉 원소, 관능기, 원자단, 분자 등의 종류를 밝혀 내는 조작을 **정성분석**(qualitative analysis)이라고 하고, 시료 중의 각 성분의 존재량을 결정하는 조작을 **정량분석**(quantitative analysis)이라고 한다[1].

분석방법은 분석 기술의 진보에 따라 매우 다양해졌는데 이것을 여러 가지 관점에 따라 분류하면 앞에서 말한 정성분석과 정량분석으로 구별하는 외에 다음과 같이 나눌 수 있다.

---

1) 정성분석 : 성분 검출(detection)
정량분석 : 성분 정량(determination)

(1) 화학적 분석법과 물리적 분석법

주로 용액 중에서 일어나는 화학반응을 이용하는 분석법을 화학적 분석법이라고 하며 고전적인 정성·정량분석이 여기에 속한다. 고전적이라고 하면 시대에 뒤떨어진 방법으로 여길 수도 있겠지만, 오늘날에도 주성분의 정확한 정량이나 물리적 분석법의 기준을 정하고자 할 때는 화학적 분석의 힘을 빌리지 않으면 안 된다. 또 분석을 하는 데 특수한 기기를 필요로 하지 않기 때문에 어디서든 간단하게 실험을 할 수 있다. 야외에서 이루어지는 간이실험이나 약전시험 등에 화학적 분석방법이 널리 쓰이고 있다.

성분의 물리적인 성질을 이용하는 분석방법을 물리적 분석법이라 하고, 분석할 때에 화학반응이 관여하는 경우는 물리화학적 분석법이라고 한다. 물리적 분석법은 화학구조와 질량 또는 농도와 물리적 성질이 유관한 것을 바탕으로 한 것으로 근년에 이르러 눈에 띄게 발전을 거듭하고 있다. 기기를 사용하여 분석하는 경우가 많으므로 기기분석(instrumental analysis)이라고도 부른다. 이 방법의 특징은 미량의 성분을 단시간에 분석할 수 있고 분석의 자동화가 가능하다는 것이다. 그러나 목적 성분의 절대량을 측정하기 어렵고, 측정기기가 대부분 고가인 것이 단점이다.

(2) 중량 분석법과 용량 분석법

중량 분석법(gravimetric analysis)은 무게 분석법이라고도 하며 정량하려는 성분을 휘발, 추출, 침전 등의 반응을 일으켜 화학적 조성이 일정한 화합물로 변화시키고 다른 성분과 분리시킨 다음 저울로 달아서 그 양을 결정하는 방법이다. 용량 분석법(volumetric analysis)은 부피 분석법이라고도 하며 시료 용액에 기지 농도의 표준액을 가하여 시료의 성분과 표준액의 성분이 완전히 반응되도록 하여 이때 소요된 표준액의 부피로써 목적성분의 양 또는 함량을 결정하는 방법이다.

(3) 분석규모에 의한 분류

분석을 함에 있어서 깊이 고려해야 할 점은 시료의 양이 얼마나 필요한가 라는 것이다. 경우에 따라서는 mg 단위의 시료밖에 얻을 수 없을 때, 10 g 정도의 시료량을 필요로 하는 분석법이 있다면, 그 방법이 아무리 우수한 방법이라고 하더라도 아무 쓸모가 없는 것이다. 최근에는 분석법의 발전과 더불어 요구되는 시료량이 점점 줄어들고, 또한 성분의 정량도 훨씬 낮은 농도의 영역까지 할 수 있게 되었다. 분석방법을 사용하는 시료량에 따라 분류하면 상량 분석법(macro analysis; >0.1 g), 반미량 분석법(semimicro analysis; 10～100 mg),

미량 분석법(micro analysis; 1~10 mg), 초미량 분석법(ultramicro analysis; <1 mg) 등으로 나누기도 하는데, 이와 같은 구분은 사람에 따라 다르며, 명백한 경계가 있는 것도 아니므로 대개의 어림값으로 보면 좋다.

시료 중에 들어 있는 목적성분의 상대적인 양이 얼마인가에 따라 주성분(major; >1%), 미량성분(minor; 1~0.01%) 및 흔적성분(trace; <0.01%)분석이라는 용어를 사용하기도 한다. 따라서 같은 분석법이라도 주성분의 정량일 때가 다른 것에 비해 정확도가 높다. 한편 미량 분석법이라는 말은 시료의 양이 작은 경우와 성분비가 낮은 것을 분석하는 경우의 양쪽에 모두 쓰이므로 미량분석에 알맞은 방법이라고 할 때에는 그중 어느 쪽인가를 구별하여 이해하지 않으면 안 된다.

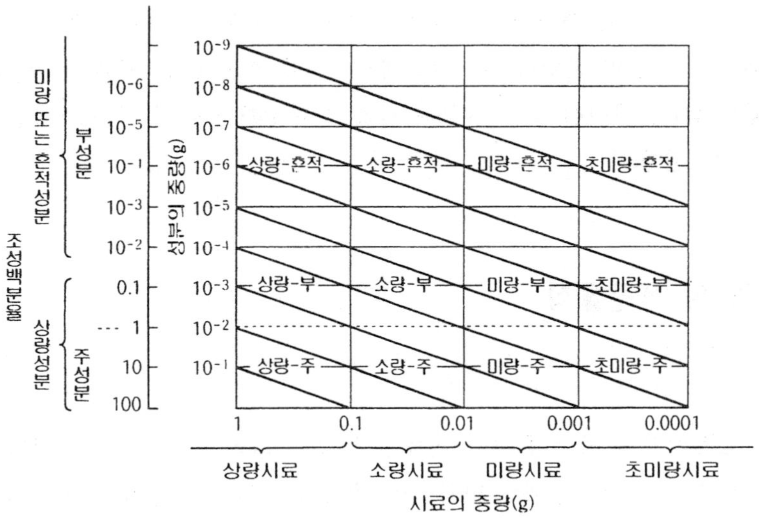

그림 1-1 시료의 양과 성분 함량에 따른 분석법의 분류

(4) 분석대상에 의한 분류

분석의 대상이 되는 시료의 종류에 따라 분류하는 방법으로 무기분석, 유기분석, 공업화학분석, 농예화학분석, 환경분석, 약품분석 등으로 나눌 수 있다. 이중 **약품분석**(pharmaceutical analysis)은 의약품을 분석대상으로 하는 고도로 응용된 분석화학 분야의 하나로, 의약품을 동정하거나 정량에 필요한 이론과 실제를 다루는 학문이다. 약품분석학은 의약품의 구조 확인과 순도 검사, 의약품의 흡수·분포·대사·배설이나, 천연물의 약효성분 분리 및 동정, 천연이나 인공에서 유래하는 독성물질의 분석, 환경, 식품 등의 분석을 하기 위한 위생 시험의 기초, 생체 성분 및 의약품의 체내 동태를 조사하는 분석법 등 아주 폭넓은 내용으로 구성되어 있다.

(5) 약품분석학

약품분석학은 의약품의 최초 연구단계에서부터 최종 임상응용에 이르기까지의 약학의 전 과정에 가장 기초가 되는 필수적인 학문이다. 의약품을 환자에 투여하면 얼마나 흡수가 되고 어느 장기에 얼마만큼 분포할까? 시간에 따라 혈중농도가 얼마나 변하고 의약품이 체내에서 다른 물질로 대사되지는 않을까? 대사된다면 과연 어떤 물질로 얼마만큼이 변할까? 투여한 의약품은 어떤 경로로 얼마만큼 배설이 될까? 이러한 의문들은 우리가 의약품을 개발하기 전에 반드시 해결되어야 할 문제들이다. 제약 공장에서 의약품 제조를 위하여 사용하는 원료 의약품은 순도가 몇 %일까? 혹시 인체에 부작용을 일으킬 수 있는 불순물은 들어있지 않을까? 또, 생산된 제품에는 의약품 성분이 규격대로 제대로 함유되어 있을까? 의약품이 유통과정에서 쉽게 변질되지는 않을까? 이러한 질문들도 의약품을 제조하기 위하여 반드시 해결해야 한다. 이러한 모든 질문에 답하기 위해서는 여러 가지 약품분석 기법을 동원하지 않고는 안 된다.

1-2 시약 및 표준물질

(1) 시약

화학반응을 일으키기 위해 사용하는 약품을 시약(reagent)이라고 한다. 시약 중의 불순물은 경우에 따라 분석결과에 영향을 미치므로 분석용 시약은 순도가 높은 것을 사용하여야 한다. 그러므로 각 나라마다 공정서로 각종 시약의 규격을 정해 놓고 있다. 시약은 보통 제조업자의 책임하에 규격 표시를 하고 있으며 시약의 순도가 보장되는 것은 개봉 전까지이다. 일단 개봉한 다음에는 수분, 탄산가스의 흡수라든가 산화 또는 오염의 가능성이 있어 반드시 표시 규격대로의 순도라고는 할 수 없다. 시약을 개봉한 다음에는 취급 및 보관에 충분한 주의가 필요하다. 특히 미량성분이 문제일 때는 분석 성분이 시약 중에 불순물로 함유되어 있는지 여부를 확인할 필요가 있다. 시판 시약으로는 순도가 불충분하다고 여겨질 때는, 재결정 또는 증류 등에 의해 시약을 정제하여 사용한다.

시약은 일반용 시약, 용량 분석용 시약 및 특수 시약으로 구분한다. 일반용 시약은 그 등급에 따라 특급과 일급으로 나뉘며 성질(성상 및 정성 반응), 순도, 시험방법, 용기, 저장방법 등의 규격이 정해져 있다. 용량 분석용 시약으로는 염화나트륨, 삼산화비소 등 용량분석의 일차 표준물질로 쓰이는 시약 등이 있고, 특수용 시약에는 잔류농약 분석용, pH 측정용,

원소 분석용, 비소 분석용 등 특정 목적에 사용되는 시약이 있다.

(2) 표준물질

화학분석은 대부분의 경우 물질의 순도 또는 농도를 비교 결정하는 방법이므로 여기에 이용되는 표준물질 또는 표준용액을 만드는 데 쓰이는 시약은 그 순도가 대단히 높아야 한다(보통 99.95% 이상). 산의 농도를 결정하는 데는 순수한 탄산나트륨, 탄산수소칼륨 등이 알칼리 표준물질로 이용되는데 이들 순수한 물질을 **일차 표준물질**이라고 한다. 그 밖에, 순수한 프탈산수소칼륨, 옥살산, 염화나트륨, 옥살산나트륨, 삼산화비소, 중크롬산칼륨 등도 적정법에서 일차 표준물질로 쓰이고 있다. 이러한 표준물질에 수분이 있으면 오차의 원인이 되기 때문에 건조시켜 사용해야 한다. 한편 순도는 낮으나 일차 표준물질에 의해 정확한 함량이 알려진 물질도 표준물질로 사용되는 경우가 있는데 이러한 물질을 **이차 표준물질**이라고 한다. 이차 표준물질은 값이 싸고 구하기는 쉽지만 측정의 정확도가 일차 표준물질에 비해 떨어진다.

(3) 정제수

물은 분석화학에 있어 가장 많이 쓰이는 용매이며 분석결과에 많은 영향을 미치므로 분석화학 실험에는 따로 규정이 없는 한 정제수를 사용해야 한다. 정제수에는 그 제조방법에 따라 증류법을 이용한 증류수 또는 이온교환수지를 통과시킨 탈이온수 및 역삼투막을 이용하여 정제한 역삼투수 등 여러 가지가 있다.

일반적으로 우리가 사용하는 증류수에는 증류기에서 유래한 미량의 무기물, 대기 중의 기체 성분 그리고 휘발성 유기물이 조금씩 포함되어 있다. 전체가 유리로 되어 있는 증류장치를 사용하면 대부분의 무기물의 혼입을 막을 수 있다. 미량의 유기물을 제거하려면 물을 **활성탄**(active charcoal)을 통과시키면 된다. 또는 염기성에서 과망간산염을 작용시켜 유기물을 산화시킨 후 증류한 다음, 다시 황산 산성으로 하여 암모니아를 제거하여 재증류하면 대부분의 유기물이 제거된 증류수를 얻을 수 있다. 한편, **역삼투막**(reverse osmosis membrane)을 이용하면 일반 유기물의 85~99%, 분자량 300 이상의 유기물의 99%, 입자 및 박테리아 등이 99% 이상 제거된 물을 얻을 수 있다.

정밀한 실험일 때는 일차 증류수를 이온교환수지로 탈이온하거나 역삼투막을 통과시켜 정제한 것을 쓴다.

정제수는 먼지나 공기 중의 이산화탄소 및 암모니아를 흡수하지 않게 보관해야 한다.

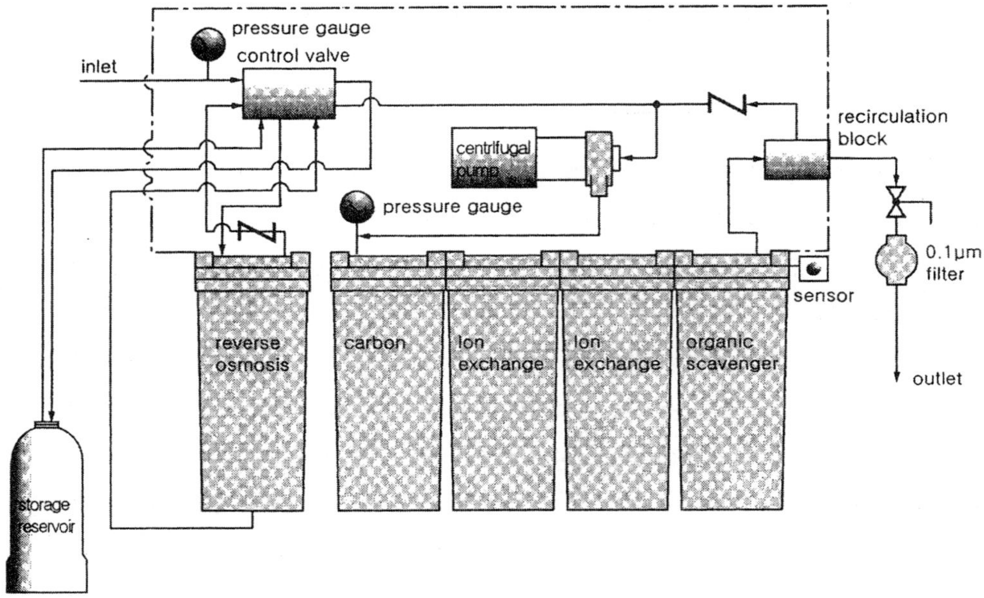

그림 1-2 탈이온수 제조기의 모식도

1-3 분석 실험용 기구의 재질

분석 실험용 기구의 재질이 시약에 의해 침식될 때는 용출되는 물질로 인하여 검출에 오류가 생기거나, 정량 오차를 일으키는 수가 있다. 따라서 사용하려는 기구의 재질이 약품에 대해 충분히 안정한지 주의하여야 한다. 다음은 분석용 기구로 널리 사용되고 있는 재질에 대해 그 특성을 간단하게 설명한 것이다.

(1) 유리

유리는 값이 싸며, 세공하기 쉬우므로 복잡한 장치도 만들 수 있고, 투명하여 내부를 관찰하기 쉬우며, 화학적으로 강하다는 등의 장점을 갖고 있어 화학용 기구로 가장 널리 쓰이는 재질이다. 그러나 고온에서 사용할 수 없고 온도의 급변이나 충격에 약하며 알칼리에 침식되는 등의 단점을 갖고 있다. 유리창에 쓰이는 연질유리(소다 유리)는 연화점이 낮고, 내약품성이 떨어지므로 분석용 기구의 재질로는 부적당하다. 분석용 기구의 재질로 경질유리가 많이 쓰이고 있는데 이것은 연화점이 높고 기계적 충격에도 비교적 강하고 또 내약품성이 월등하다. 경질유리는 HF 및 진한 H_3PO_4 이외의 산에 대해서는 매우 강하며 거의 침식되지 않지만 알칼리에 대해서는 약간 약하고 특히 진한 알칼리 용액에 의해 가열시(200~

300℃)에 상당히 용출하므로 주의가 필요하다. 붕규산유리의 일종인 파이렉스(pyrex)유리는 경질유리에 비해 선팽창률이 작아서 급열 급랭에 잘 견디고 화학적 침식도 적게 받아 실험실에서 많이 사용되고 있다.

표 1-1 유리의 종류 및 특징

종 류	Soda Lime	Borosilicate (Pyrex)	Borosilicate	Silica	Glass ceramic
색깔	투명	투명	투명	투명	백색
용도	전구	일반	의약용	고온	조리기구
SiO_2(%)	63.1	80.5		96～100	
열팽창($\times 10^{-7} \Delta$cm/(cm · ℃)	93	32	55	7.5	4～20
내열온도 보통(최대)	110(460)	230(490)	200(460)	900(1200)	700(800)
밀도 g/cm^3	2.47	2.23	2.34	2.18	2.5
굴절률	1.512	1.474	1.491	1.458	

참고자료 : Corning Glassware Catalog

(2) 석영유리(silica, quartz)

석영유리는 고순도의 SiO_2를 용융시켜 만든 단일 산화물의 유리이다. 석영유리의 팽창계수는 보통유리의 1/15 정도(5.8×10^{-7})로 작고 온도의 급변에도 견딘다. 산, 알칼리에 대해서는 유리와 마찬가지로 HF 및 진한 H_3PO_4 이외의 산에는 거의 침식되지 않는데, 알칼리 용액에 의해 다소 용출된다. 연화점이 높아 1100℃에서 연속하여 사용할 수 있으며, 단시간이라면 1250℃에서도 사용할 수 있다. 자외부의 빛을 투과시키는 등의 장점을 갖고 있기 때문에 광반응 용기 또는 UV, 형광광도법에서 시료 용기로 많이 사용된다. 또한 GC 또는 전

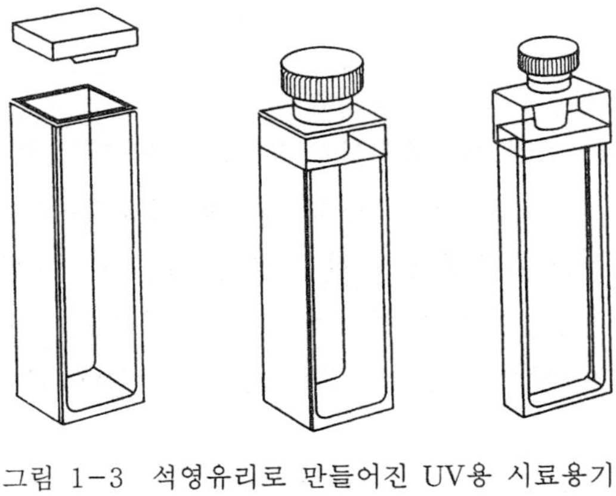

그림 1-3 석영유리로 만들어진 UV용 시료용기

기 영동용 모세관 칼럼을 만드는 데도 사용된다.

(3) 자기

자기는 유리와 비교하여 내약품성과 내알칼리성이 우수하여 수산화 알칼리 용액에 의한 침식도 매우 적다. 자제 도가니는 1200℃까지 가열해도 견디며, 물리적 충격이나 급열 급랭에도 잘 견딘다. 따라서 증발 농축 등의 경우와 같이 용액과 고온에서 장시간 가열하는 조작은 자기로 만든 증발접시가 적합하다. 다만 알칼리 용융이나 탄산알칼리 용융을 하면 침식된다.

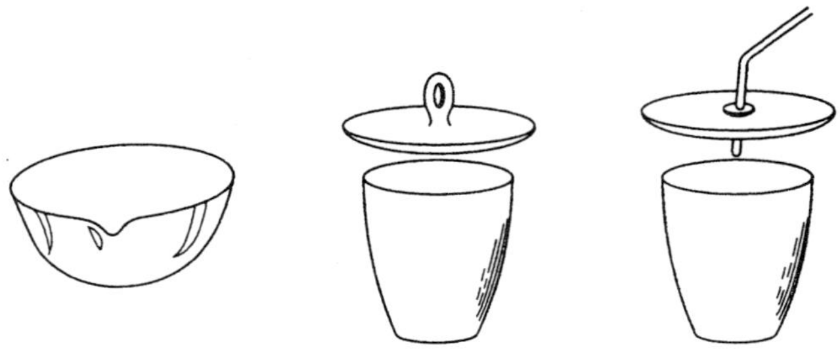

그림 1-4 자기 증발접시와 자기 도가니

(4) 백금

백금은 1770℃의 높은 융점을 가지며 열전도율이 높고 내약품성도 뛰어나지만 값이 비싸다. 보통 도가니, 증발접시, 연소용 보트 등에 쓰이고 있다. 고온에서 다른 금속과 합금을 만들기 쉽고 또 백금을 손상하는 물질도 많으며, 환원염에서 가열하면 안 되는 등 사용할 때는 특별한 주의가 필요하다.

(5) 플라스틱

화학용 기구로 사용되는 플라스틱 중에서 가장 널리 사용되고 있는 것은 폴리에틸렌이다. 폴리에틸렌 $-[-CH_2-CH_2-]_n-$은 탄성이 풍부하고 기계적으로도 강하며 파손의 우려가 적고 가격이 저렴하며 내약품성도 우수하다. 진한 암모니아수, 50% 수산화나트륨 용액, 진한황산, 진한염산, 진한인산, 빙초산에 대해 안정하지만 진한질산에 의해 노랗게 변한다. 이것은 투명도가 낮으며, 연화점이 낮아 70℃ 이하에서 사용해야 한다. 탄화수소, 사염화탄소 등의 유기용매 의해 침식된다.

폴리프로필렌 $-[-CH_2-CHCH_3-]_n-$은 150℃까지 변형되지 않으며 경도가 우수하고 내약품성도 폴리에틸렌보다 양호한데 벤젠, 사염화탄소 등의 유기용매에는 침식된다. 같은 계열의 수지로 폴리스티렌 $-[-CH_2-CHC_6H_5-]_n-$이 있는데 주로 1회용 실험용기에 많이 사용된다. 기계적 강도는 약한 편이며 실험테이블 높이에서 떨어질 경우 균열이 생기거나 파손될 수도 있다.

염화폴리비닐(polyvinyl chloride), PVC) $-[-CH_2-CHCl-]_n-$는 폴리에틸렌과 비슷한 구조를 가지며 오일류에 대한 저항성이 크고, 대부분의 가스에 대한 침투성이 매우 낮다.

사플루오르화에틸렌수지(PTFE; polytetrafluoroethylene, Teflon®) $-[-CF_2-CF_2-]_n-$은 현재 사용되고 있는 합성수지중에서 가장 내약품성, 내열성이 뛰어나며 질산, 플루오르화수소산을 포함한 모든 산, 알칼리에 대해 안정하고 또 탄화수소, 케톤, 에스테르 등의 유기용제로도 침식되지 않는 등 우수한 점이 많으나 고가이고 불투명한 것이 단점이다. 플루오르화에틸렌프로필렌 $-[-CF_2-CF_2-CFCF_3-CF_2-]_n-$은 같은 계열의 수지로 투명하며, 내약품성 및 내열성(−270～205℃)이 우수하나 진한 과염소산용액은 피하는 것이 좋다.

내약품성은 사플루오르화에틸렌수지보다 못하지만 경도가 더 큰 PEEK(polyetherether ketone)도 많이 사용되고 있으며, ployimide나 PVDF(polyvinylidene fluoride) $-[-CH_2-CF_2]_n-$도 사용되고 있다.

1-4 단위 및 환산

과학자들은 전세계적으로 국제단위계(Systéme International d'Unités)로 알려져 있는 일정한 측정 제도를 채택하고 있는데, 그 단위들을 국제단위(SI units)라고 한다. 이 단위계는 1960년 국제도량형총회에서 채택된 이래 지속적으로 필요한 사항을 추가・보완하고 있다. 현재 국제단위에는 미터, 킬로그램, 초, 암페어, 켈빈, 몰, 칸델라의 7개의 SI 기본단위(표 1-1)와 이것으로부터 파생된 헤르츠, 뉴턴, 파스칼 등과 같은 SI 유도단위(표 1-2)가 있다. 이외에도 리터, 인치, 파운드 등과 같은 SI 단위가 아니지만 관습적으로 사용되는 단위도 있는데, 이러한 비 SI 단위는 정의나 정확한 측정을 통하여 SI 단위와의 대응량으로 환산할 수 있다(표 1-3). 한편 대한약전(KP)에서는 주로(표 1-6)와 같은 단위를 사용한다.

SI 기본단위만으로는 매우 크거나 매우 작은 양을 나타내는데 있어 불편하므로 접두어를 사용하여 단위의 분수나 배수를 표현한다. 이때 사용하는 여러 가지 접두어를 표 1-5에 수록하였다. 예를 들면, 1.2×10^{-5} m와 같은 숫자는 첨자를 이용하여 나타내는 것이 불편하므로, 대신 12 μm로 표기한다. 1 μm는 10^{-6} m이므로 1.2×10^{-5} m를 μm로 나타내기 위해서는 다음과 같이 환산한다.

$$1.2\times10^{-5}\,\mathrm{m}\times\frac{\mu\mathrm{m}}{10^{-6}\mathrm{m}}=12\ \mu\mathrm{m}$$

간혹 10^3을 뜻하는 킬로를 대문자 K로 잘못 표기하는 경우가 있는데 K는 표 1-1에 나타낸 바와 같이 온도를 나타내는 SI 기본단위이다.

> 부피의 SI 단위는 세제곱미터(m^3)이나 액체에 대해서는 리터(l 또는 L)가 더욱 일반적으로 사용된다. 이것은 1기압하에서 최대 밀도를 차지하는 순수한 물 1 kg의 부피(1.000028 dm^3)로 정의되었었으나 1964년의 국제 도량형 총회에서 1리터는 한 변의 길이가 0.1 m인 입방체의 부피(1 dm^3)로 새롭게 정의되었다. 밀리리터($1\,mL=10^{-3}\,L$)는 정확하게 cm^3와 같다.
> 1 μL의 별칭으로 λ, 1 μg의 별칭으로 γ를 쓰는 경우도 있다.

표 1-2 일곱 가지 SI 기본단위 및 정의

물리량	단 위	기호	정 의
길이	미터 (meter)	m	미터는 빛이 진공 중에서 1/299 792 458초 동안 진행한 경로의 길이이다.
질량	킬로그램 (kilogram)	kg	프랑스의 국제도량형국에 보관되어 있는 국제킬로그램원기의 질량이 1 kg이다(이것은 일차 표준이 물리적 상수항으로 정의되지 않은 유일한 SI 단위이다. 킬로그램원기는 백금과 이리듐의 합금으로 만들어져 있다).
시간	초 (second)	s	^{133}Cs 원자의 바닥상태에 있는 두 초미세 준위 사이의 전이에 대응하는 복사선의 9 192 631 770 주기의 지속시간이다.
전류	암페어 (ampere)	A	무한히 길고 무시할 수 있을 만큼 작은 원형 단면적을 가진 2개의 평행한 직선 도체가 진공 중에서 1 미터의 간격으로 유지될 때, 두 도체 사이에 매 미터당 2×10^{-7} N의 힘을 생기게 하는 일정한 전류이다.
온도	켈빈 (kelvin)	K	열역학적 온도의 단위인 켈빈은 물의 3중점(물의 고체, 액체, 기체가 평형인 점)에 해당하는 열역학적 온도의 1/273.16 이다.
물질량	몰 (mole)	mol	탄소 12의 0.012 kg에 있는 원자의 개수와 같은 수의 구성요소를 포함한 어떤 계의 물질량이다. 몰을 사용할 때에는 구성요소를 반드시 명시해야 하며 이 구성요소는 원자, 분자, 이온, 전자, 기타 입자 또는 이 입자들의 특정한 집합체가 될 수 있다(1몰 중에 들어 있는 입자의 수는 대략 6.0221438×10^{23}개이다).
광도	칸델라 (candela)	cd	진동수 540×10^{12} 헤르츠인 단색광을 방출하는 광원의 복사도가 어떤 주어진 방향으로 매 스테라디안 당 1/683 와트일 때 이 방향에 대한 광도이다.

표 1-3 특별한 이름을 가진 SI 유도 단위

물리량	단위	기호	식	SI 기본단위 표시
평면각	라디안(radian)	rad		$m \cdot m^{-1}=1$
입체각	스테라디안(steradian)	sr		$m^2 \cdot m^{-2}=1$
진동수, 주파수	헤르츠(hertz)	Hz		s^{-1}
힘	뉴턴(newton)	N		$m \cdot kg \cdot s^{-2}$
압력, 응력	파스칼(pascal)	Pa	N/m^2	$m^{-1} \cdot kg \cdot s^{-2}$
에너지, 일, 열량	줄(joule)	J	$N \cdot m$	$m^2 \cdot kg \cdot s^{-2}$
일률, 전력, 복사선속	와트(watt)	W	J/s	$m^2 \cdot kg \cdot s^{-3}$
전하량, 전기량	쿨롱(coulomb)	C		$s \cdot A$
전위차, 기전력	볼트(volt)	V	W/A	$m^2 \cdot kg \cdot s^{-3} \cdot A^{-1}$
전기 용량	패럿(farad)	F	C/V	$m^{-2} \cdot kg^{-1} \cdot s^4 \cdot A^2$
전기저항	옴(ohm)	Ω	V/A	$m^2 \cdot kg \cdot s^{-3} \cdot A^{-2}$
전기 전도도	지멘스(siemens)	S	A/V	$m^{-2} \cdot kg^{-1} \cdot s^3 \cdot A^2$
자기선속	웨버(weber)	Wb	$V \cdot s$	$m^2 \cdot kg \cdot s^{-2} \cdot A^{-1}$
자기선속밀도	테슬라(tesla)	T	Wb/m^2	$kg \cdot s^{-2} \cdot A^{-1}$
인덕턴스	헨리(henry)	H	Wb/A	$m^2 \cdot kg \cdot s^{-2} \cdot A^{-2}$
섭씨 온도	섭씨도(Celsius degree)	℃		K
광선속	루멘(lumen)	lm	$cd \cdot sr$	$m^2 \cdot m^{-2} \cdot cd=cd$
조명도	럭스(lux)	lx	lm/m^2	$m^2 \cdot m^{-4} \cdot cd=m^{-2} \cdot cd$

표 1-4 국제단위계와 함께 사용하는 것이 용인된 SI 이외의 단위의 예

명칭	기호	해당값
분	min	1 min=60 s
시간	h	1 h=3600 s
일	d	1 d=24 h
도	o	1°=(π/180) rad
분	′	1′=(1/60)o=(π/10 800) rad
초	″	1″=(1/60)′=(π/648 000) rad
리터[a)]	l, L	$1\ L=10^{-3}\ m^3$
톤	t	$1\ t=10^3\ kg$
전자볼트[b)]	eV	$1\ eV=1.602\ 177 \times 10^{-19}\ J$
통일 원자질량단위[c)]	u	$1\ u=1.660\ 540 \times 10^{-27}\ kg$
천문단위[d)]	ua	$1\ ua=1.495\ 978 \times 10^{11}\ m$
해리[e)]		1 해리=1852 m
놋트		1 노트=1해리/h.
아르[f)]	a	$1\ a=10^2\ m^2$
헥타아르[f)]	ha	$1\ ha=1\ hm^2=10^4\ m^2$
바아	bar	$1\ bar=1000\ hPa=10^5\ Pa$
옹스트롬	Å	$1\ Å=10^{-10}\ m$

a) 숫자 1과의 혼동을 피하기 위하여 대문자 L의 사용이 허용되어 있다.
b) 하나의 전자가 진공 중에서 1볼트의 전위차를 지날 때 얻는 운동에너지
c) ^{12}C 원자질량의 1/12로 생화학 분야에서는 달톤(Da)으로도 표시한다.
d) 지구와 태양의 평균거리
e) 1해리는 대략 지구 중심에서 각도 1분에 상응하는 거리이다. 아직 국제적으로 합의된 기호는 없다.
f) 토지의 면적을 표시하는 데 사용한다.

표 1-5 비 SI 단위

물리량	단 위	기호	SI 단위와의 대응량
부피	갤론(gallon) 파인트(pint) 용량 온스(fluid ounce)	gal pt floz	4.5461 dm^3 0.56826 dm^3(U.K.) 28.413 dm^3
길이	인치(inch)	in	0.0254 m
질량	그레인(grain) 온스(ounce) 파운드(pound)	gr oz lb	0.064799 g 일반 28.350 g 약품 31.103 g 일반 0.45359237 kg 약품 0.37324 kg
힘	다인(dyne)	dyn	10^{-5} N
압력	기압(atmosphere) 토어(torr) 바아(bar) 파운드/인치^2(lb/in^2)	atm torr, mmHg bar psi	101325 N/m^2 133.222 N/m^2 10^5 N/m^2 6894.76 N/m^2
에너지	에르그(erg) 열화학적 칼로리	erg cal	10^{-7} J 4.184 J
일률	마력(horsepower) 칼로리/초(cal/s)		745.700 W 4187 W

표 1-6 대한약전에서 주로 사용되는 단위(대한약전 제8개정)

미터	m	센티미터	cm	밀리미터	mm	마이크로미터	μm
나노미터	nm	킬로그람	kg	그람	g	밀리그람	mg
마이크로그람	μg	나노그람	ng	피코그람	pg	리터	L
밀리리터	mL	마이크로리터	μL	셀시우스 도	℃	평방센티미터	cm^2
카이자	cm^{-1}	킬로파스칼	kPa	리터당 몰	mol/L	메가헤르츠	MHz
초당평방밀리미터	mm^2/s	질량백분율	%	질량백만분율	ppm	밀리파스칼 초	mPa·s
용량백분율	vol%	용량백만분율	vol ppm	질량대용량백분율	w/v%	질량십억분율	ppb
피에이취	pH	엔도톡신단위	EU				

표 1-7 SI 접두어

접두어	기호	자릿수	접두어	기호	자릿수
요타(yota)	Y	10^{24}	데시(deci)	d	10^{-1}
제타(zeta)	Z	10^{21}	센티(centi)	c	10^{-2}
엑사(exa)	E	10^{18}	밀리(milli)	m	10^{-3}
페타(peta)	P	10^{15}	마이크로(micro)	μ	10^{-6}
테라(tera)	T	10^{12}	나노(nano)	n	10^{-9}
기가(giga)	G	10^{9}	피코(pico)	p	10^{-12}
메가(mega)	M	10^{6}	펨토(femto)	f	10^{-15}
킬로(kilo)	k	10^{3}	아토(atto)	a	10^{-18}
헥토(hecto)	h	10^{2}	젭토(zepto)	z	10^{-21}
데카(deca)	da	10^{1}	욕토(yocto)	y	10^{-24}

(1) 단위와 기호의 표기

단위기호는 다음과 같이 표기한다.

1. 단위기호는 일반적으로 로마체(직립체)를 쓴다. 일반적으로 단위기호는 소문자로 표기하지만 단위의 명칭이 사람의 이름에서 유래한 경우 첫 글자를 대문자로 쓴다. 단위명칭의 철자를 모두 쓰는 경우에는 문장의 첫 글자 또는 섭씨도(degree Celsius)를 제외하고는 항상 소문자로 표기한다.
2. 단위기호는 복수의 경우에도 변하지 않는다.
3. 문장 끝의 마침표를 제외하고는 단위기호 뒤에 온점을 찍지 않는다.
4. 2개 이상의 단위의 곱으로 표시되는 유도단위는 가운뎃점을 찍거나 한 칸을 띄어쓴다.
   보기 : N · m 또는 N m
5. 2개의 단위의 나누기로 표시되는 유도단위는 사선, 횡선 또는 음의 지수를 사용한다.
   보기 : m/s 또는 $\frac{m}{s}$ 또는 $m \cdot s^{-1}$
6. 괄호로 모호함을 없애지 않는 한, 사선은 곱하기 기호나 나누기 기호와 같은 줄에 사용할 수 없다. 복잡한 경우 음의 지수나 괄호를 사용한다.

바른 표현	잘못된 표현
m/s^2 또는 $m \cdot s^{-2}$	m/s/s
$m \cdot kg/(s^3 \cdot A)$	$m \cdot kg/s^3/A$
$m \cdot kg \cdot s^{-3} \cdot A^{-1}$	$m \cdot kg/s^3 \cdot A$

7. 접두어 사용 규칙
   1) 접두어는 로마체(직립체)로 하며 접두어 기호와 단위기호 사이에 칸을 띄우지 않는다.
   2) 단위기호에 접두어를 붙여 만들어진 기호는 분리할 수 없는 새로운 단위기호를 형성하며, 양이나 음의 지수형태로 표시할 수도 있고 다른 단위기호와 함께 복합 단위기호를 형성할 수도 있다.
      보기 : $1\ cm^3 = 10^{-6}\ m^3$
      $1\ \mu s^{-1} = 10^6\ s^{-1}$
   3) 2개 이상의 접두어를 나란히 붙여 만든 접두어는 사용할 수 없다.
      보기 : 1 nm이며 1 mμm가 아님.
   4) 접두어는 결코 홀로 사용될 수 없다.
      보기 : $10^6/m^3$이며 M/m^3이 아님.

제 2 장

용액과 농도

2-1 용 액

(1) 포화용액과 과포화 용액

순수한 액체에 어떤 물질이 혼합되어 균일한 상태가 되었다고 하면, 그 물질은 그 액체에 용해되었다고 하며 용해된 혼합물을 **용액**(solution)이라고 한다. 순수한 액체는 단일물질이므로 일정한 압력하에서는 끓는점이나 어는점이 일정하다. 그러나 용액은 혼합물이기 때문에 순수한 액체와는 끓는점과 어는점이 다르다.

물질을 용해시킨 액체를 **용매**(solvent)라 하고 용해된 물질을 **용질**(solute)이라고 한다. 용질에는 고체, 액체, 기체 등이 있고, 액체와 액체의 혼합물은 그 중에서 화학적으로 활성이 더 큰 물질을 용질로 정하고, 활성이 적은 물질을 용매로 정한다. 용액은 용매의 종류에 따라 여러 가지로 분류된다. 즉, 물이 용매일 때는 수용액, 알코올이 용매일 때는 알코올 용액이라 부른다. 물 이외의 용매에 대해서는 총괄적으로 비수용액이라고 한다. 특정한 용매 중에 용해시킬 수 있는 용질의 양은 용매 및 용질의 종류와 온도, 압력에 따라서 일정한 한도가 있다. 이 특정한 온도, 압력 하에서 용질을 그 이상 용해시킬 수 없을 때까지 용해시킨 용액을 **포화용액**(saturated solution)이라고 한다. 어떤 경우에는 용액이 포화용액보다 더 많은 양의 용질을 함유하고 있을 때가 있다. 이와 같은 용액을 **과포화용액**(supersaturated solution)이라고 하는데, 일반적으로 과포화용액은 불안정한 상태에 있기 때문에 용질을 침전시키고 포화용액으로 돌아가려는 경향이 있다.

화학분석에 있어서 어떤 물질을 침전시키려 할 때 과포화용액은 시간의 낭비일 뿐만 아니라, 때에 따라서는 나쁜 결과를 가져온다. 과포화용액은 매우 불안정한 상태에 있으므로 외부의 자극에 의해 쉽게 침전이 생성된다. 과포화를 방지하는 방법에는 여러 가지가 있지만 그 중 많이 사용되는 방법에는 다음 몇 가지가 있다.

가) 용질의 작은 결정을 첨가해 줌으로써 이것이 핵이 되어 주위에 결정을 형성할 수 있도록 해 준다.

나) 용액을 몹시 흔들어 주거나 저어 준다.

다) 용액을 냉각시키면서 저어 준다.

라) 유리막대로 용액 표면 밑의 기벽을 긁어 준다.

이와 같은 방법으로 결정하기 시작하면 계속해서 과량의 용질을 침전시킬 수 있다. 그러나 침전하기 시작했다 하더라도 이 침전과정이 경우에 따라서는 매우 느리기 때문에 결정을 완결시키기까지는 충분한 시간이 필요할 때가 많다.

(2) 용해도

포화용액에 있어서 용매 일정량에 용해되는 용질의 양을 그 온도, 압력에서의 **용해도**(solubility)라고 하는데 일반적으로 포화용액에서 용매 100 g에 녹아 있는 용질의 그램수를 의미한다. 난용성 침전의 용해성을 나타내는 데 주로 사용되는 **몰용해도**(molar solubility)는 포화용액의 몰농도를 의미한다.

대한약전(KP)에서는 물질의 용해성을 "따로 규정이 없는 한 의약품을 고체의 경우 가루로 한 다음, 용매 중에 넣고 20±5℃에서 5분간마다 세게 30초간씩 흔들어 섞을 때 30분 이내에 녹는 정도"로 규정하고 있으며, 그 물질 1 g 또는 1 mL를 녹이는 데 필요한 용매의 양을 기준으로 하여, 다음과 같은 용어를 쓴다.

표 2-1 대한약전에서 물질의 용해성을 나타내는 용어

용 어	용질 1 g 또는 1 mL를 녹이는 데 필요한 용매의 양	
썩 잘 녹는다(very soluble)		1 mL 미만
잘 녹는다(freely soluble)	1 mL 이상	10
녹는다(soluble)	10	30
조금 녹는다(sparingly soluble)	30	100
녹기 어렵다(slightly soluble)	100	1000
매우 녹기 어렵다(very slightly soluble)	1000	10,000
거의 녹지 않는다(practically insoluble)	10,000 mL 이상	

예 : ① 염화나트륨은 물에 잘 녹으며 글리세린에 조금 녹고 에탄올에는 매우 녹기 어렵다.
② 아스피린은 아세톤에 잘 녹고 에테르 또는 클로로포름에 녹으며 물에는 녹기 어렵다. 수산화나트륨 시액 또는 탄산나트륨 시액에 녹는다.

문헌에 따라서 용해도의 표현은 수치 또는 용어를 함께 사용하는 경우도 있다. 예를 들면 Merck index에는 "염화나트륨 1 g은 25℃ 물 2.8 mL, 끓는 물 2.6 mL, 글리세롤 10 mL에 녹는다. 알코올에는 매우 녹기 어렵다"로 기술되어 있다.[2)]

(3) 용해도에 영향을 주는 인자

가) 용매

일반적으로 극성화합물인 무기염은 물보다 유기용매에 적게 녹는다. 이것은 유기용매분자가 무극성(사염화탄소, 벤젠)이거나 극성이 약하여(알코올, 에테르, 에스테르) 결정격자에 있는 이온과 반응할 때 용매화시킬 능력이 적기 때문이다. 염화칼륨과 염화나트륨의 에틸알코올에 대한 용해도는 순수한 물에 대한 용해도의 1/1000 정도이다. 수용액에서 황산납 침전을 만들 때 에틸알코올을 20% 정도 섞으면 침전의 용해도는 1/10로 준다. 이것은 무게분석에 흔히 이용되고 있다. 또 가용성염을 수용액에서 재결정시키면 수율이 대단히 작으므로 알코올을 섞어서 효율적으로 재결정시킬 수 있다.

표 2-2 몇 가지 용매에 대한 알칼리 금속 염의 용해도(%, 20℃)

용매 \ 염	LiCl	NaCl	KCl
물	84.1	36.0	35.9
메틸알코올	43.8	1.38	0.53
에틸알코올	24.3	0.065	0.029
아세톤	3.9	4×10^{-5}(18℃)	

나) 온도

온도는 용액의 형태와 그 성분의 특성에 따라서 각각 다르게 용해도에 영향을 미친다. 액체에 대한 기체의 용해도는 온도가 증가함에 따라서 감소하고, 온도가 내려감에 따라서 증가한다. 이와 반대로 고체의 용해도는 일반적으로 온도의 상승과 더불어 증가한다. 그러나 온도에 따른 용해도의 변화율은 용질에 따라서 매우 다르고, 어느 것은 온도의 증가와 더불어 용해도가 감소하는 것도 있다.

2) One gram dissolves in 2.8 mL water at 25℃, in 2.6 mL boiling water, in 10 mL glycerol; very slightly sol. in alcohol.

다) 압력

압력은 고체의 용해도에서는 무시될 수 있지만, 기체의 용해도는 압력이 증가함에 따라 매우 커진다. 많은 기체에 대해서 분압(P)과 용해도(S)와의 관계는 **헨리의 법칙**(Henry's law)으로 설명할 수 있다. 헨리의 법칙에 의하면 기체의 용해도는 용액 상부의 자유 공간에 있는 기체의 분압에 정비례한다. 즉 $S = KP$이다(K는 용질, 용매 및 온도에 특유한 상수). 헨리의 법칙은 압력이 1기압 이하이고 용질과 용매가 반응하지 않는 용액에서 잘 맞는다. 압력이 크면 이 법칙에서의 편차가 커지고, 물과 서로 작용하는 NH_3, HCl, SO_2 및 CO_2와 같은 용해성 기체의 수용액에서는 이 법칙을 적용할 수 없다.

2-2 용액의 농도

용액의 진한 정도는 일정량의 용매 또는 용액에 대한 용질의 양으로 표시하는데 이것을 농도(concentration)라고 한다. 농도는 다음과 같이 표시한다.

(1) 퍼센트 농도(백분율)

용액 100 g 중에 포함되어 있는 용질의 g 수로 표시하는 것을 **무게 퍼센트**(weight percentage)라 하고 % 또는 w/w%로 표기한다. 식염수 100 g 중에 NaCl 10 g이 포함되어 있을 때 이 용액은 10% NaCl 용액이다. 용액 100 mL중에 포함되어 있는 용질의 mL수로 표시하는 것을 **부피 퍼센트**(volume percentage)라 하고 v/v%으로 표기한다. 공기 100 mL 중에 산소가 21 mL 포함되어 있을 때 산소의 부피 퍼센트는 21 v/v%이다. 용액 100 mL 중에 포함된 용질의 g수로 표시할 때 이것을 **그램농도**(gramarity)라 하며 w/v%로 표기한다. 퍼센트 농도의 1/10을 천분율이라 하며 ‰로 표시하기도 한다.

(2) 백만분율, 십억분율(ppm, ppb)

백만분율(parts per million; ppm)은 시료 1 kg 중에 들어 있는 목적성분의 mg 수를 가리키며, 밀도가 거의 1.00 g/mL에 가까운 수용액에서는 1 μg/mL(1 mg/L)에 해당한다. 더 희박한 농도를 나타내는 데는 십억분율(parts per billion; ppb)을 사용하는데 이것은 시료 1 kg 중에 들어 있는 목적 성분의 μg 수를 가리킨다. ppb의 1/1000에 해당하는 농도를 pptr(parts per trillion)로 나타낸다.

(3) 몰농도(molarity, M)

용액 1 L 중에 포함되어 있는 용질의 mol수로 표시한다. 그 단위는 M 또는 mol/L로 표시한다. 염산 1 M용액 1 L 중에는 HCl 36.456 g이 포함되어 있다.[3)]

(4) 몰랄농도(molality, m)

용매 1 kg 중에 포함된 용질의 몰수를 몰랄농도라고 하며, 그 단위는 m으로 표시한다. 몰농도가 온도에 의존하는 데 반해 이 농도는 온도에 의존하지 않으므로, 주로 물질의 물리량(어는점 내림, 끓는점 오름, 삼투압 등)을 측정할 때 사용한다.

(5) 포르말 농도(formality, F)

물질의 화학 식량(formula weight, F.W.)은 화학식 단위의 질량을 말한다. $AlCl_3$의 화학식량은 133.341이다. 그러나, 실제 분자는 Al_2Cl_6의 조성을 갖는 이합체로 존재하기 때문에, 대부분 비극성 유기 용매 중에서의 실제 분자량은 화학 식량의 2배이다. 포르말 농도는 용액 1 L 중에 들어 있는 화학 식량의 수로 나타내며 포르말 농도 또는 식량농도라고도 한다.

포르말 농도는 용액 내에서의 물질의 실제적인 조성을 잘 모를 때 단지 녹아 있는 물질의 양을 표현할 때에도 사용된다. 예를 들어, 1 mol의 HBr을 물에 녹여 1 L로 만든 용액에서 HBr 분자는 해리되기 때문에 분자의 실제 농도는 거의 0이다. 이 용액의 HBr 농도는 1 M이라고 하는 것보다는 1 F라고 하는 것이 더 정확하다. 하지만 대부분의 경우에 있어서 포르말 농도와 몰농도를 구별하지 않고 사용한다. 특정 화합물에 대한 화학을 완전히 알지 못한다면 진정한 몰농도는 거의 알 수 없지만, 포르말 농도는 용액 중에 들어 있는 물질의 양을 무게를 달거나 또는 분석방법에 의해 측정함으로써 알 수 있다. 이러한 이유로 포르말 농도를 분석농도(analytical concentration)라고도 한다.

(6) 노르말 농도(normality, N)

용액 1 L 중에 포함되어 있는 용질의 그램 당량수를 노르말 농도 또는 규정농도라고 한다. 1그램당량은 금속과 치환할 수 있는 H 1.008 g을 포함하든가 혹은 치환하는 양을 g으로 표시한 것이다. 순수한 염산 36.465 g 중에는 금속과 치환할 수 있는 H가 1.008 g이므로 HCl

3) 몰(mol)과 몰농도(M)를 혼동하지 말라! 물질 1 mol은 0.012 kg의 ^{12}C 속에 들어 있는 탄소원자의 수와 같은 수의 분자(약 6.02×10^{23})를 포함한다. 1M은 이와 같은 수의 분자(원자)가 1 L에 녹아 있는 것을 의미한다.

의 1그램당량은 36.465 g이고 염산의 1 N 용액은 1 M 용액과 같다. 1 N H_2SO_4액은 그 액 1 L 중에 49 g의 H_2SO_4를 포함하고 있으므로 0.5 M 용액이다. 염기 1그램당량은 산 1그램당량을 중화하는 데 필요한 그램수이다.

(7) **몰분율**(mole fraction)

용액 중 어떤 성분의 몰수와 전체 성분의 몰수의 합과의 비를 **몰분율**이라 하며 이것을 100배한 것을 몰백분율이라 한다.

【예제 2-1】 ethylene glycol ($HOCH_2CH_2OH$=60.0) 100 g과 물 100 g을 섞은 혼액에서 각 성분의 몰분율을 계산하라.

▌풀이▐ H_2O : 100/18.0=5.55몰

glycol : 100/60.0=1.67몰

총몰수=5.55+1.67=7.22

H_2O의 몰분율 : $N_{H_2O}=5.55/7.22=0.769$

glycol의 몰분율 : $N_{glycol}=1.67/7.22=0.231$

$N_{H_2O}+N_{glycol}=0.769+0.231=1.00$

2-3 농도와 비중

일반적으로 많이 사용되는 산, 염기 용액의 농도와 비중과의 관계는 밀접하여 대조표가 작성되어 있으므로, 비중을 측정하면 농도를 알 수 있다. 비중, 무게, 부피간에는 무게=부피×비중의 관계식이 성립된다. 진한 산 또는 염기는 비중을 측정하면 대강의 농도를 알 수 있다.

진한 용액을 희석시키거나 희박한 용액을 진한 용액으로 농도를 높이고자 할 때에는 다음과 같이 계산하면 편리하다. 즉, a%액을 b%액(물일 때는 b=0)으로 희석시켜 x%액을 만들려면 a%액을 $(x-b)$양 취하고, b%액을 $(a-x)$양 취해 합한다. 이때 취하는 양이 부피일 경우는 두 부피를 합쳐도 부피변화가 없는 것으로 간주해야 한다.[4)]

4) 용액을 취할 경우는 농도의 단위가 부피가 기준인지 아니면 무게가 기준인지를 알아야 한다. 즉, 농도의 단위가 부피 퍼센트 또는 몰농도 등이면 부피를 취해 합하고, 무게 퍼센트 또는 ppm 등이면 무게를 취해 합한다.

$a\%$ ↘ $x\%$ ↗ $(x-b)$ → $a\%$액을 $(x-b)$양 취한다.

$b\%$ ↗ $x\%$ ↘ $(a-x)$ → $b\%$액을 $(a-x)$양 취한다.

【예제 2-2】 90 % H_2SO_4를 희석하여 15% H_2SO_4액을 만들려면 90% H_2SO_4액 얼마에 물 얼마를 가하면 되는가?

‖풀이‖ 90% ↘ 15% ↗ (15－0) → 90% H_2SO_4을 15g 취하고

0% ↗ 15% ↘ (90－15) → 물 75 g 취하여 합한다.

표 2-2 시판되는 진한 산과 염기의 농도

산 또는 염기		(%)	비중	몰농도
초산	CH_3CO_2H	99.5	1.05	17.4
염산	HCl	37	1.19	12
질산	HNO_3	72	1.42	15.7
과염소산	$HClO_4$	70～72	1.68	11.6
인산	H_3PO_4	85	1.69	14.7
황산	H_2SO_4	95	1.83	18
암모니아	NH_3	28	0.90	14.8

◇◇ 연습문제 ◇◇

2-1. 과포화용액이 생기는 이유와 방지법을 설명하라.

2-2. 대한약전에서는 의약품의 용해도를 적절한 용어를 사용하여 표시하고 있는데, 용해도는 참조로 기재한 것이며 의약품의 적부의 판정의 기준으로 제시된 것은 아니다. 대한약전에 기술되어 있는 용해도의 정의와 고체의 용해도 측정법을 설명하라.

2-3. $1\,M$ H_2SO_4 용액 500 mL를 만들기 위해서는 진한 황산(98%, d=1.84 g/mL) 몇 mL가 필요한지 구하라.

답 27.2 mL

2-4. Fe^{3+} 40 ppm 용액 500 mL를 만들기 위해 필요한 $FeCl_3$의 양을 구하라(Fe=56, Cl=35.5).

2-5. 충치 예방에 1.6 ppm의 F^- 이온이 함유된 음료수가 권장되고 있다. 이 음료수 1 ton 중에 NaF 몇 g을 녹여야 하는지 구하라(Na=23, F=19).

2-6. 최근 발암성의 CH_2Cl_2가 상수원에서 검출되어 사회문제화되고 있다. 물 5 L에 CH_2Cl_2가 11.5 μg이 함유되어 있을 때의 농도를 ppb 단위로 표시하라.

답 2.3 ppb

2-7. Ge 50 ppm 용액 1 L를 만들기 위해 필요한 GeO_2의 양을 구하라(Ge=73).

답 71.9 mg

2-8. Cu^{2+} 40 ppm 용액 500 mL를 만들기 위하여 필요한 $CuSO_4 \cdot 5H_2O$의 양은 구하라(Cu=63.5, S=32).

답 78.6 mg

2-9. 60% 황산과 20% 황산을 섞어서 30% 황산 100 g을 만들고자 할 때, 각각 얼마씩 섞어야 할지 구하라.

2-10. 70% MeOH 용액과 20% MeOH 용액을 섞어서 30% MeOH 용액 1 kg을 만들려고 한다. 각각의 MeOH 용액을 얼마씩 섞어야 할지 구하라.

2-11. 30% MeOH과 80% MeOH를 혼합하여 65% MeOH를 만들고자 할 때, 각각의 혼합비를 구하라.

답 3 : 7

2-12. 10% $ZnSO_4$액 1 L 중엔 몇 g의 $ZnSO_4$가 포함되어 있는지 구하라. 이 액의 비중은 1.11이다.

답 111 g

2-13. 32.36% HNO_3(비중 1.200) 200 mL에 함유되어 있는 HNO_3의 중량을 구하라.

답 77.66 g

2-14. 1 mL에 Fe^{3+} 10.0 mg을 포함하고 있는 액 700.0 mL를 만들려면 $Fe_2(SO_4)_3 \cdot 9H_2O$ 몇 g이 필요한지 구하라.

2-15. 1 L 중에 351 g의 H_2SO_4를 포함한 황산용액은 황산 몇 %용액인가? 이 액의 비중은 1.21이다.

답 29.0%

2-16. 비중이 0.950 g/mL인 12% NH_3 수용액의 NH_3의 몰농도를 구하라(NH_3=17).

답 6.71 *M*

2-17. 어떤 용액 10방울에 Ca^{2+}이 1 mg 들어 있다. 이 용액에 있는 Ca^{2+}의 몰농도를 구하라. 일반적으로 20방울이 1 mL에 해당한다(Ca=40).

답 0.05 *M*

2-18. 0.10 *M*의 옥살산(蓚酸)액 3 mL 속에 있는 옥살산결정 $H_2C_2O_4 \cdot 2H_2O$의 밀리몰수와 질량(mg)을 계산하라($H_2C_2O_4 \cdot 2H_2O$=126).

답 0.3 mmol, 37.8 mg

2-19. 1 mL중에 0.100 g의 $Cu(NO_3)_2$를 포함한 액이 있다. 이 액의 Cu^{2+}과 NO_3^-의 몰농도를 구하라.

2-20. 진한 황산병에 다음과 같이 표시되어 있다. 이 액의 몰농도와 노르말 농도를 계산하라[비중(sp.gr=1.840), 96% H_2SO_4].

답 36 *N*, 18 *M*

2-21. 어떤 용액 1 mL중에 Sn^{4+}이 50.0 mg 포함되어 있다. 이 액은 몇 *M*인지 구하라(Sn=118.7).

2-22. 1.0 M 황산에 물을 가해 0.5 N 황산을 제조하는 방법을 설명하라.

2-23. 0.3 N HCl에 물을 가해 0.2 N HCl 240 mL를 제조하는 방법을 설명하라.

제 3 장

화학평형

3-1 질량 작용의 법칙

초산(아세트산)을 물에 용해시키면 초산 분자는 다음과 같이 이온으로 해리한다.

$$CH_3COOH + H_2O \rightleftarrows H_3O^+ + CH_3COO^-$$

그러나 이 화학반응은 우변으로 완전히 진행하지는 않는다. 즉, 용해된 초산 모두가 해리하여 이온으로 되는 게 아니라 그 중 일부분이 해리하고, 반응계(좌변)와 생성계(우변)의 농도비가 일정하게 된 상태로 유지된다. 이 상태에서는 정반응과 역반응의 속도가 같아서 겉보기에 반응이 우변으로도 좌변으로도 진행되지 않는 것처럼 보이는데, 이것을 화학 평형(chemical equilibrium)이라고 한다. 이와 같이 정반응과 역반응이 일어날 수 있는 반응을 가역반응이라고 부른다.

용액 내에서 다음의 가역반응이 평형 상태에 도달하였다고 가정하자.

$$A + B \underset{v_2}{\overset{v_1}{\rightleftarrows}} C + D \qquad (3\text{-}1)$$

여기서 A, B, C, D 각각의 농도를 [A], [B], [C], [D]로 나타낸다. A와 B가 반응하는 속도, 즉 정반응 속도 v_1은 A와 B의 입자가 충돌하는 회수에 비례하며 또 그 회수는 입자의 수, 즉 농도에 비례하므로(k_1, k_2는 상수)

$$v_1 = k_1[A][B] \qquad (3\text{-}2)$$

이다. 마찬가지로 역반응의 속도 v_2

$$v_2 = k_2[\mathrm{C}][\mathrm{D}] \tag{3-3}$$

이다. 평형 상태에서는 두 반응의 속도가 같아, $v_1 = v_2$이므로

$$k_1[\mathrm{A}][\mathrm{B}] = k_2[\mathrm{C}][\mathrm{D}] \tag{3-4}$$

$$\frac{[\mathrm{C}][\mathrm{D}]}{[\mathrm{A}][\mathrm{B}]} = \frac{k_1}{k_2} = K \tag{3-5}$$

만일 반응의 형이 $\mathrm{A+B} \rightleftarrows 2\mathrm{C}$라고 하면, 위 식에서 [C]=[D]이므로 다음과 같이 쓸 수 있다.

$$\frac{[\mathrm{C}]^2}{[\mathrm{A}][\mathrm{B}]} = \mathrm{K} \tag{3-6}$$

반응을 보다 더 일반적인 형으로 바꾸어, 화학종 A가 a개, B가 b개, …… 화학반응을 일으켜 P가 p개, Q가 q개, ……를 생성하는 반응이 가역반응이고, 양쪽 계가 평형 상태에 있다고 하면

$$a\mathrm{A} + b\mathrm{B} + \cdots\cdots \rightleftarrows p\mathrm{P} + q\mathrm{Q} + \cdots\cdots \tag{3-7}$$

$$\frac{[\mathrm{P}]^p[\mathrm{Q}]^q\cdots\cdots}{[\mathrm{A}]^a[\mathrm{B}]^b\cdots\cdots} = K \tag{3-8}$$

로 나타내진다. 이와 같은 평형식은 화학 평형에 있는 물질(화학종)의 농도 관계를 규정하는 것으로 반응계와 생성계의 농도 곱의 비, 즉 K는 개개의 화학종의 농도와 무관하고, 일정한 온도에서 그 반응계에 특유한 값을 갖는다. 이 K를 **평형 상수**(equilibrium constant)라고 부르며, 이와 같은 관계를 **질량 작용의 법칙**(law of mass action)이라고 한다. 질량 작용의 법칙은 기체 또는 액체의 균일계 반응에 적용할 수 있는 중요한 법칙이다. 이때 용질의 경우 몰농도로, 기체의 경우 기압으로 농도를 표시한다.

> 질량 작용의 법칙
> 일정한 온도에서 반응계와 생성계가 평형을 이루고 있을 때 반응 물질의 농도 곱과 생성 물질의 농도 곱의 비는 항상 일정하다.

초산이 수용액에서 해리될 때 K가 상당히 작아서 매우 좌변으로 치우친 위치에서 평형이 이루어지고 있다. 이에 대해 염화수소의 희박한 수용액은 거의 완전히 해리하여 평형은 극단적으로 우변(생성계)으로 치우쳐 성립하고 있다. 화학반응은 엄격한 의미에서 가역반응이며, 화학 평형에 이를 때까지 진행한다. 얼른 보아 비가역반응처럼 보이는 것은 반응속도가 아주 느리든지, 아니면 평형점이 극단적으로 좌우 어느 쪽으로 치우쳐 있기 때문이다.

분석화학에 있어서는 반응속도가 빠르고 평형이 매우 생성계 쪽으로 기울어져 있는 반응이 정성 및 정량을 하는데 이용되고 있다.

반응 A+B ⇄ C+D의 평형 상수를 K라 할 때 방향이 바꾸어진 역반응 C+D ⇄ A+B의 평형 상수(K')는 처음 반응의 평형 상수의 역수가 된다.

$$K' = \frac{[A][B]}{[C][D]} = \frac{1}{K} \tag{3-9}$$

한편, 두 반응을 합한 반응의 평형 상수는 2개의 개별 평형 상수의 곱이 되는데, 일반적으로 n개의 반응을 합한 반응의 평형 상수는 n개의 개별 평형 상수의 곱이 된다.

$$\begin{array}{ll} A + B \rightleftarrows C + D & K_1 \\ C + E \rightleftarrows B & K_2 \\ \hline A + E \rightleftarrows D & K_3 \end{array}$$

$$K_3 = \frac{[D]}{[A][E]} = \frac{[C][D]}{[A][B]} \cdot \frac{[B]}{[C][E]} = K_1K_2 \tag{3-10}$$

> 평형 상수는 단위가 없으며, 농도 표시는 다음과 같다.
> 1. 용질의 농도 : mol/L
> 2. 기체의 농도 : 기압
> 3. 순수한 고체, 순수한 액체 및 용매의 농도는 상수로 취급하여 생략한다.

3-2 르 샤틀리에의 법칙

가역계의 평형 상태를 규정하는 평형 상수는 일정 온도에서는 그 계에 특유한 값을 갖고 있다. 그러나 계를 구성하는 화학종의 농도는 반드시 일정하지 않으며, 그 중 어느 것 하나를 변화시키면 다른 상태에서 다시 평형을 이루게 된다. 즉, 어느 열역학적 평형에 있는 계에 외부로부터 작용을 가하여 평형을 깨뜨리면, 그 작용의 효과가 약해지는 방향으로 계의 상태가 변화하는데, 이것을 Le Châtelier 법칙이라 한다.

예를 들면, 초산은 수용액 상태에서 $HAc \rightleftarrows H^+ + Ac^-$의 평형을 이루고 있다. 여기에 약간의 염산을 가하면 H^+의 농도가 증가하게 되는데, 이때 H^+가 감소되는 역반응이 진행되어 반응은 새로운 평형에 도달하게 된다. 만일 여기에 물을 가하여 희석시키면, HAc, H^+ 및 Ac^-의 농도가 감소된다. 그러면 이 희석의 영향을 감소시키는 방향으로 평형이 이동하는데, 여기에서는 입자의 수가 많아지는 방향, 즉, 좌에서 우로 평형이 이동하여 해리가 촉진된다.

이 법칙은 물리적인 평형에도 적용될 수 있다. 예를 들어, 0℃에서 물과 얼음이 평형을 이루고 있는 계에 압력을 가해 주면, 계의 부피가 감소되는 방향으로 평형이 이동된다. 결과적으로 물보다 부피가 큰 얼음이 녹는다.

> 초산은 AcOH로 약하는 것이 국제적인 관례이나 편의상 HAc로 약하기도 한다.

3-3 전해질 용액과 전리도

물에 녹였을 때 그 용액이 전기 전도성을 갖는 물질을 **전해질**(electrolyte)이라고 하고, 전도성이 없는 물질을 **비전해질**(non-electrolyte)이라고 한다. 당류, 알코올 등은 비전해질이고, 산, 알칼리, 염 등은 대부분 전해질이다. 전해질 용액이 전도성을 갖는 것은, 그 중에 전하를 가진 이온이 존재하여 전장이 주어지면 이온이 전기를 나르기 때문이다. 전해질 용액에 전류를 통하면 전극에서 **화학변화**가 일어나는데, 이 현상을 **전기분해**(electrolysis) 또는 **전해**라고 한다. 전해질에는 a) 이온 결합으로 되어 순수한 상태에서 이온으로 되어 있는 물질(염화나트륨, 황산암모늄), b) 순수한 상태에서는 이온을 함유하지 않으나 물에 녹으면 물과 반응하여 이온을 생성하는 물질(염화수소, 암모니아) 등이 속한다.

전해질이 용매에 녹아 이온으로 해리하는 현상을 **전리**라고 한다. 전리의 정도는 전해질의 종류에 따라서 차이가 많다. 예를 들면, 같은 0.1 M 용액이라도 HCl과 같이 상온에서 92%나 전리하는 것도 있고, H_2CO_3과 같이 0.17%밖에 전리하지 않는 것도 있다. 수용액 중에서 전부 또는 대부분이 전리하는 것을 **강전해질**, 일부분만 전리하는 것을 **약전해질**이라 한다. 위의 a)에 속하는 것은 대부분 강전해질이고 b)에 속하는 것에는 강전해질(염화수소)도 약전해질(암모니아, 초산)도 있다. 다음 표 3-1은 여러 화합물을 강전해질과 약전해질로 분류

표 3-1 전해질의 분류

	강 전 해 질	약 전 해 질
산	무기산 : HCl, HNO_3, H_2SO_4 유기산 : 설폰산	무기산 : H_2CO_3, H_3BO_3, HCN, H_3PO_4 유기산 : 초산, 옥살산
염기	알칼리 금속, 알칼리 토금속의 수산화물 : NaOH, KOH, LiOH, $Ca(OH)_2$, $Ba(OH)_2$ 유기 염기 : $(CH_3)_4NOH$	3가 금속의 수산화물 : $Al(OH)_3$, $Fe(OH)_3$ 유기 염기 : $C_6H_5NH_2$와 같은 대부분의 유기 염기
염	NaCl, $NaNO_3$, Na_2SO_4	$Zn(CN)_2$, $Zn(SCN)_2$, $ZnCl_2$, $Cd(CN)_2$ $Cd(SCN)_2$, $CdCl_2$, $Hg(CN)_2$

한 것이다.

전해질이 어떤 농도에서 얼마나 전리하고 있는가를 표시하기 위해서 전리도(degree of ionization, α)를 사용한다. 전리도는 전해질의 전량을 1로 하고 그 중에서 전리한 부분의 비율로 표시한다. 즉, 초산의 전리도는 다음 식으로 구할 수 있다.

$$\alpha = \frac{[H^+] \text{ 또는 } [Ac^-]}{\text{HAc 전체 농도}} \tag{3-11}$$

전리도는 동일한 물질이라도 용액의 농도에 따라 달라진다. 예를 들면, 18℃에서 초산 0.1 M 용액의 전리도는 0.0134이지만, 0.001 M 용액에서는 0.117이 된다. 전리도는 전기 전도도나 어는점 내림 등을 측정하여 구할 수 있다.

【예제 3-1】 18℃에서 초산의 K_a는 1.8×10^{-5}이다. 0.1 M, 0.08 M, 0.01 M HAc 각각에 대해 전리도를 구하고 비교하여라.

▌풀이▐ HAc의 총농도를 C, 전리도를 α라고 하면 용액 중 $[HAc] = C(1-\alpha)$, $[H^+] = [Ac^-] = C\alpha$이므로

$$K_a = \frac{C^2\alpha^2}{C(1-\alpha)}$$

$\alpha \ll 1$로 간주하고, 식을 간단히 하면

$$\alpha = \sqrt{\frac{K_a}{C}}$$

로 되므로, 초산의 농도가 진할수록 전리도가 감소함을 알 수 있다.

농도(M)	전리도(%)
0.1	1.34
0.08	1.50
0.01	4.24

3-4 전리 평형과 이온 세기

전해질 BA의 일부는 용액 중에서 이온으로 해리하여 평형 상태를 유지하는데 이 평형을 전리 평형이라 하고 이때의 평형 상수를 전리 상수(ionization constant; 이온화 상수) 또는 해리 상수(dissociation constant)라고 한다.

표 3-2 NaCl의 농도와 초산의 해리 상수(25°C)

농도(M)	$K(\times 10^{-5})$
0.00	1.75
0.02	2.29
0.11	2.85
0.51	3.31

$$BA \rightleftarrows B^+ + A^-$$

$$K = \frac{[B^+][A^-]}{[BA]}$$

이 전리 상수는 용액 중의 다른 이온의 농도에도 영향을 받는데, 예를 들면, NaCl 용액 중에서 초산의 해리 상수는 용액의 NaCl 농도에 따라 표 3-2와 같이 변하고, 농도가 진해질수록 일반적으로 큰 값을 가진다. 이러한 현상은 전해질의 해리뿐만 아니라, 난용성 염의 용해 등과 같이 많은 경우의 평형반응에서 관찰되는데, 이유는 다음과 같다. 초산의 음이온 주위에는 NaCl로부터 해리된 Na^+이 많이 존재하게 되어 초산 음이온은 단독으로 있을 때보다 유효 음전하가 감소된다. 이것은 양이온에 대해서도 마찬가지이다. 결국, CH_3COO^-과 H^+간의 정전기적 인력은 순수한 물에서 보다 줄어 들게 되고, 서로 결합하려는 경향이 감소되어 해리가 증가하게 된다.

이와 같이 화학 평형 상수는 일반적으로 용액 중에 녹아 있는 전해질 농도, 즉 이온 세기의 영향을 받는데 용액의 이온 세기 μ는 다음과 같다.

$$\mu = \frac{1}{2}\sum_i (c_i z_i^2) \tag{3-12}$$

여기서 c는 화학종의 몰농도이고, z는 화학종의 전하를 나타낸다.

【예제 3-2】 0.05 F KNO_3와 0.1 F Na_2SO_4의 혼합 용액의 이온 세기를 구하라.

‖풀이‖ $\mu = (1/2)(0.05\times 1^2 + 0.05\times 1^2 + 0.2\times 1^2 + 0.1\times 2^2) = 0.35$

3-5 활동도

화학 평형 상수는 온도가 일정하면 항상 일정한 값을 가진다. 그러나 이 법칙은 엄격한 의미에서 무한히 묽은 용액에서 성립하고, 농도가 진해짐에 따라 화학 평형 상수는 다소 변화한다. 이것은 이온의 농도가 높아짐에 따라 이온간의 상호작용이 점점 커져 이온의 활동이 억제되기 때문인데, 실제 반응에 유효한 농도는 이온의 농도보다 작다. 이러한 관계를 정량적으로 표시하기 위하여 농도 대신에 **활동도**(activity, A)를 사용한다. 이것은 그 화학종이 용액 중에서 실제로 발휘하는 반응 능력을 표시하는 값으로 농도에 비례하는데, 이때의 비례상수를 **활동도 계수**(activity coefficient, γ)라 한다.

$$A_{\mathrm{A}} = [\mathrm{A}]\gamma_{\mathrm{A}} \tag{3-13}$$

여기서 A_{A} : 화학종 A의 활동도

$[\mathrm{A}]$: A의 몰농도

γ_{A} : A의 활동도 계수

평형 상수식 (3-5)를 활동도로 표현하면 다음과 같다.

$$K^{\circ} = \frac{A_{\mathrm{C}} \cdot A_{\mathrm{D}}}{A_{\mathrm{A}} \cdot A_{\mathrm{B}}} = \frac{[\mathrm{C}]\gamma_{\mathrm{C}} \cdot [\mathrm{D}]\gamma_{\mathrm{D}}}{[\mathrm{A}]\gamma_{\mathrm{A}} \cdot [\mathrm{B}]\gamma_{\mathrm{B}}} \tag{3-14}$$

이와 같이 활동도로 나타낸 평형 상수를 **열역학적 평형 상수**(thermodynamic equilibrium constant, K°)라 부르고, 이에 대하여 보통 몰농도로 표시한 평형 상수를 **고전적 평형 상수**(classical equilibrium constant)라고 부른다. 고전적 평형 상수는 이온 세기에 따라 변하지만, 열역학적 평형 상수는 어떠한 이온 세기에서도 일정 온도에서 항상 일정 값을 유지하는 상수이다.

어떤 화학종의 활동도를 알기 위해서는 활동도 계수를 구하여야 하는데, 활동도 계수를 실험으로 구하기는 쉬운 일이 아니다. Debye와 Hückel은 전해질 용액에서 이온들의 상호작용과 이온의 크기를 고려하여 용액 중의 이온들에 대한 활동도 계수를 계산하는 식을 유도하였다. 이것이 Debye-Hückel식인데 25℃ 수용액의 경우 다음과 같이 표현된다.

$$\log \gamma = \frac{-0.51z^2\sqrt{\mu}}{1+0.33r\sqrt{\mu}} \tag{3-15}$$

이 식에서 r은 이온과 그 주위에 결합된 용매 분자의 층을 합한 이온의 수화(水和)반지름(hydrated radius)이며 단위는 Å(10^{-8} cm)이다. 표 **3-3**에 각종 이온에 대한 수화반지름과 활동도 계수를 나타내었다. 표에 없는 이온세기에 대한 활동도 계수는 식으로 직접 구하거나 내삽법을 이용하면 된다.

표 3-3 이온의 크기와 활동도 계수(25℃, 수용액)

이온	*이온 크기 Å	이온 세기				
		0.001	0.005	0.01	0.05	0.1
H^+	9	0.967	0.933	0.914	0.86	0.83
Li^+, $C_6H_5COO^-$	6	0.965	0.929	0.907	0.84	0.80
Na^+, IO_3^-, HSO_3^-, HCO_3^-, $H_2PO_4^-$, $H_2AsO_4^-$, Ac^-	4~4.5	0.964	0.928	0.902	0.92	0.78
OH^-, F^-, SCN^-, HS^-, ClO_3^-, ClO_4^-, BrO_3^-, IO_4^-, MnO_4^-	3.5	0.964	0.926	0.900	0.81	0.76
K^+, Cl^-, Br^-, I^-, CN^-, NO_2^-, NO_3^-	3	0.964	0.925	0.899	0.80	0.76
Rb^+, Cs^+, Tl^+, Ag^+, NH_4^+	2.5	0.964	0.924	0.898	0.80	0.75
Mg^{2+}, Be^{2+}	8	0.872	0.755	0.69	0.52	0.45
Ca^{2+}, Cu^{2+}, Zn^{2+}, Sn^{2+}, Mn^{2+}, Fe^{2+}, Ni^{2+}, Co^{2+}	6	0.870	0.749	0.675	0.48	0.40
Sr^{2+}, Ba^{2+}, Cd^{2+}, Hg^{2+}, S^{2-}	5	0.868	0.744	0.67	0.46	0.38
CO_3^{2-}, SO_3^{2-}, $C_2O_4^{2-}$	4.5	0.868	0.762	0.665	0.46	0.37
Pb^{2+}, Hg_2^{2+}, SO_4^{2-}, $S_2O_3^{2-}$, CrO_4^{2-}, HPO_4^{2-}	4	0.867	0.740	0.660	0.44	0.36
Al^{3+}, Fe^{3+}, Cr^{3+}, La^{3+}, Ce^{3+}	9	0.738	0.54	0.44	0.24	0.18
PO_4^{3-}, $Fe(CN)_6^{3-}$	4	0.725	0.50	0.40	0.16	0.095
Th^{4+}, Zr^{4+}, Ce^{4+}, Sn^{4+}	11	0.588	0.35	0.255	0.10	0.065
$Fe(CN)_6^{4-}$	5	0.57	0.31	0.20	0.048	0.021

출처 : J. Kielland, *J. Amer.* Chem. Soc., 59, 1675(1937).

* 이온크기=수화반경

일반적으로 활동도와 농도는 직선적 관계를 갖지 않는다. 이것은 활동도 계수가 이온 세기에 따라 변화하기 때문인데, 활동도 계수는 다음과 같은 성질을 갖는다.

1) 이온 세기가 증가하면 활동도 계수는 감소한다. 즉, 무한히 묽은 용액에서는 활동도 계수는 1이고, 이때 활동도와 농도가 같아진다. 일반적으로 보통 용액에서는 $\gamma<1$ 이다. 그러나 이온세기가 대단히 높아지면 활동도 계수는 1보다 큰 값으로 되는 경우도 있다

2) 이온 세기가 동일한 경우 이온의 전하가 증가할수록 활동도 계수는 감소하나 그 부호에는 무관하다.

3) 이온의 전하수가 같은 경우 수화 반지름이 작을수록 활동도 계수가 작아진다.

4) 전하를 가지지 않는 중성분자의 활동도 계수는 이온세기에 따라 별로 변하지 않고 1에 머물러 있다고 본다.

5) 기체에 대한 활동도는 기체의 분압에 활동도 계수를 곱한 값이며, 이때 대부분의 기체에 대해서 활동도 계수는 1로 본다.

활동도 계수를 1로 간주하는 경우는
1. 용액 중의 중성 분자
2. 기체
3. 순수한 용매
4. 결정체 (순수한 고체)

【예제 3-3】 0.005 M $Pb(NO_3)_2$액 중의 Pb^{2+}와 NO_3^-의 각각의 활동도 계수를 구하라.

▮풀이▮ $\mu = (1/2)(0.005 \times 2^2 + 0.005 \times 2 \times 1^2) = 0.015$

$$\log \gamma_{Pb^{2+}} = \frac{-0.509 \times 2^2 \times \sqrt{0.015}}{1 + 0.328 \times 4 \times \sqrt{0.015}} = -0.24 \qquad \therefore \gamma_{Pb^{2+}} = 0.61$$

$$\log \gamma_{NO_3^-} = \frac{-0.509 \times 1^2 \times \sqrt{0.015}}{1 + 0.328 \times 3 \times \sqrt{0.015}} = -0.056 \qquad \therefore \gamma_{NO_3^-} = 0.88$$

◇◇ 연습문제 ◇◇

3-1. 옥살산의 $K_1=5.6\times10^{-2}$, $K_2=5.4\times10^{-5}$이다. 다음 반응의 평형 상수를 구하라.

$$HOOC\text{-}COOH \rightleftarrows 2H^+ + C_2O_4^{2-}$$

3-2. 수소와 산소의 2 : 1 혼합기체(detonating gas)는 509℃에서 50분간 보존하면 전체 체적의 0.15%가 수증기가 된다. 온도가 10℃ 내려감에 따라 반응속도가 1/2이 된다고 가정할 때, 9℃에서 같은 비율의 물이 생성되려면 몇 년이 걸리는지를 구하라.

답 1.07×10^{11} years

3-3. 0.01 M $FeCl_3$ 용액의 이온 세기를 구하라. 단, $FeCl_3$는 100% 해리하는 것으로 간주한다.

3-4. 1.74 g K_2SO_4(MW=174)와 3.19 g의 $CuSO_4$(MW=159.5)를 물에 녹여 1 L로 한 용액의 이온 세기를 구하라.

답 0.11

3-5. 활동도 계수에 영향을 주는 인자를 설명하라.

3-6. 활동도를 고려하여 1.0×10^{-2} M NaOH 용액의 pH를 소수 둘째 자리까지 구하라.

답 11.95

3-7. 0.1 M KCl 수용액 중의 H^+와 OH^- 이온의 활동도를 구하라.

3-8. 활동도를 고려하여 0.05 M KCl 수용액의 pH를 계산하라.

3-9. 순수한 물과 NaCl 수용액 중 어느 쪽의 $[H^+]$ 농도가 더 높을지를 수식으로 설명하라.

3-10. 0.2% 전리하는 0.1 M H_2CO_3 용액의 일차 전리 상수를 구하라.

답 $K_a=4\times10^{-7}$

3-11. 0.04 M HAc 용액 중의 $[H^+]=8.5\times10^{-4}$ M일 때 HAc의 전리도를 구하라.

답 $\alpha=2.1\times10^{-2}$

3-12. HAc의 전리 상수는 1.8×10^{-5}이다. 0.5 M 용액의 전리도를 구하라.

답 $\alpha=6\times10^{-3}$

3-13. 0.8 M HF 용액의 전리도를 구하라. 단, $K_a = 6.7 \times 10^{-4}$

답 $\alpha = 2.9 \times 10^{-2}$

3-14. 전리도가 0.01인 HCN 용액의 농도를 구하라. 단, $K_a = 6.2 \times 10^{-10}$

답 $c = 6.2 \times 10^{-6}$

3-15. 0.01 M HClO 용액의 수소이온 농도와 전리도를 구하라. 단, HClO : $K_a = 3.6 \times 10^{-6}$

답 $[H^+] = 1.9 \times 10^{-4}$, $\alpha = 1.9 \times 10^{-2}$

3-16. 1 L에 5 g의 HCOOH을 녹이면 4.5%가 전리한다. 이 용액의 K_a와 pK_a를 구하라.

답 $K_a = 2.2 \times 10^{-4}$, $pK_a = 3.65$

제 4 장

산과 염기

4-1 산과 염기란 무엇인가?

용액이 산성이냐 염기성이냐에 따라 종종 화학반응이 크게 영향을 받게 된다. 일정한 수소 이온 농도를 유지하는 완충 용액의 사용은 매우 중요하다. 또한 산・염기 화학 평형의 개념은 산・염기 적정이나 산의 화학종에 대한 영향 또는 화학반응을 이해하는 데 매우 중요하다.

화학의 역사를 통해 볼 때 여러 가지의 산・염기 개념이 제안되어 사용되어 왔다. 각 개념은 적절한 상황에서 유리하게 적용될 수 있으며, 화학자들은 주어진 상황에서 가장 적합한 개념을 사용한다.

산・염기에 대한 초기의 개념은 실험적으로 관찰된 수용액에서의 성질이었다. 산은 신맛을 내고 리트머스를 붉게 변화시키고, 염기를 중화하는 것으로 정의하였고 염기는 쓴맛을 내고 리트머스를 푸르게 변화시키고, 산을 중화하는 것으로 정의하였다. 물질의 구조에 대한 개념이 발달됨에 따라 과학자들은 산성 및 염기성과 이러한 성질을 갖고 있는 물질의 구조 사이의 관계를 추구하였다.

산・염기의 이론적인 정의를 내린 것은 Arrhenius의 전리설(1883년)로부터 비롯된다. 이 전리설에 의하면 산이란 수소를 포함한 물질로서 수용액으로 할 경우에 H^+을 생성하고 산성반응을 보이는 물질이고, 염기란 OH^-기를 가지고 있는 물질로서 수용액 중에서 OH^-이온을 생성하고, 염기성을 띄는 물질이며, 양자가 반응하면 물과 염을 생성하는 **중화반응** (neutralization)을 한다고 하였다.

$$\text{산반응} \quad HA + H_2O \rightleftarrows H_3O^+ + A^- \qquad (4\text{-}1)$$

$$\text{염기반응} \quad BOH + (H_2O) \rightleftarrows B^+ + OH^- + (H_2O) \qquad (4\text{-}2)$$

$$\text{중화반응} \quad HA + BOH \rightleftarrows BA + H_2O \qquad (4\text{-}3)$$

1923년에 Brønsted와 Lowry는 Arrhenius 이론보다 넓은 의미의 산·염기 이론을 제창하였다. Brønsted설은 산이란 양성자를 방출할 수 있는 물질(proton donor)이고, 염기는 양성자를 받아들일 수 있는 물질(proton acceptor)이라고 하였다. 앞에서 말한 Arrhenius의 염기는 수소 이온을 받아들일 수 있으므로 Brønsted 염기의 하나이다. 이와 같이 Brønsted설은 Arrhenius설을 확대 해석한 것이다. 이 설을 이용하면 비수용성 용매나 기체상에까지 산·염기의 개념을 확장시킬 수 있는데 식 (4-4)는 한 예이다.

$$\underset{(\text{산})}{HCl(g)} + \underset{(\text{염기})}{NH_3(g)} \rightleftarrows \underset{(\text{염})}{NH_4 + Cl^-(s)} \qquad (4\text{-}4)$$

산·염기 이론에 대한 또 다른 정의는 1923년에 Lewis가 제창하였는데, 그는 Brønsted설이 산·염기 반응을 수소 이온의 이동으로 다룬 것에 대해, 수소 이온은 산의 일종일 뿐 전부가 아니라는 더욱 포괄적인 이론을 제시하였다. 즉 산을 전자쌍 받게(electron-pair acceptor)로, 염기를 전자쌍 주게(electron-pair donor)로 정의하였다. Lewis의 이론은 보다 넓은 의미의 정의로 위에서 보인 것들을 포함하고, 반응성의 H^+를 갖지 않는 화학종에까지 산과 염기의 개념을 확대시켰다. 예를 들면, 수소가 없는 물질인 삼플루오르화 붕소(boron trifluoride)와 암모니아가 가스 상태에서 반응하여 착화합물을 형성하는 반응이 좋은 예이다.

$$\underset{\text{Lewis 염기}}{\begin{array}{c} H \\ | \\ H\text{-}N\!: \\ | \\ H \end{array}} + \underset{\text{Lewis 산}}{\begin{array}{c} F \\ | \\ B\text{-}F \\ | \\ F \end{array}} \rightleftarrows \underset{\text{부가물(착화합물)}}{\begin{array}{c} \;\;H\;\;F \\ \;\;|\;\;\;| \\ H-N\text{–}B-F \\ \;\;|\;\;\;| \\ \;\;H\;\;F \end{array}} \qquad (4\text{-}5)$$

식 (4-4), (4-5)와 같이 이온결합 혹은 공유결합에 의한 고체물질은 염(salt)인 경우가 대부분인데 형식적으로 염은 산·염기반응의 생성물로 생각될 수 있다.

Lewis설에 의한 산은 그 분자의 빈 궤도에 전자쌍을 받아들여 공유결합을 이루는 것이므로, 수소 이온은 산의 일종이며 또한 대부분의 금속이온이 이에 해당한다. 이와 같이 Lewis의 산·염기 이론은 배위결합에 의한 착화합물 생성반응이며, 비양성자성 용매(aprotic solvent) 중에서의 유기 시약의 반응을 설명할 때 매우 편리하다. 그러나 수용액 중의 산·염기 반응을 설명하는 데는 너무 번거로우므로, 본 장에서는 Brønsted의 산·염기 이론에 따라서 설명하기로 한다.

표 4-1 산·염기 이론

	Acid	Base
Arrhenius	H^+ donor	OH^- donor
Brønsted-Lowry	H^+ donor	H^+ acceptor
Lewis	electron pair acceptor	electron pair donor

(1) 짝산과 짝염기

수소이온은 기본 단위의 +전하(plus charge)를 가지며 이온 반경이 매우 작다. 따라서 높은 전하 밀도를 가지므로 화학적으로 활성이며, 어떤 용매 중에서도 고립하여 단독의 H^+인 채로 존재한다는 것은 불가능하다. 따라서 산이 수소이온을 내놓으려면 그것을 받아들일 것, 즉 염기의 존재가 필요하다. 산의 수용액에 있어서 산이 전리할 때는 용매인 물에 수소이온을 준다. 즉 이 경우의 염기는 물이다. 산이 수용액 중에서 전리한다는 것은 염기인 물과의 산·염기반응인 것이며, 마찬가지로 염기가 수용액 중에서 전리하는 것(즉 수소이온을 받아들이는 것)은 산으로서의 물과의 산·염기반응이다.

이럴 경우 짝산-짝염기의 개념으로 묽은 염산 용액을 예로 들면, 염화수소는 수소 원자를 가진 수용액 중에서는 수소이온을 내놓으며 염화물 이온을 생성한다.

식 (4-6)에서 HCl은 산이고 Cl^-은 H^+을 방출하여 생긴 것이므로 다시 수소이온을 받아들여 염화수소로 될 가능성을 갖고 있으므로 염기이다. 염화수소와 염화물 이온은 서로 수소이온을 잃거나 얻음으로써 산 또는 염기로 상호 변환할 수 있으므로 이것을 짝산-염기쌍(conjugate acid-base pair)이라고 한다. 염화수소는 염화물 이온의 짝산(conjugate acid)이고 염화물 이온은 염화수소의 짝염기(conjugate base)이다. 마찬가지로 염기인 암모니아 수용액의 반응식을 표현하면 다음과 같으며 산 1, 산 2 등은 편의상 사용한 것이다.

$$\underset{\text{산1}}{HCl(g)} + \underset{\text{염기2}}{H_2O(l)} \rightleftarrows \underset{\text{산2}}{H_3O^+(aq)} + \underset{\text{염기1}}{Cl^-(aq)} \tag{4-6}$$

짝산-염기쌍

$$\underset{\text{염기1}}{NH_3} + \underset{\text{산2}}{H_2O} \rightleftarrows \underset{\text{염기2}}{OH^-} + \underset{\text{산1}}{NH_4^+} \tag{4-7}$$

짝산-염기쌍

수용액에서 이온화된 수소 원자는 H_3O^+(히드로늄 이온)으로 존재하나 편의상 H^+라고 간단히 쓴다.

4-2 산 · 염기의 세기

강한 산일수록 상대인 염기에게 수소이온을 주는 힘이 강하고, 약한 산은 수소이온을 주려는 힘이 약하다. 염기가 세다는 것도 마찬가지로 상대인 산으로부터 수소이온을 취하려는 경향이 크다는 것으로 표현된다. 그러나 수소이온을 주려고 하는 경향은 당연히 수소이온을 받아들이는 상대인 염기의 세기에도 의존한다.

따라서 산의 세기를 비교하려면 기준이 될 염기가 필요하며, 수용액에 있어서의 기준 염기는 용매인 물이다. 예를 들면 반응식 (4-6)에서 HCl과 H_3O^+는 둘 다 산이므로 H^+을 주고자 한다. 동시에 염기인 Cl^-과 H_2O도 수소이온의 획득 경쟁을 한다. 그 결과, 반응이 끝나 평형에 이르렀을 때, 평형점은 완전히 우변으로 기울어져 있다. 이것은 HCl이 H_3O^+보다 훨씬 강한 산이고, 염기 Cl^-은 H_2O보다 훨씬 약한 염기이므로 수용액 중에서 수소이온을 획득할 수 없다는 것을 가리키고 있다.

마찬가지로 산 HCN의 수용액의 경우는 식 (4-11)로 표현되는데 이 평형점은 좌변으로 크게 치우쳐진 상태이다. 이것은 HCN이 약한 산이고 CN^-은 비교적 강한 염기인 것을 가리키고 있다. 따라서 HCl은 HCN보다 강산이라는 것을 알 수 있다. 일반적으로 강산의 짝염기는 약염기이고 약산의 짝염기는 강염기이다. 수용액 중에서 이러한 산, 염기의 세기는 흔히 산이나 염기의 해리 상수를 비교해 봄으로써 짐작할 수 있다. 몇 가지 실례를 들어 보겠다.

$$HSO_4^- + H_2O \rightleftarrows H_3O^+ + SO_4^{2-}$$

$$K_a = \frac{[H^+][SO_4^{2-}]}{[HSO_4^-]} = 1.2\times10^{-2} \tag{4-8}$$

$$CH_3COOH + H_2O \rightleftarrows H_3O^+ + CH_3COO^-$$

$$K_a = \frac{[H^+][CH_3COO^-]}{[CH_3COOH]} = 1.8\times10^{-5} \tag{4-9}$$

$$H_2CO_3 + H_2O \rightleftarrows H_3O^+ + HCO_3^-$$

$$K_a = \frac{[H^+][HCO_3^-]}{[H_2CO_3]} = 4.6\times10^{-7} \tag{4-10}$$

$$HCN + H_2O \rightleftarrows H_3O^+ + CN^-$$

$$K_a = \frac{[H^+][CN^-]}{[HCN]} = 7.2\times10^{-10} \tag{4-11}$$

위 산들의 세기는 산 해리 상수(acid dissociation constant) K_a값의 순서에 따라 HSO_4^-가 이 중 제일 센 산이고 HCN이 가장 약한 산임을 알 수 있다. 마찬가지로 염기의 세기는 상대적으로 산인 물로부터 수소이온을 받아들이는 경향의 세기로 나타낼 수 있다. 예를 들면 암모니아의 경우, 염기의 해리 상수(base dissociation constant)를 K_b라고 하면,

$$NH_3 + H_2O \rightleftarrows NH_4^+ + OH^-$$

$$K_b = \frac{[NH_4^+][OH^-]}{[NH_3]} = 1.8 \times 10^{-5} \tag{4-12}$$

디에틸아민은,

$$(C_2H_5)_2NH + H_2O \rightleftarrows (C_2H_5)_2NH_2^+ + OH^-$$

$$K_b = \frac{[(C_2H_5)_2NH_2^+][OH^-]}{[(C_2H_5)_2NH]} = 1.3 \times 10^{-3} \tag{4-13}$$

아닐린은

$$C_6H_5NH_2 + H_2O \rightleftarrows C_6H_5NH_3^+ + OH^-$$

$$K_b = \frac{[C_6H_5NH_3^+][OH^-]}{[C_6H_5NH_2]} = 4.6 \times 10^{-10} \tag{4-14}$$

이다. K_b의 값이 클수록 센 염기이므로 디에틸아민, 암모니아, 아닐린 순으로 염기의 세기가 크다.

일반적으로 약산 HA는 수용액 중에서 해리하여 다음과 같은 평형을 이룬다.

$$HA + H_2O \rightleftarrows H_3O^+ + A^- \tag{4-15}$$

$$K_a = \frac{[H^+][A^-]}{[HA]} \tag{4-16}$$

여기에서 HA의 짝염기 A^-의 평형은 다음과 같이 나타낼 수 있다.

$$A^- + H_2O \rightleftarrows HA + OH^-$$

$$K_b = \frac{[HA][OH^-]}{[A^-]} \tag{4-17}$$

이 짝산-염기쌍의 K_a와 K_b 사이에는 간단한 관계가 있다. 식 (4-16)과 (4-17)로부터

$$[H^+] = \frac{K_a[HA]}{[A^-]}, \qquad [OH^-] = \frac{K_b[A^-]}{[HA]}$$

이로부터,

$$K_w = [H^+][OH^-] = \frac{K_a[HA]}{[A^-]} \cdot \frac{K_b[A^-]}{[HA]} = K_a \cdot K_b \quad (4\text{-}18)$$

이 식으로부터 K_a 또는 K_b 중, 어느 한쪽을 알면 다른 한쪽을 간단하게 알 수 있다. K_a는 산의 세기를 나타내는 척도이면서 그 짝염기의 세기도 나타내고 있는 것이다.

짝산 짝염기에서,

$$K_a \cdot K_b = K_w \quad (4\text{-}19)$$

(1) 수평화 효과

$HClO_4$, HCl 및 HNO_3과 같은 강산을 0.1 *M* 농도 함유하는 수용액의 경우, 다음에 보이는 평형은 어느 것이든 현저하게 오른쪽으로 기울어져 있으며, 거의 0.1 *M* H_3O^+과 0.1 *M*의 ClO_4^-, Cl^-, NO_3^-을 함유하는 용액으로 되어 있다.

$$HClO_4 + H_2O \rightleftarrows H_3O^+ + ClO_4^- \quad (4\text{-}20)$$

$$HCl + H_2O \rightleftarrows H_3O^+ + Cl^- \quad (4\text{-}21)$$

$$HNO_3 + H_2O \rightleftarrows H_3O^+ + NO_3^- \quad (4\text{-}22)$$

$HClO_4$, HCl 및 HNO_3은 각각 고유의 산성도를 갖고 있을 텐데, 그와 관계없이 0.1 *M* H_3O^+ 용액으로 되어 동일한 산성도를 보인다. 즉 H_3O^+ 이상의 강산은 수용액 중에서는 모두 같은 산성도, 즉, H_3O^+의 수준까지 끌어내려져 버린다.

어떤 용매에서 산과 염기가 얼마나 센지를 결정하는 것은 그 용매의 고유한 특성이다. 수용액에서 가능한 가장 센 산은 $H_3O^+(H^+)$이고, 가장 센 염기는 OH^-이다. H_3O^+보다 더 센 모든 산(양성자 주게)은 물에게 양성자를 주어 H_3O^+을 만들 것이다. OH^-보다 더 센 모든 염기는 물에서 H^+을 빼앗아 OH^-을 만든다. 이와 같이 H_3O^+보다 더 센 모든 산의 세기를 H_3O^+의 세기로 감소시키며, 또한 OH^-보다 더 센 염기의 세기를 OH^-의 세기로 감소시키는 것을 물의 **수평화 효과**(leveling effect) 또는 **평준화 효과**라고 한다.

수용액에서 구별되지 않는 산과 염기의 세기가 비수용성 용매에서는 구별될 수 있다. 예를 들면, 과염소산과 염산은 수용액에서는 거의 100% 해리하므로 그 세기가 구별되지 않지만, 빙초산 용매에서는 두 산 모두 완전히 해리하지 않으므로 그 세기가 구별된다.

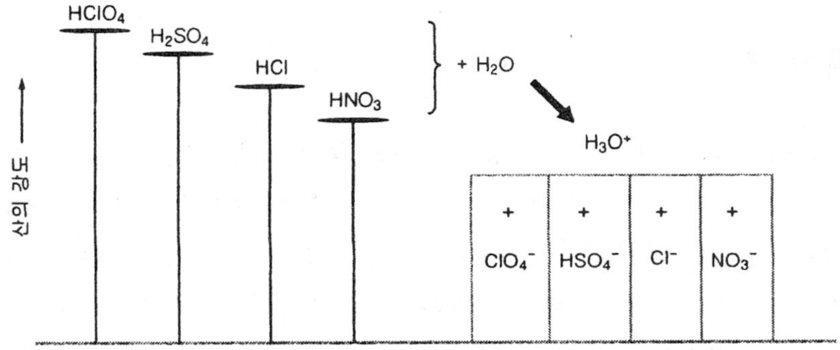

그림 4-1 수용액에서 강산에 미치는 물의 수평화 효과

$$HClO_4 + \underset{(\text{용매})}{CH_3CO_2H} \rightleftarrows CH_3CO_2H_2^+ + ClO_4^- \quad K = 1.3\times10^{-5} \quad (4\text{-}23)$$

$$HCl + CH_3CO_2H \rightleftarrows CH_3CO_2H_2^+ + Cl^- \quad K = 5.8\times10^{-8} \quad (4\text{-}24)$$

Brönsted설과 Arrhenius설이 다른 점의 하나는 산의 해리가 산 고유의 산성도뿐만 아니라, 용매의 염기성에도 의존한다는 것을 분명히 한 것이다. 식 (4-23), (4-24)에서 보는 바와 같이 빙초산 용액 중에서는 $HClO_4$이 HCl보다 훨씬 강한 산이다. 한편 $HClO_4$도 무수황산 용액 중에서는 극히 일부가 전리하고 있을 뿐이다.

염기의 경우도 마찬가지 현상이 나타난다. OH^-보다 강한 염기인 NaH, $NaNH_2$, $NaOC_2H_5$ 등을 물에 용해시키면, 생성되는 hydride 이온(H^-), amide 이온(NH_2^-), ethoxide 이온($OC_2H_5^-$)들은 물 분자로부터 양성자를 빼앗아 OH^-을 형성하고 각각의 짝산인 H_2, NH_3, HOC_2H_5 등을 형성한다. 즉 OH^-의 염기성 수준까지 모두 수평화되고 만다.

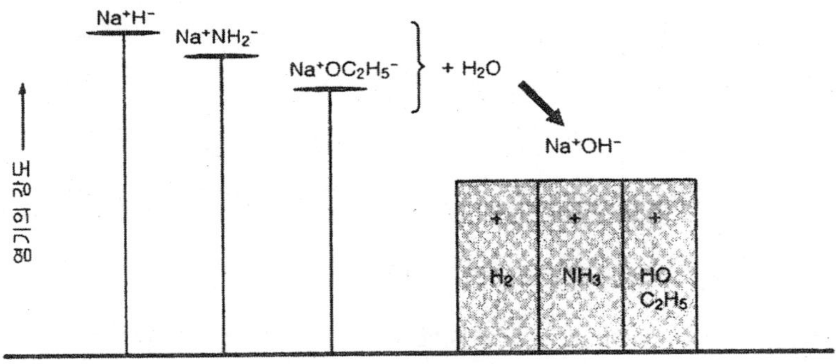

그림 4-2 수용액에서 강염기에 미치는 물의 수평화 효과

4-3 물의 해리

여기서 가장 일반적인 용매인 물에 대해 생각해 보자. 아무것도 녹아 있지 않은 순수한 물도 매우 작기는 하지만 전기가 통한다. 이는 물 분자들의 극히 일부분이 이온화되어 수소 이온과 수산화 이온으로 해리되어 있기 때문이다. 이와 같은 것을 **자체-이온화**(self-ionization) 반응 또는 **자기해리**(自己解離, autoprotolysis) 반응이라고 하는데, 이러한 성질은 여러 물질들의 수용액 성질을 결정짓는 데 지극히 중요한 역할을 한다.

물의 해리 평형은 다음과 같이 (4-25)로 표기되는데, 편의상 (4-26)과 같이 표기하기도 한다. 이 반응은 가역적이며 실제 물 분자의 해리는 극히 작다.

$$H_2O + H_2O \rightleftarrows H_3O^+ + OH^- \qquad (4\text{-}25)$$

$$H_2O \rightleftarrows H^+ + OH^- \qquad (4\text{-}26)$$

이를 질량 작용의 법칙에 적용하여 정량적 관계에 관한 다음 식을 얻을 수 있다.

$$K = \frac{[H_3O^+][OH^-]}{[H_2O]^2} \quad \text{또는} \quad K = \frac{[H^+][OH^-]}{[H_2O]} \qquad (4\text{-}27)$$

순수한 물이나 또는 묽은 수용액에 있어서 해리하지 않는 분자 상태의 물의 농도는 55.5 M로 $[H_2O]$는 일정하다고 보아도 좋으므로 상수(constant)로 취급하면,

$$K_w = K \times [55.5] = [H^+][OH^-] = 1.0 \times 10^{-14} (25℃) \qquad (4\text{-}28)$$

라고 고쳐 쓸 수 있다. 이 K_w는 **물의 이온곱**(ionic product)이라 부르며 순수한 물뿐만이 아니라 산이나 염기가 공존하고 있는 경우에도 온도가 일정하면 항상 일정한 값을 갖는다. 즉 순수한 물에 염기물질을 넣어 알칼리성 용액으로 하면 OH^-의 농도가 증가하는 대신 H_3O^+의 농도가 감소하여 일정한 K_w값을 유지시켜 준다. 마찬가지로 산의 수용액의 경우, H_3O^+가 증가하는 대신 OH^-가 감소하여 K_w값은 변함이 없게 된다. 모든 평형식과 마찬가지로 K_w도 엄밀한 의미에서는 다음과 같이 활동도를 도입하여 나타내어야 한다.

$$K_w = A_{H^+} \cdot A_{OH^-} = [H^+]\gamma_{H^+} \cdot [OH^-]\gamma_{OH^-} \qquad (4\text{-}29)$$

모든 평형 상수가 그러하듯이 K_w도 온도에 따라 변하는데, 여기서 아래 첨자 w는 물을 뜻한다.

순수한 물에 있어서는 물의 해리 반응식으로부터 알 수 있는 바와 같이 $[H^+]=[OH^-]$이며 이와 같은 때를 액성이 중성이라고 한다. 상온에서는 $K_w=1.0\times10^{-14}$이므로 $[H^+]= K_w^{1/2}=$

1.0×10^{-7}이다. 산을 용해시키면 H_3O^+을 생성하므로 $[H^+]>[OH^-]$로 되는데 이때의 액성을 산성이라고 한다. 한편 염기의 수용액은 $[OH^-]>[H^+]$로 되며 알칼리성을 띤다고 한다.

물 이외의 반응성 H^+을 가진 다른 용매(protic solvent)도 자기해리 반응을 한다. 초산이 그 한 예이다.

$$2\,CH_3COOH \rightleftarrows CH_3COOH{\cdot}H^+ + CH_3COO^- \tag{4-30}$$

물이나 초산의 이런 반응 정도는 매우 작다. 반응 (4-30)의 자기해리 반응 상수(평형 상수)는 25℃에서 3.5×10^{-15}이다.

표 4-2 온도에 따른 K_w 변화

온도	K_w	pK_w	온도	K_w	pK_w
0	1.14×10^{-15}	14.944	30	1.47×10^{-14}	13.833
5	1.85×10^{-15}	14.734	35	2.09×10^{-14}	13.680
10	2.92×10^{-15}	14.535	40	2.92×10^{-14}	13.535
15	4.51×10^{-15}	14.346	45	4.02×10^{-14}	13.396
20	6.81×10^{-15}	14.167	50	5.47×10^{-14}	13.262
24	1.00×10^{-14}	14.000	100	5.45×10^{-13}	12.264
25	1.01×10^{-14}	13.996	150	2.31×10^{-12}	11.637

4-4 pH

수용액 중의 산 · 염기 평형을 다룰 경우, H_3O^+ 이온이나 OH^- 이온의 농도는 극히 작은 경우가 흔하다. 그래서 이와 같은 작은 값을 나타낼 때의 불편함을 덜기 위해 S. P. L. Sørensen (1909)은 **수소이온지수**(hydrogen ion exponent, pH)를 쓸 것을 제안하였다. pH는 수소이온농도의 $-\log$값을 의미한다.

$$pH = -\log[H^+] = \log\frac{1}{[H^+]} \tag{4-31}$$

$$[H^+] = 10^{-pH} \tag{4-32}$$

이 'p'라는 기호는 광범위에 걸친 작은 수치를 다루고 비교하기에 편리하기 때문에 pH뿐만 아니라 다른 경우에도 많이 쓰이며, 어느 경우라도 p의 다음에 쓰인 말 또는 기호로 표기된 수치의 음의 대수를 나타낸다.

예를 들면

$$pH + pOH = pK_w = 14.0 \tag{4-33}$$

$$pAg = -\log[Ag^+]$$

실제로 pH의 정확한 정의는 다음과 같다.

$$pH = -\log A_{H^+} = -\log[H^+]\gamma_{H^+} \qquad (4\text{-}34)$$

pH 미터의 눈금은 수소이온의 농도가 아니라, 수소이온 활동도의 $-\log$값을 표시하는 것이다. 순수한 물이나 매우 묽은 수용액에서는 이온의 농도 및 세기가 극히 낮으므로 $\gamma_{H^+} = \gamma_{OH^-} = 1.00$로 보는 것이 합리적이다. 그러므로 pH를 말할 때에는 식 (4-32)와 같이 간단한 형태의 식을 쓴다. 그러나 진한 농도의 산, 염기나 염이 녹아 있는 수용액의 경우는 활동도 계수를 고려하여 계산하여야 한다.

【예제 4-1】 25℃에서 0.10 M KCl 용액의 H^+와 OH^-의 활동도와 농도를 계산하라.

‖풀이‖ 반응 (4-27)로부터 $[H^+]=[OH^-]$. 그러나 식 (4-29)의 γ값은 1이 아니다. 0.10 M KCl 용액의 이온 세기는 0.1이다. H^+와 OH^-의 활동도 계수는 이온 세기가 0.1일 때 각각 0.83과 0.76이다. 이들 값을 식 (4-29)에 대입하면

$$K_w = [H^+]\gamma_{H^+}[OH^-]\gamma_{OH^-}$$
$$1.0\times10^{-14} = (x)(0.83)(x)(0.76)$$
$$x = 1.26\times10^{-7}M$$

H^+와 OH^-의 농도는 둘 다 $1.0\times10^{-7}\,M$보다 크다. 이 용액의 H^+와 OH^-의 활동도는 다르다.

$$A_{H^+} = [H^+]\gamma_{H^+} = (1.26\times10^{-7})(0.83) = 1.05\times10^{-7} \qquad (4\text{-}35)$$
$$A_{OH^-} = [OH^-]\gamma_{OH^-} = (1.26\times10^{-7})(0.76) = 0.96\times10^{-7} \qquad (4\text{-}36)$$

한편, 이 용액의 pH는

$$pH = -\log A_{H^+} = -\log(1.05\times10^{-7}) = 6.98$$

순수한 물에 KCl을 가하여 그 농도가 0.1 M이 되도록 하면 pH가 7.00에서 6.98로 변한다. KCl은 산도 염기도 아니지만 용액의 pH를 변화 시킨다. pH가 0.02단위 변화하는 것은 현재 pH 미터의 오차의 범위에 들므로 별로 중요하지 않지만, 0.10 M KCl에서 H^+ 농도는 순수한 물의 H^+ 농도보다 26%나 크다.

$A_{H^+} > A_{OH^-}$인 용액은 산성이고 $A_{H^+} < A_{OH^-}$인 용액은 염기성이다. 25℃에서 산성 용액은 pH가 7보다 낮고, 염기성 용액은 7보다 높다.

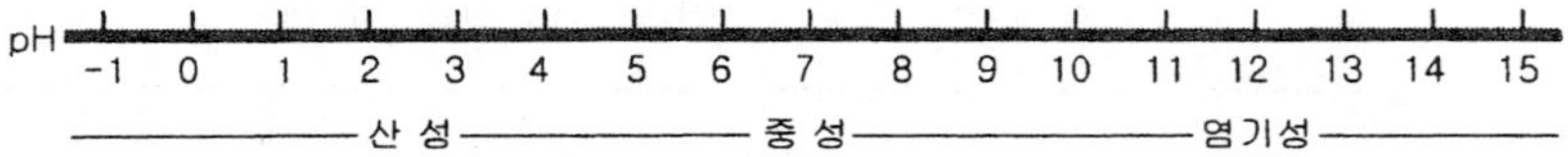

그림 4-3

대부분의 용액의 pH는 0～14 범위에 있지만, 이것이 pH 한계는 아니다. 예를 들면, pH=−1.0은 $A_{H^+}=10$을 의미한다. 이 활동도는 센 산의 진한 용액에서 쉽게 얻어진다. 높은 이온 세기에서 활동도 계수는 1보다 크므로, 12 M 염산의 pH는 약 −2.8이다.

일반적인 pH의 측정 방법으로는 pH 지시약(indicator)의 색깔 변화를 관찰하거나, pH 미터를 쓰는 방법이 있다. pH 지시약이란 그 자신이 약산 아니면 약염기이며 그것의 해리형과 비해리형이 각각 다른 색깔을 나타내는 유기화합물이다. 이들은 수용액 중에서 전리하며, 그것의 평형은 수용액의 수소이온농도에 의해 지배된다. 이제 약산 지시약을 HIn이라고 한다면 해리형과 비해리형의 농도비는 수소이온농도의 함수로 다음과 같이 나타낸다.

$$HIn + H_2O \rightleftarrows H_3O^+ + In^-$$

$$K_a = \frac{[H^+][In^-]}{[HIn]}$$

$$\frac{[HIn]}{[In^-]} = \frac{[H^+]}{K_a}$$

$[H^+]=K_a$일 때 $[HIn]=[In^-]$이 되며 산성 색(화학종 HIn에 의한 색)과 알칼리성 색(화학종 In^-에 의한 색)이 50%씩 섞인 색을 띤다. 따라서 $[H^+]>K_a$의 경우는 그 용액은 산성 색을 띠고, $[H^+]<K_a$의 경우는 알칼리성 색을 나타내지만, 변화를 육안으로 분명하게 인식할 수 있으려면 [HIn]과 $[In^-]$의 농도 비가 거의 10배보다 크거나 또는 1/10배보다 작아야 한다.

일반적으로 이용되는 주요 지시약의 변색범위 및 색은 표 **4-3**과 같다.

pH의 간이측정을 위해 지시약을 여지에 적신 후 건조시킨 pH 시험지가 시판되고 있다. pH 시험지를 검액에 적셔서 변색된 것을 표준 색조와 비교하여 대략의 pH를 구할 수 있다.

pH를 정밀하게 측정하기 위해서는 pH 미터를 이용한다. 이것은 수소이온에 선택적인 전극을 장치한 전위차계이다. 전극에 내장된 용액과 검액과의 수소이온 농도 차로 인해 생성되는 전위차를 전극으로 감지하여 측정한다. pH 미터에 사용되

표 4-3 주요 지시약의 변색범위 및 색

지 시 약	변 색 범 위 (pH)	색 깔 (산)		색 깔 (염기)
Tymol blue	1.2 ~ 2.8	적	-	황
β-dinitrophenol	2.4 ~ 4.0	무	-	황
Methyl orange	3.1 ~ 4.4	적	-	황
Bromphenol blue	3.0 ~ 4.6	무	-	청자
Bromcresol green	3.8 ~ 5.4	황	-	청
Methyl red	4.2 ~ 6.3	적	-	황
Lacmoid	4.4 ~ 6.6	적	-	청
Bromcresol purple	5.2 ~ 6.8	황	-	자
Chrolophenol red	5.4 ~ 6.8	황	-	적
p-nitrophenol	5.0 ~ 7.0	무	-	황
Bromthymol blue	6.2 ~ 7.6	황	-	청
Netural red	6.8 ~ 8.0	적	-	황
Phenol red	6.8 ~ 8.4	황	-	적
Rosolic acid	6.9 ~ 8.0	황	-	적
Cresol red	7.2 ~ 8.8	황	-	적
α-naphtholphthalein	7.3 ~ 8.7	담홍	-	녹
Phenolphthalein	8.3 ~ 10.0	무	-	적
Thymol blue	8.0 ~ 9.6	황	-	청
Thylmolphthalein	9.3 ~ 10.5	무	-	청
Alizarin yellow	10.0 ~ 12.0	황	-	담자
Salicyl yellow	10.0 ~ 12.0	황	-	등갈
Tropeolin O	11.0 ~ 13.0	황	-	등갈
Nitramine	10.8 ~ 13.0	무	-	등갈

는 전극은 매우 선택성이 크지만 Na^+ 이온에 대해서는 상당한 정도로 감응한다. 따라서 Na^+이 다량 함유된 용액의 pH는 실제보다 낮게 나타나는데 이를 나트륨 효과(sodium effect)라고 한다. pH 미터에 대해서는 9장을 참조하라.

◇◇ 연습문제 ◇◇

4-1. Brønsted와 Lowery의 산 염기설을 설명하라.

4-2. Lewis의 산 염기설을 설명하라.

4-3. 물 속에서 가장 강한 산은 무엇인지 말하라.

4-4. 25℃에서 0.05 M LiBr 수용액 중의 H^+ 농도와 pH를 활동도를 이용하여 정확하게 계산하라.

답 pH=6.99

4-5. 일반적인 강산과 강염기를 여섯 가지 이상 예를 들어라.

4-6. 다음 물질의 수용액은 산성, 중성 또는 염기성 중 어디에 해당하는지를 말하라.

(1) NaCl

(2) CH_3COONa

(3) NH_4Cl

(4) $(CH_3)_4NCl$

답 (1)중성, (2)염기성, (3)산성, (4)산성

4-7. 다음 반응에서 짝산・염기쌍을 설명하라.

$$H_2NCH_2CH_2NH_2 + H_2O \rightleftarrows H_3N^+CH_2CH_2NH_2 + OH^-$$

4-8. 수평화 효과(leveling effect)를 설명하라.

4-9. HCl 0.05 M 용액에서 수소이온의 활동도 계수는 0.86이다. 이 용액의 pH를 구하라.

답 1.37

4-10. NaCl 0.05 mol과 HCl 0.01 mol을 물에 녹여 1 L로 한 용액의 pH를 활동도를 고려하여 계산하라. 활동도 계수는 표 3-3을 이용하여 내삽법으로 구하라.

제 5 장

산, 염기 수용액의 평형

산 또는 염기 수용액의 수소이온농도 혹은 pH를 안다는 것은 반응 과정의 계획을 세우기 위해서도 중요한 것이다. 그래서 각종 산, 염기 용액의 pH 계산법을 검토해 보기로 한다.

원칙적으로는 $[H^+]$를 함유하는 용액에서 화학종의 농도항의 관계식을 $[H^+]$항에 대해 풀면 되겠지만 실제로는 화학종의 수가 늘어나면 고차식이 되어 수학적으로 일반적 풀이를 얻는 것이 어려워진다. 그러므로 화학적으로 타당한 근사식을 세워 합리적인 해답을 얻을 필요가 있다.

또한 수소이온농도를 알기 위한 평형 계산을 할 때 활동도를 쓰는 것이 정확한 표현이지만, 이미 언급한 바와 같이 편의상 몰농도나 노르말농도를 사용한다.

5-1 강산, 강염기의 수용액

수평화 효과를 설명할 때 언급한 바와 같이 강산, 강염기는 수용액 중에서 완전히 전리하고 있다. 따라서 수소이온 또는 수산화물 이온의 농도는 가해준 산 또는 염기의 농도로부터 화학량론적으로 계산할 수 있다.

예를 들면 $1.0\times10^{-2}\,M$ $HClO_4$ 용액의 pH는 2이고, $1.0\times10^{-2}\,M$의 NaOH 용액의 경우는 pOH가 2, 즉 $pH=pK_w-pOH=14-2=12$이다. 그러나 극히 저농도의 경우에는 물의 전리에 의한 수소이온농도를 고려할 필요가 있다. $HClO_4$의 $1.0\times10^{-1}\,M$ 용액을 10000배씩 희석하였을 때, 물의 전리를 무시하고 pH를 구해 보면 다음과 같이 된다.

$HClO_4$의 농도(M)	pH
1.0×10^{-1}	1.0
1.0×10^{-5}	5.0
1.0×10^{-9}	9.0?

그러나 강산 용액을 아무리 희석했다 할지라도 알칼리성 용액으로 된다는 것은 있을 수 없는 일이다. 산 용액을 희석해 가면 pH 7.0에 점점 가깝게는 되지만 7.0 이상이 되지는 않는다. 위와 같은 잘못에 이르게 된 것은 물의 전리를 무시했기 때문이다. 강산을 상당히 희석시켰을 때, 물의 전리에 의해 생긴 수소이온을 무시할 수 없게 되는 경우를 다음의 예를 통해 보기로 하자.

【예제 5-1】 $1.0\times10^{-7}\,M$ $HClO_4$ 용액의 수소이온농도를 계산하라.

|풀이| 용액 중의 평형은 다음과 같이 나타낼 수 있다.

$$HClO_4 + H_2O \rightleftarrows H_3O^+ + ClO_4^-$$

$$H_2O + H_2O \rightleftarrows H_3O^+ + OH^-$$

$$[H^+][OH^-] = K_w = 1.0\times10^{-14} \quad \cdots\cdots ①$$

용액 중의 총 양전하수와 음전하수는 같아야 하므로,

$$[H^+] = [OH^-] + [ClO_4^-] \quad \cdots\cdots ②$$

$HClO_4$는 완전히 전리하고 있으므로 $[HClO_4] \fallingdotseq 0$이고

$$[ClO_4^-] = 1.0\times10^{-7} \quad \cdots\cdots ③$$

따라서 식 ①, ② 및 ③으로부터 다음과 같은 이차 방정식을 얻는다.

$$[H^+] = \frac{K_w}{[H^+]} + 1.0\times10^{-7}$$

$$[H^+]^2 - 1.0\times10^{-7}[H^+] - 1.0\times10^{-14} = 0$$

$$[H^+] = \frac{1.0\times10^{-7} + \sqrt{5\times10^{-14}}}{2} = 1.61\times10^{-7}(M)$$

그러므로 pH=6.79가 된다. $HClO_4$ 농도가 $1.0\times10^{-8}\,M$보다 낮을 때는 pH는 거의 물의 전리에만 의존하며 7에 아주 가깝게 된다.

NaOH이나 KOH과 같은 강염기 용액에 대해서도 pOH를 같은 과정을 밟아 계

산할 수 있으며, K_w와의 관계로부터 pH를 계산할 수 있다.

할로겐화 수소산인 HCl, HBr, HI은 강산이지만 HF은 강산이 아니다. 알칼리 토금속(Mg^{2+}, Ca^{2+}, Sr^{2+}, Ba^{2+})의 수산화물은 알칼리 금속의 수산화물보다는 훨씬 덜 녹고, 또 MOH^+ 형의 착화합물을 만드는 경향이 다소 있음에도 불구하고, 실용적인 목적으로는 그들을 강염기로 간주할 수 있다.

5-2 약산, 약염기의 수용액

초산과 메틸아민은 대표적인 약산과 약염기이다.

$$CH_3COOH + H_2O \rightleftarrows H_3O^+ + CH_3COO^- \qquad K_a = 1.8\times10^{-5} \qquad (5\text{-}1)$$

$$CH_3NH_2 + H_2O \rightleftarrows CH_3NH_3^+ + OH^- \qquad K_b = 4.4\times10^{-4} \qquad (5\text{-}2)$$

초산은 R-COOH와 같은 일반식을 갖는 카르복실산(carboxylic acid)의 대표적인 산이다. 여기서 R은 유기 치환체이다. 카르복실산은 약산이며, 카르복실산의 음이온, $R\text{-}COO^-$는 약염기이다.

메틸아민은 질소를 갖는 화합물인 아민의 대표적인 것이다.

RNH_2	일차아민	RNH_3^+	암모늄 이온
R_2NH	이차아민	$R_2NH_2^+$	암모늄 이온
R_3N	삼차아민	R_3NH^+	암모늄 이온

아민(amine)은 약염기이고, 암모늄 이온은 약산이다. 모든 아민의 모체는 암모니아(NH_3)이다. 메틸아민과 같은 염기가 물과 반응하면 메틸아민의 짝산이 생성된다. 즉, 반응 (5-2)로 생겨난 메틸암모늄 이온은 약산이다.

$$CH_3NH_3^+ + H_2O \rightleftarrows H_3O^+ + CH_3NH_2 \qquad K_a = 2.3\times10^{-11} \qquad (5\text{-}3)$$

또는

$$CH_3NH_2 + H_2O \rightleftarrows CH_3NH_3^+ + OH^- \qquad K_b = K_w/K_a$$

메틸암모늄 이온은 메틸아민의 짝산이다. 어떤 화합물이 산성을 가질지 또는 염기성을 가질지 알 수 있어야 한다. 예를 들면, 염화메틸암모늄염은 물에서 완전히 해리하여 메틸암모늄 양이온과 염소이온으로 된다.

$$CH_3NH_3^+Cl^-_{(s)} \rightleftarrows CH_3NH_3^+(aq) + Cl^-(aq) \qquad (5\text{-}4)$$

메틸아민의 짝산인 메틸암모늄 이온은 약산이다(반응 5-3). 소금물의 전리에서 보는 바와 같이 염화물 이온은 물의 전리에 의해 생성되는 OH^- 이온보다도 약한 염기다. 그것은 강산인 HCl의 짝염기인데, 이는 Cl^-이 H^+과 결합하는 경향이 거의 없다는 것을 의미한다. 메틸암모늄 이온이 산이고, Cl^-은 염기의 성질을 거의 나타내지 않으므로, 염화메틸암모늄 용액은 산성일 것이라고 예측할 수 있다.

(3) 약산의 수용액

일양성자성 약산 용액의 pH를 구해 보기로 하자. 농도 C의 약산 HA 용액은 다음과 같은 평형을 이루고 있다.

$$HA + H_2O \rightleftarrows H_3O^+ + A^- \qquad K_a = \frac{[H^+][A^-]}{[HA]}$$
$$2H_2O \rightleftarrows H_3O^+ + OH^- \qquad K_w = 1.0\times10^{-14} \qquad (5\text{-}5)$$

이 용액 내에 존재하는 화학종에는 H^+, OH^-, HA 및 A^-가 있으며 화학종의 농도항 사이에는 다음과 같은 관계가 있다. 먼저 액 중의 양전하와 음전하는 전기적으로 중성이어야 하므로(전하 균형의 법칙)

$$[H^+] = [OH^-] + [A^-] \qquad (5\text{-}6)$$

용액 내의 산 HA는 HA 또는 A^- 중의 어느 한 형태로 존재하고 있으므로(질량 균형의 법칙)

$$C = [HA] + [A^-] \qquad (5\text{-}7)$$

그런데 식(5-6)으로부터 $[A^-] = [H^+] - [OH^-]$이며 HA가 극히 약한 약산이 아닌 한, 용액은 꽤 산성을 나타낼 것이므로

$$[H^+] \gg [OH^-]$$

라고 볼 수 있다. 따라서 $[H^+]$에 대해 $[OH^-]$를 무시하면, 식 (5-6)으로부터 식 (5-8)을 얻을 수 있다.

$$[A^-] = [H^+] \qquad (5\text{-}8)$$

식 (5-8)을 식 (5-7)에 대입하면

$$C = [HA] + [H^+]$$
$$[HA] = C - [H^+] \qquad (5\text{-}9)$$

식 (5-8), (5-9)를 식 (5-5)에 대입하면

$$K_a = \frac{[H^+]^2}{C-[H^+]}$$

$$\therefore [H^+]^2 + K_a[H^+] - K_aC = 0$$

식 (5-10)을 $[H^+]$에 관하여 풀면, 수소이온농도를 얻을 수 있다. 또한 $C \gg [H^+]$ ($[H^+]$가 C의 5%를 넘지 않을 경우), 즉 용액이 아주 희박하지 않다면 C에 대해 $[H^+]$를 무시하여도 좋으므로 다음 식을 얻을 수 있다.

> 농도 C인 약산의 수용액에서 $C \gg [H^+] \gg [OH^-]$이면,
>
> $[H^+] = \sqrt{K_a \cdot C}$ (5-10)

즉 일양성자성 약산에 있어서 $C \gg [H^+] \gg [OH^-]$라고 하면 그때의 $[H^+]$는 식 (5-10)에 의해 구할 수 있다. 단 얻어진 결과에 대해, 근사 계산이 타당한 것이었나를 확인하지 않으면 안 된다.

【예제 5-2】 0.1 M 초산(HAc) 용액의 pH를 구하라.

초산의 전리 상수 : $K_a = 1.8 \times 10^{-5}$

▌풀이▐ 용액 내에서는 다음과 같은 평형이 성립하고 있다.

$$HAc + H_2O \rightleftarrows H_3O^+ + Ac^- \qquad K_a = \frac{[H^+][Ac^-]}{[HAc]} \cdots\cdots\cdots\cdots ①$$

$$2H_2O \rightleftarrows H_3O^+ + OH^- \qquad K_w = [H^+][OH^-] \cdots\cdots\cdots\cdots ②$$

$C \gg [H^+] \gg [OH^-]$라고 하면, 식 (5-10)에 의해서

$$[H^+] = \sqrt{K_a \cdot C} = (1.8 \times 10^{-5} \times 10^{-1})^{1/2} = 1.34 \times 10^{-3}$$

얻어진 $[H^+]$의 농도는 $C \gg [H^+] \gg [OH^-]$의 조건을 만족시킨다. 따라서, 근사식의 사용이 타당했다는 것을 알 수 있다.

$$\therefore [H^+] = 1.34 \times 10^{-3}\,M \qquad pH = 2.87$$

【예제 5-3】 0.1 M NH_4Cl 용액의 pH를 구하라.

단, $NH_3(aq)$: $K_b = 1.8 \times 10^{-5}$

풀이 NH_4Cl은 염이므로 수용액 중에서 거의 완전히 전리하고 있다.

$$NH_4Cl \rightleftarrows NH_4^+ + Cl^-$$

'산염기의 세기'에서 말한 바와 같이 Cl^-은 염기이지만 염기로서의 성질을 나타내지 않고, 산염기 반응에는 무관하다. 따라서 이 용액은 산으로서의 NH_4^+의 용액으로 다룰 수 있다. 그때의 전리는 다음과 같이 나타낸다.

$$NH_4^+ + H_2O \rightleftarrows NH_3 + H_3O^+$$

$$\frac{K_w}{K_b} = K_a = \frac{[H_3O^+][NH_3]}{[NH_4^+]} \tag{5-11}$$

여기에서 $0.1 \gg [H^+] \gg [OH^-]$이라면 다음의 값을 얻을 수 있다.

$$[H^+] = \sqrt{K_a \cdot C} = \sqrt{\frac{K_w}{K_b} \cdot C} = 7.45 \times 10^{-6} (M) \tag{5-12}$$

$$\therefore \ pH = 5.13$$

이 값은 분명히 $0.1 \gg [H^+]$의 조건을 만족시킨다. 이 값이 $[H^+] \gg [OH^-]$도 만족시키는가? $[H^+] = 7.45 \times 10^{-6}\,M$로부터 $[OH^-]$를 계산하면 $[OH^-] = 1.34 \times 10^{-9}\,M$이 된다. 만약 이 값이 $[H^+] \gg [OH^-]$을 만족시키지 못한다고 생각하면 위의 근사식을 사용할 수 없으며, 물의 자기해리에 의해 생성되는 수소이온도 계산해 주어야 한다.

NH_4Cl과 같은 염의 용액은 Arrhenius의 이론으로는 약염기와 강산의 염의 가수분해로 취급한다. 그러나 Brønsted설에 의하면 양성자를 방출할 수 있는 것, 즉 산으로서 일률적으로 취급할 수 있다. 이 경우 산의 해리 상수 K_a는 Arrhenius설에 의한 가수분해 상수 K_h에 대응한다.

(2) 약염기의 수용액

농도 C인 약염기 수용액의 pH를 구하는 방법을 생각해 보자. 일양성자성 염기 B의 수용액은 다음과 같이 평형을 이루고 있다.

$$B + H_2O \rightleftarrows HB^+ + OH^-$$

$$K_b = \frac{[HB^+][OH^-]}{[B]} \tag{5-13}$$

$$2H_2O \rightleftarrows H_3O^+ + OH^-$$

$$K_w = [H^+][OH^-]$$

약산의 경우와 똑같은 과정을 밟아 생각하여, B가 아주 약한 염기가 아니라면 수산화물 이온 농도는 다음 식으로 구할 수 있다.

$$K_b = \frac{[OH^-]^2}{C - [OH^-]} \tag{5-14}$$

몹시 묽은 용액이 아닐 때, 즉, $C \gg [OH^-] \gg [H^+]$의 경우에는 다음의 근사식을 써서 구할 수 있다.

> 농도 C인 약염기의 수용액에서 $C \gg [OH^-] \gg [H^+]$이면,
>
> $$[OH^-] = \sqrt{K_b \cdot C} \tag{5-15}$$

물론 이 경우도 계산된 값에 대하여 $C \gg [OH^-] \gg [H^+]$라는 가정을 검토해 보아야 한다.

【예제 5-4】 0.01 M 피페리딘($C_5H_{10}NH$) 수용액의 pH를 구하라.

피페리딘 : $K_b = 1.3 \times 10^{-3}$

| 풀이 | 피페리딘 수용액 중에서의 평형은 다음과 같다.

$$C_5H_{10}NH + H_2O \rightleftarrows C_5H_{10}NH_2^+ + OH^-$$

$$K_b = \frac{[C_5H_{10}NH_2^+][OH^-]}{[C_5H_{10}NH]} \quad \cdots\cdots ①$$

$$2H_2O \rightleftarrows H_3O^+ + OH^- \qquad K_w = [H^+][OH^-]$$

만약 $C \gg [OH^-] \gg [H^+]$라면,

$$[OH^-] = \sqrt{K_b \cdot C} = \sqrt{(1.3 \times 10^{-3}) \times (1.0 \times 10^{-2})} = 3.6 \times 10^{-3}\,(M)$$

그러나 이 경우에는 전 농도의 1/3 이상이 해리하고 있는 것이 되어, $C \gg [OH^-]$의 조건이 성립되지 않는다. 따라서 평형의 체계적인 처리법에 따라서 계산하여야 한다.

용액 전체는 전기적으로 중성이므로(전하균형)

$$[C_5H_{10}NH_2^+] + [H^+] = [OH^-]$$

$$\therefore\ [C_5H_{10}NH_2^+] = [OH^-] - [H^+] \quad \cdots\cdots ②$$

이 용액은 분명히 알칼리성으로 $[OH^-] \gg [H^+]$라고 할 수 있고 식 ②는

$$[C_5H_{10}NH_2^+] \fallingdotseq [OH^-] \quad \cdots\cdots ③$$

이라고 근사식을 쓸 수 있다. 한편 질량 균형의 식은,

$$0.01 = [C_5H_{10}NH] + [C_5H_{10}NH_2^+] \quad \cdots\cdots ④$$

이므로 여기서 식 ③을 대입하면

$$[C_5H_{10}NH] = 0.01 - [C_5H_{10}NH_2^+] = 0.01 - [OH^-] \quad \cdots\cdots ⑤$$

식 ③, ⑤를 식 ①에 대입하면 다음 식을 얻을 수 있다.

$$K_b = \frac{[OH^-]^2}{0.01 - [OH^-]} \quad \cdots\cdots ⑥$$

$$[OH^-]^2 + 1.3 \times 10^{-3}[OH^-] - 1.3 \times 10^{-3} \times 1.0 \times 10^{-2} = 0$$

$$[OH^-] = 3.0 \times 10^{-3}\ (M)$$

이때 얻은 답은 $[OH^-] \gg [H^+]$의 조건을 만족시킨다. 이것을 pH로 나타내면,

$$pOH = 2.52 \qquad \therefore\ pH = 11.48$$

• **질문** : 만약 $[OH^-] \gg [H^+]$의 조건이 만족되지 않으면 어떻게 해야 할까?

이번에는 강염기와 약산의 반응에 의해 생긴 염의 수용액에 관하여 생각해 보자. Arrhenius설로는 이러한 경우, 염의 가수분해로 취급을 하지만, Brønsted설로는 단지 염기의 일종으로 취급한다.

【예제 5-5】 0.1 M 초산나트륨 수용액의 pH를 구하라.

초산의 전리 상수 : $K_a = 1.8 \times 10^{-5}$

‖풀이‖ 수용액 중에서 초산 나트륨은 완전히 전리하고 있다.

$$NaAc \rightleftarrows Na^+ + Ac^-$$

Na^+은 산으로서의 거동을 나타내지 않고, Ac^-이 액성을 지배한다.

$$Ac^- + H_2O \rightleftarrows HAc + OH^-$$

$$\frac{K_w}{K_a} = K_b = \frac{[HAc][OH^-]}{[Ac^-]}$$

만약 $C \gg [OH^-] \gg [H^+]$라면, 식 (5-15)에 의해서

$$[OH^-] = \sqrt{K_b \cdot C} = \sqrt{\frac{K_w}{K_a} \cdot C} = 7.45 \times 10^{-6} (M)$$

$$\therefore\ [H^+] = 1.34 \times 10^{-9}$$

이 값은 $C \gg [OH^-] \gg [H^+]$의 조건을 만족시키고 있다. 따라서,

$$pH = 8.87$$

(3) 평형식의 체계적인 계산법

【예제 5-4】에서 평형식의 체계적인 계산법을 보였다. 이를 농도 C인 H_2A 수용액을 예로 하여 설명하면 다음과 같다.

(1) 존재하는 모든 평형식을 쓴다.

H_2A 수용액에서는 다음과 같은 세 가지의 평형식을 쓸 수 있다.

$$H_2A + H_2O \rightleftarrows H_3O^+ + HA^- \quad K_1 = \frac{[H^+][HA^-]}{[H_2A]} \cdots\cdots\cdots\cdots ①$$

$$HA^- + H_2O \rightleftarrows H_3O^+ + A^{2-} \quad K_2 = \frac{[H^+][A^{2-}]}{[HA^-]} \cdots\cdots\cdots\cdots ②$$

$$2H_2O \rightleftarrows H_3O^+ + OH^- \quad K_w = [H^+][OH^-] \cdots\cdots\cdots\cdots ③$$

(2) 평형식에 대한 평형상수식을 쓴다.

세 가지 평형식에 대한 평형상수식은 위에 표시한 대로 K_1, K_2, K_w이다.

(3) 질량균형의 식을 쓴다.

전체 H_2A의 몰농도는 C이므로

$$[H_2A] + [HA^-] + [A^{2-}] = C \cdots\cdots\cdots\cdots ④$$

(4) 전하균형의 식을 쓴다.

용액은 전기적으로 중성을 이루어야 하므로 전체 양전하와 음전하의 합은 같아야 한다. 아래 식에서 2가의 전하를 띠고 있는 A^{2-}에는 계수 2를 곱하였음을 유의하라.

$$[H^+] = [OH^-] + [HA^-] + 2[A^{2-}] \cdots\cdots\cdots\cdots ⑤$$

(5) 미지항의 수와 식의 개수를 비교한다. 미지항의 수와 식의 개수는 같아야 한다.

미지항은 $[H_2A]$, $[HA^-]$, $[A^{2-}]$, $[H^+]$, $[OH^-]$의 5개이다. 식의 수는 ①~⑤까지 5개이다.

(6) 수식을 푼다. 이때, 근사식으로 계산할 수 있는 항이 있는지 확인한다. 근사식을 이용하여 계산한 경우에는 반드시 계산 후에 근사식이 타당한지를 점검해야 한다. 우리는 이미 여러 경우의 근사식을 사용하여 왔다.

5-3 다양성자성 산 · 염기의 수용액

산이나 염기 중에는 한 분자가 2개 이상의 양성자를 주거나 받을 수 있는 화합물이 있다. 예를 들면, 옥살산 한 분자는 2개의 양성자를 내놓을 수 있으며, 인산 이온(PO_4^{3-})은 3개의 양성자를 받을 수 있다. 이처럼 2개 이상의 양성자를 주거나 받을 수 있는 산 또는 염기를 다양성자성 산 또는 다양성자성 염기라고 하며, 주거나 받을 수 있는 양성자의 수에 따라 이양성자성 산, 삼양성자성 산 또는 이양성자성 염기, 삼양성자성 염기라고 부른다.

다양성자성 산은 수용액 중에서 단계적으로 양성자를 방출하며, 각 단계의 평형이 성립한다. 예를 들면 이양성자성 산 H_2CO_3 용액은 평형 상태에서 H_2CO_3, HCO_3^-의 두 가지 산을 함유하며 다음과 같은 평형이 성립하고 있다.

$$H_2CO_3 + H_2O \rightleftarrows H_3O^+ + HCO_3^- \qquad K_{a1} = \frac{[H^+][HCO_3^-]}{[H_2CO_3]}$$

$$HCO_3^- + H_2O \rightleftarrows H_3O^+ + CO_3^{2-} \qquad K_{a2} = \frac{[H^+][CO_3^{2-}]}{[HCO_3^-]}$$

마찬가지로 삼양성자성 산인 H_3PO_4는 다음과 같이 삼단계로 해리한다.

$$H_3PO_4 + H_2O \rightleftarrows H_3O^+ + H_2PO_4^- \qquad K_{a1} = \frac{[H^+][H_2PO_4^-]}{[H_3PO_4]}$$

$$H_2PO_4^- + H_2O \rightleftarrows H_3O^+ + HPO_4^{2-} \qquad K_{a2} = \frac{[H^+][HPO_4^{2-}]}{[H_2PO_4^-]}$$

$$HPO_4^{2-} + H_2O \rightleftarrows H_3O^+ + PO_4^{3-} \qquad K_{a3} = \frac{[H^+][PO_4^{3-}]}{[HPO_4^{2-}]}$$

수화 금속이온은 다양성자성 산이라고 생각할 수 있다. 예를 들면 3가 철 이온은 다음과 같이 전리한다.

$$Fe(OH_2)_6^{3+} + H_2O \rightleftarrows H_3O^+ + Fe(OH_2)_5(OH)^{2+}$$

$$Fe(OH_2)_5(OH)^{2+} + H_2O \rightleftarrows H_3O^+ + Fe(OH_2)_4(OH)_2^+$$

그런데 다양성자성 산 1분자로부터 1개의 수소이온을 방출하는 것은 비교적 용이하지만, 이미 음으로 대전되어 있는 이온으로부터 다시 제2, 제3의 수소이온을 방출하는 데는 보다 큰 에너지를 필요로 하게 되어, 제1단계의 해리보다 일어나기 어렵다. 그러므로 다양성자성 산의 일련의 해리 상수는 대개의 경우 $K_{a1}>K_{a2}>K_{a3}$ ……이며, K_{an}과 $K_{a(n+1)}$과의 사이에는 많은 자릿수의 차가 있는 경우가 많다. 그래서 대부분의 다양성자성 수용액의 제2단계 이하의 해리는 제 1단계의 해리와 비교할 때 무시할 수 있을 정도로 작으며, 평형 상태에 있어서 수소이온농도는 제1단계의 해리에 의해 지배된다고 생각해도 좋다. 따라서 다양성자성 산 용액의 pH 산출은 먼저 설명한 일양성자성 산의 경우와 같은 방법으로 구할 수 있다.

다양성자성 산의 연속적 산해리상수의 표준 기호는 K_1, K_2, K_3 등이다. 아래첨자 a는 보통 생략하지만 명확하게 하기 위해 필요한 경우에는 그대로 두기로 하고, 염기의 해리 상수에 대한 아래 첨자 b는 그대로 두겠다. 위의 예에서 K_{a1}(또는 K_1)은 가장 많은 양성자를 가진 산성 화학종에 대한 것이고, K_{b1}은 가장 적은 양성자를 가진 염기성 화학종에 대한 것이다.

이양성자성 산의 경우, 두 종류의 산과 그 짝염기의 각각에 대하여 다음의 관계식을 유도할 수 있다.

$$H_2A + H_2O \rightleftharpoons H_3O^+ + HA^- \qquad K_{a1}$$
$$HA^- + H_2O \rightleftharpoons H_2A + OH^- \qquad K_{b2}$$
$$\overline{\qquad 2H_2O \rightleftharpoons H_3O^+ + OH^- \qquad K_w}$$

$$HA^- + H_2O \rightleftharpoons H_3O^+ + A^{2-} \qquad K_{a2}$$
$$A^{2-} + H_2O \rightleftharpoons HA^- + OH^- \qquad K_{b1}$$
$$\overline{\qquad 2H_2O \rightleftharpoons H_3O^+ + OH^- \qquad K_w}$$

이로부터 다음 결과를 얻는다.

> 이양성자성 산의 짝산-염기 쌍에서,
> $$K_{a1} \cdot K_{b2} = K_w$$
> $$K_{a2} \cdot K_{b1} = K_w \qquad (5\text{-}16)$$

같은 방법으로 삼양성자성 산에서는 다음의 관계가 성립한다.

> 삼양성자성 산의 짝산-염기 쌍에서
> $$K_{a1} \cdot K_{b3} = K_w$$
> $$K_{a2} \cdot K_{b2} = K_w$$
> $$K_{a3} \cdot K_{b1} = K_w \qquad (5\text{-}17)$$

(1) 이양성자성 약산의 산성형(H_2A)

앞에서 설명한 바와 같이 대부분의 이양성자성 약산의 경우 $K_1 \gg K_2$이다. 따라서 H_2A는 부분적으로 해리할 것이며 이때 생성된 HA^-은 상대적으로 거의 해리하지 않을 것이다. 이 때문에 H_2A 용액은 마치 $K_a = K_1$인 일양성자성 산의 용액처럼 거동한다고 생각할 수 있다.

이 근사법을 택하면

$$H_2A \rightleftarrows H^+ + HA^-$$
$$C-x \qquad x \qquad x$$
$$[H^+]=\sqrt{K_{a1} \cdot C}$$

이 용액에서 A^{2-}의 농도는 얼마인가? 그 농도가 매우 작다고 이미 가정했지만 0은 아니다.

$$HA^- \rightleftarrows H^+ + A^{2-} \qquad K_{a2}=\frac{[H^+][A^{2-}]}{[HA^-]}$$

여기에서 $[HA^-]≒[H^+]$이므로,

$$[A^{2-}] = K_{a2}$$

만약 K_2가 K_1보다 10배 작다고 가정하면, 두 번째 이온화를 무시하고서 계산한 $[H^+]$ 값은 4% 오차밖에 주지 않는다. 더욱이 pH에 따르는 오차는 기껏 0.01 pH 단위일 것이다. 요약하면, 이양성자성 약산의 용액은 $K_a=K_{a1}$인 일양성자성 약산의 용액처럼 거동한다.

> 농도 C인 이양성자성 산 H_2A의 수용액에서 $K_{a1} \gg K_{a2}$이고, $C \gg [H^+] \gg [OH^-]$이면,
>
> $$[H^+]≒\sqrt{K_a C}=\sqrt{K_{a1} C} \qquad (5\text{-}18)$$
>
> 이때, $[A^{2-}]≒K_{a2}$

(2) 이양성자성 약산의 염기성형(A^{2-})

완전히 염기성 화학종인 A^{2-}는 H_2A를 2배 몰수의 NaOH으로 처리하면 얻을 수 있는 Na_2A 같은 염에서 나타난다. 이양성자성 음이온(A^{2-})에 대한 두 K_b값은 다음과 같다.

$$A^{2-} + H_2O \rightleftarrows HA^- + OH^- \qquad K_{b1}=K_w/K_{a2}$$
$$HA^- + H_2O \rightleftarrows H_2A + OH^- \qquad K_{b2}=K_w/K_{a1}$$

여기에서 $K_{a1} \gg K_{a2}$이면, $K_{b1} \gg K_{b2}$의 관계가 성립한다. 따라서 A^{2-}는 매우 미량 가수분해하여 HA^-을 생성할 것이며, 여기에서 생성된 HA^-이 다시 H_2A를 생성하는 정도는 매우 적어서 무시할 수 있을 것이다.

그렇다면 앞에서와 같이 A^{2-}을 $K_b=K_{b1}$인 일양성자성 약염기로 취급해도 무방하다.

$$A^{2-} + H_2O \rightleftarrows HA^- + OH^-$$

$[HA^-]≒[OH^-]$이므로

$$[OH^-]≒\sqrt{K_b \cdot C}$$

H_2A의 농도는 다음과 같이 K_{b2}(또는 K_{a1}) 평형식으로부터 구할 수 있다.

$$K_{b2} = \frac{[H_2A][OH^-]}{[HA^-]} \fallingdotseq [H_2A]$$

일반적으로, K_{a1}과 K_{a2} 또는 K_{b1}과 K_{b2}가 많은 차이가 나는 이양성자성 약산의 완전한 염기성 형(A^{2-})의 용액은 $K_b = K_{b1}(=K_w/K_{a2})$인 약염기처럼 취급할 수 있다. 이때, $[OH^-]$는 다음과 같이 계산된다.

> 농도 C인 이양성자성 염기 A^{2-}의 수용액에서 $K_{b1} \gg K_{b2}$이고 $C \gg [OH^-] \gg [H^+]$이면,
>
> $$[OH^-] \fallingdotseq \sqrt{K_b C} = \sqrt{K_{b1} C} \qquad (5\text{-}19)$$
>
> 이때, $[H_2A] \fallingdotseq K_{b2}$

【예제 5-6】 0.1 M H_2S 용액의 pH와 S^{2-} 이온농도를 구하라.
H_2S의 해리 상수 : $K_{a1} = 9.1 \times 10^{-8}$, $K_{a2} = 1.0 \times 10^{-15}$

▌풀이▐ H_2S는 다음과 같이 2단계로 해리한다.

$$H_2S + H_2O \rightleftarrows H_3O^+ + HS^-$$

$$HS^- + H_2O \rightleftarrows H_3O^+ + S^{2-}$$

$$K_{a1} = \frac{[H^+][HS^-]}{[H_2S]} \quad \cdots\cdots ①$$

$$K_{a2} = \frac{[H^+][S^{2-}]}{[HS^-]} \quad \cdots\cdots ②$$

제2단계의 해리를 무시하고 일양성자성 산으로 계산하면

$$[H^+] = (K_{a1} \cdot C)^{1/2} = (9.1 \times 10^{-8} \times 0.1)^{1/2} = 9.5 \times 10^{-5}\ (M)$$

$$\therefore\ pH = 4.02$$

이때 구해진 수소이온농도는 $C \gg [H^+] \gg [OH^-]$의 근사계산의 조건을 만족시킨다.

제2단계의 전리에 의해 생성된 수소이온을 무시한다면 $[H^+] \fallingdotseq [HS^-]$가 된다. 따라서 이 용액 중에 존재하는 S^{2-} 이온농도는 식 ②로부터

$$K_{a2} = \frac{[H^+][S^{2-}]}{[HS^-]} \fallingdotseq [S^{2-}]$$

$$\therefore\ [S^{2-}] \fallingdotseq 1.0 \times 10^{-15}\ (M)$$

제2단계의 해리가 제1단계의 해리에 비하여 매우 작은 것을 알 수 있다.

(3) 이양성자성 약산의 중간형(HA^-)

HA^-는 산이기도 하고 염기이기도 하므로, HA^-로부터 만든 용액은 H_2A나 A^{2-}로 만든 용액보다 더 복잡하다. 농도 C인 NaHA 용액에는 다음과 같은 평형이 존재한다.

$$NaHA \rightarrow Na^+ + HA^- \ (100\%)$$

$$\text{산으로서}\ HA^- + H_2O \rightleftarrows H_3O^+ + A^{2-} \quad K_a = K_{a2} \tag{5-20}$$

$$\text{염기로서}\ HA^- + H_2O \rightleftarrows H_2A + OH^- \quad K_b = K_{b2} = K_w/K_{a1} \tag{5-21}$$

$$H_2O \rightleftarrows H^+ + OH^- \quad K_w$$

양성자를 내놓기도 하고 얻기도 하는 성질을 **양쪽성**(amphiprotic)이라고 한다. HA^- 용액의 경우 산의 해리반응 (5-20)과 염기의 해리반응 (5-21)의 평형 상수의 크기에 따라 그 액성이 결정될 것이다. 실제로 두 반응은 거의 비슷한 정도로 일어나는데 그것은 반응 (5-20)에서 생기는 H^+ 이온은 반응 (5-21)에서 생성된 OH^-과 반응하여 반응 (5-21)을 오른쪽으로 진행시키기 때문이다. 이 경우를 바르게 취급하려면 체계적 방법을 따라야 하는데, 이렇게 해서 얻은 결과는 전하에 관계없이 어떠한 이양성자성 산의 중간형에도 적용된다.

위 반응에서 전하 균형식은 다음과 같다.

$$[Na^+]+[H^+]=[HA^-]+2[A^{2-}]+[OH^-] \tag{5-22}$$

$[Na^+]=C$ 이므로 윗식은 다음과 같이 바꿔 쓸 수 있다.

$$C=[HA^-]+2[A^{2-}]+[OH^-]-[H^+] \tag{5-23}$$

질량균형식은 다음과 같다.

$$C=[H_2A]+[HA^-]+[A^{2-}] \tag{5-24}$$

식 (5-23)와 (5-24)에서

$$[H_2A]-[A^{2-}]+[H^+]-[OH^-]=0 \tag{5-25}$$

여기에 $[H_2A]=[HA^-][H^+]/K_1$, $[A^{2-}]=K_2[HA^-]/[H^+]$를 대입하면,

$$\frac{[HA^-][H^+]}{K_1}-\frac{K_2[HA^-]}{[H^+]}+[H^+]-\frac{K_w}{[H^+]}=0 \tag{5-26}$$

이 식의 양변에 $[H^+]$를 곱한 다음 $[H^+]$에 대하여 정리하면,

$$[H^+]=\sqrt{\frac{K_1K_2[HA^-]+K_1K_w}{K_1+[HA^-]}} \tag{5-27}$$

여기까지의 계산에서는 활동도 계수를 무시한 이외에는 어떠한 근사식도 사용하지 않았음을 유의하기 바란다. 식 (5-27)을 이용하여 수소이온농도를 구하기 위해서는 $[HA^-]$의 농도를 계산하여야 한다. 물론 $[HA^-]$의 농도를 구하여 정확한 수소이온농도를 계산할 수 있을 것이다.

여기에서 H_2A가 약산이라면 HA^-는 약산이면서 동시에 약염기일 것이다. 따라서 식 (5-20)과 (5-21)의 반응은 그다지 진행되지 않을 것으로 예측된다. 이 경우 $[HA^-]=C-[H^+]-[OH^-]\fallingdotseq C$의 근사값을 사용할 수 있다. 따라서 식 (5-27)은 다음과 같이 쓸 수 있다.

> 농도 C인 이양성자성 산 H_2A의 중간형 HA^- 용액에서 $C\gg[H^+]$, $C\gg[OH^-]$이면,
>
> $$[H^+]\fallingdotseq\sqrt{\frac{K_1K_2C+K_1K_w}{K_1+C}} \tag{5-28}$$

만약 $K_2C\gg K_w$이면 식 (5-28)은 분자의 둘째 항을 버리고 다음과 같이 간단히 할 수 있다.

$$[H^+]\fallingdotseq\sqrt{\frac{K_1K_2C}{K_1+C}}$$

한 걸음 더 나아가 $K_1\ll C$이면 분모의 첫째 항도 무시할 수 있게 되어 식 (5-28)은 다음과 같이 매우 간단한 형태로 변하게 된다.

> 농도 C인 이양성자성 산 H_2A의 중간형 HA^- 용액에서 $C\gg[H^+]$, $C\gg[OH^-]$이고, $K_2C\gg K_w$, $K_1\ll C$이면
>
> $$[H^+]\fallingdotseq\sqrt{K_1K_2} \tag{5-29}$$

이 경우 용액의 pH는 다음과 같다.

$$pH\fallingdotseq\frac{1}{2}(pK_1+pK_2) \tag{5-30}$$

(4) 삼양성자성 약산(H_3A)

이양성자성 약산과 이양성자성 약염기의 처리 방법은 다양성자성 계에도 확장될 수 있다. 삼양성자성 약산 H_3A 용액에는 다음과 같은 평형이 존재한다.

$$H_3A + H_2O \rightleftarrows H_3O^+ + H_2A^- \qquad K_{a1}=K_1$$

$$H_2A^- + H_2O \rightleftarrows H_3O^+ + H_2A^- \qquad K_{a2}=K_2$$
$$HA^{2-} + H_2O \rightleftarrows H_3O^+ + A^{3-} \qquad K_{a3}=K_3$$

한편, 삼양성자성 염기 A^{3-} 용액에는 다음과 같은 평형이 존재한다.

$$A^{3-} + H_2O \rightleftarrows HA^{2-} + OH^- \qquad K_{b1}=\frac{K_w}{K_{a3}}$$
$$HA^{2-} + H_2O \rightleftarrows H_2A^- + OH^- \qquad K_{b2}=\frac{K_w}{K_{a2}}$$
$$H_2A^- + H_2O \rightleftarrows H_3A + OH^- \qquad K_{b3}=\frac{K_w}{K_{a1}}$$

이양성자성 계와 마찬가지로 삼양성자성 계는 다음과 같이 다룬다.

1) H_3A는 $K_a=K_1$인 일양성자성 약산으로 다룬다.

2) H_2A^-는 이양성자성 약산의 중간형으로 다룬다.

$$[H^+] \approx \frac{\sqrt{K_1K_2C+K_1K_w}}{K_1+C} \qquad (5\text{-}31)$$

3) HA^{2-}도 이양성자성 약산의 중간형으로 다룬다. 다만 HA^{2-}는 H_2A^-와 A^{3-}의 중간형이므로, 식 (5-31)에 사용할 평형 상수는 K_1과 K_2 대신에 K_2와 K_3이어야 한다.

$$[H^+] \approx \sqrt{\frac{K_2K_3C+K_2K_w}{K_2+C}} \qquad (5\text{-}32)$$

4) A^{3-}는 $K_b=K_{b1}=K_w/K_{a3}$인 일양성자성 약염기로 다룬다.

일반적으로 약산의 짝염기는 약염기이며, 약염기의 짝산은 약산이다. 예를 들면, $K_a=10^{-4}$인 약산 HA의 짝염기 A^-는 $K_b=K_w/K_a=10^{-10}$이 된다. 마찬가지로 K_a가 10^{-5}이면, K_b는 10^{-9}이 된다. 즉, HA가 약산이면 A^-는 약염기인데, HA가 더 약산으로 됨에 따라, A^-는 더 강염기로 된다. 거꾸로 HA가 강산일수록, A^-는 더 약염기이다. HA가 매우 세면(HCl 처럼), 그 짝염기(Cl^-)는 너무 약해서 중성이 된다.

(5) 약산과 약염기의 염(NH_4Ac)

마지막으로 양쪽성물질과 똑같이 취급할 수 있는 약산과 약염기의 염의 용액에 관하여 NH_4Ac을 예로 들어 pH를 구해 보기로 하자. NH_4Ac은 강전해질 염이므로 완전히 해리할 것이다.

$$NH_4Ac \rightleftarrows NH_4^+ + Ac^-$$

수용액일 때 NH_4^+은 산, Ac^-은 염기이므로 NH_4Ac은 1 분자가 산 부분과 염기 부분으로 나뉜 양쪽성 화합물이라고 간주할 수 있다. 이제 임시로 암모늄 이온의 전리 상수를 K_{a1}이라고 하고, 초산의 전리 상수를 K_{a2}, 초산의 짝염기의 전리 상수를 K_{b2}로 나타낸다.

우선 산으로서

$$NH_4^+ + H_2O \rightleftarrows H_3O^+ + NH_3 \qquad (5\text{-}33)$$

$$K_{a1} = \frac{[H^+][NH_3]}{[NH_4^+]} = 5.6\times10^{-10}$$

염기로서,

$$Ac^- + H_2O \rightleftarrows HAc + OH^- \qquad (5\text{-}34)$$

$$K_{b2} = \frac{[HAc][OH^-]}{[Ac^-]} = 5.6\times10^{-10}$$

산염기끼리

$$NH_4^+ + Ac^- \rightleftarrows NH_3 + HAc \qquad (5\text{-}35)$$

$$K = \frac{[NH_3][HAc]}{[NH_4^+][Ac^-]} = \frac{K_{a1}}{K_{a2}} = 3.1\times10^{-5}$$

평형에 이를 때까지 식 (5-33), (5-34)의 반응이 우변으로 진행하는 비율은 식 (5-35)의 반응과 비교할 때 훨씬 작다. 따라서 용액 중의 NH_3, HAc은 대부분 식 (5-35)의 반응에 의한 것이므로

$$[NH_3] \fallingdotseq [HAc]$$

가 된다. 즉 그것은 동시에

$$[NH_4^+] \fallingdotseq [Ac^-]$$

이기도 하다. 그래서 $K_{a1}\cdot K_{a2}$는 다음 식과 같이 나타낼 수 있다.

$$K_{a1}\cdot K_{a2} = \frac{[H^+][NH_3]}{[NH_4^+]}\cdot\frac{[H^+][Ac^-]}{[HAc]} = [H^+]^2$$

따라서,

$$pH = \frac{1}{2}(pK_{a1} + pK_{a2}) = \frac{1}{2}(9.2 + 4.8) = 7.0 \qquad (5\text{-}36)$$

약산과 약염기로부터 생성된 염의 용액의 pH는 그 농도와는 크게 관련이 없다.

(6) 아미노산

천연 아미노산(amino acid)의 일반적 구조는 다음과 같다.

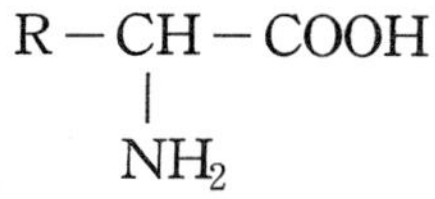

여기서 R은 각 아미노산에 따라 다른 기(group)이다. 실제로 아미노산은 자발적으로 다음과 같이 츠비터 이온(zwitter ion)으로 재배열한다.

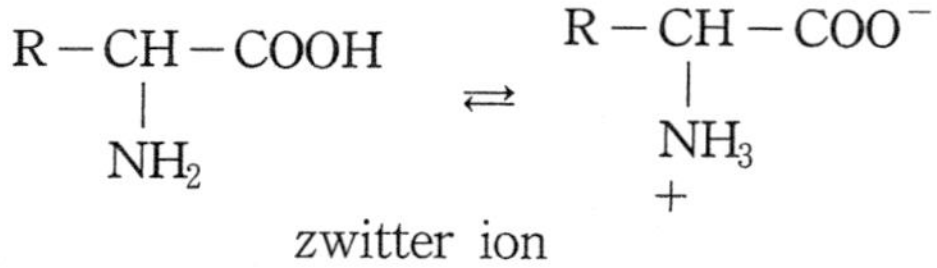

pH가 낮은 용액에서는 암모늄기와 카르복실기 둘 다 양성자를 얻는다. pH가 높은 경우에는 둘 다 양성자를 얻지 못한다. 아미노산의 특별한 예로서 글리신(glycine)을 택하여 HG로 표기하면, 글리신은 용액 중에서 다음과 같이 해리한다.

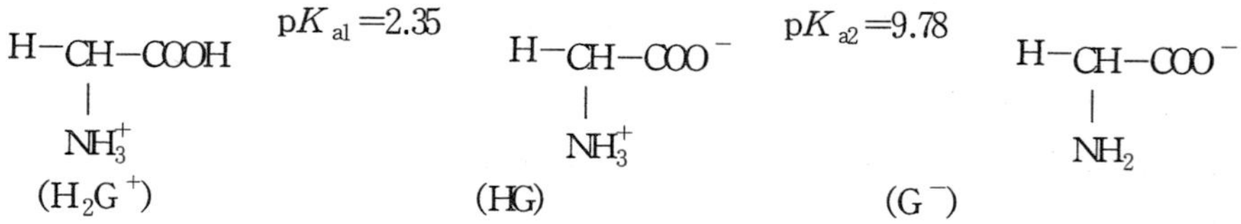

H_2G^+의 평형식은 다음과 같다.

$$H_2G^+ \rightleftharpoons HG + H^+ \qquad K_{a1}=K_1 \tag{5-37}$$

$$HG \rightleftharpoons G^- + H^+ \qquad K_{a2}=K_2 \tag{5-38}$$

G^-에 대하여는 다음과 같은 평형식을 쓸 수 있다.

$$G^- + H_2O \rightleftharpoons HG + OH^- \qquad K_{b1} \tag{5-39}$$

$$HG + H_2O \rightleftharpoons H_2G^+ + OH^- \qquad K_{b2} \tag{5-40}$$

이제 0.05 M H_2G^+, 0.05 M G^- 각 용액의 pH와 조성을 계산해 보자. 이양성자성 약산인 H_2G^+의 pH를 구하는 데 사용하는 방법은 이양성자성 약산 H_2A의 pH를 구하는 데 사용하는 방법과 동일하다. 여기서 A는 무엇이든지 좋으며 G는 글리신이다.

먼저 글리신 염산염($H_2G^+Cl^-$)과 같은 염은 반응 (5-37)과 (5-38)에 보인 것처럼 두 번 해리할 수 있는데, $K_1=4.47\times10^{-3}$이고 $K_2=1.67\times10^{-10}$이므로 $K_1 \gg K_2$이다. 따라서 H_2G^+가

부분적으로 해리하여 HG가 생성되며, 이때 생성된 HG는 상대적으로 거의 해리하지 않을 것이다. 이때문에 H_2G^+ 용액은 마치 $K_a=K_1$인 일양성자성 약산의 용액처럼 거동한다고 생각할 수 있다.

이 근사법을 택하면 0.05 M H_2G^+ 용액의 pH를 쉽게 계산할 수 있는데, $K_a=K_{a1}$인 일양성자성 산의 용액으로 간주하면 된다.

$$H_2G^+ \rightleftarrows HG + H^+$$
$$0.05-x \qquad x \qquad x$$
$$K_a=K_1=4.47\times10^{-3}$$

만약 $0.05 \gg x$라면, 식 (5-18)에서

$$x=[H^+]=\sqrt{K_{a1}\cdot C}=1.50\times10^{-2}\,(M)$$
$$\therefore\ pH=1.82$$
$$[HG]=[H^+]=1.50\times10^{-2}\,M$$
$$[H_2G^+]=0.05-x=3.50\times10^{-2}\,M$$

(우리의 가정, 즉, $0.05 \gg x$가 성립하는가?)

이 용액에서 G^-의 농도는 얼마인가? 식 (5-18)을 준용하면,

$$[G^-]=K_{a2}=1.67\times10^{-10}\,M$$

G^-의 농도는 HG 농도의 약 10^{-8}배 정도로 H_2G^+이 해리하는 것에 비하면 HG의 해리는 무시할 수 있다. 이미 앞서 설명한 바와 같이 대부분의 이양성자성 약산에서 이러한 근사법이 성립할 만큼 K_1은 K_2보다 훨씬 크다.

글리신 나트륨을 물에 녹이면 염기성 화학종인 G^- 용액이 얻어진다. 이 염기성 음이온에 대한 두 K_b값은 다음과 같다.

$$G^- + H_2O \rightleftarrows HG + OH^- \qquad K_{b1}=K_w/K_{a2}=5.99\times10^{-5}$$
$$HG + H_2O \rightleftarrows H_2G^+ + OH^- \qquad K_{b2}=K_w/K_{a1}=2.24\times10^{-12}$$

여기에서 $K_{b1} \gg K_{b2}$ 이므로 G^-에 의해 생성되는 OH^-에 비하여 HG에 의해 생성되는 OH^-의 농도는 무시할 수 있을 정도로 작을 것이다. 따라서 G^-는 $K_b=K_{b1}$인 일양성자성 약염기로 취급할 수 있다.

$$H_2NCH_2CO_2^- + H_2O \rightleftarrows H_2NCH_2CO_2H + OH^-$$
$$G^- + H_2O \rightleftarrows HG + OH^-$$
$$0.05-x \qquad\qquad x \qquad x$$

$$K_b = K_{b1} = \frac{K_W}{K_{a2}} = 5.99 \times 10^{-5}$$

만약 $0.05 \gg x$라면, 식 (5-19)에서

$$x = [\mathrm{OH^-}] = \sqrt{K_b \cdot C} = \sqrt{5.99 \times 10^{-3} \times 0.05} = 1.73 \times 10^{-3}\,(M)$$

$$[\mathrm{HG}] = x = 1.73 \times 10^{-3}\,M$$

$$[\mathrm{H^+}] = K_w/[\mathrm{OH}]^- = 5.78 \times 10^{-12}\,M, \quad \therefore \mathrm{pH} = 11.2$$

$$[\mathrm{G^-}] = C - x = 4.83 \times 10^{-2}\,M$$

($0.05 \gg x$라는 가정이 성립하는가?)

H_2G^+의 농도는 다음과 같이 K_{b2} 평형식으로부터 구할 수 있다.

$$K_{b2} = \frac{[\mathrm{H_2G^+}][\mathrm{OH^-}]}{[\mathrm{HG}]} = \frac{[\mathrm{H_2G^+}]x}{x} = [\mathrm{H_2G^+}]$$

$[H_2G^+] = K_{b2} = 2.24 \times 10^{-12}\,M$로 $[H_2G^+]$는 [HG]에 비하여 매우 작다.

한편 글리신(HG)은 산이기도 하고 염기이기도 하므로 이양자성 약산의 중간형으로 생각하여 식 (5-28) 또는 (5-29)를 준용할 수 있다.

$$\mathrm{HG} \rightleftarrows \mathrm{H^+} + \mathrm{G^-} \qquad K_a = K_{a2} = 1.67 \times 10^{-10} \qquad (5\text{-}41)$$

$$\mathrm{HG} + \mathrm{H_2O} \rightleftarrows \mathrm{H_2G^+} + \mathrm{OH^-} \qquad K_b = K_{b2} = 2.24 \times 10^{-12} \qquad (5\text{-}42)$$

여기에서 K_a가 K_b보다 더 크므로 글리신 용액은 산성일 것으로 예측할 수 있다. 식 (5-28)을 이용하여 수소이온농도를 구할 수 있다.

$$[\mathrm{H^+}] = \sqrt{\frac{(4.47 \times 10^{-3})(1.67 \times 10^{-10})(0.05) + (4.47 \times 10^{-3})(1.0 \times 10^{-14})}{4.47 \times 10^{-3} + 0.05}}$$

$$= 8.28 \times 10^{-7}\,M \qquad \therefore \mathrm{pH} = 6.08$$

$[H^+] = 8.28 \times 10^{-7}\,M$과 $[HG] = 0.05\,M$을 사용하여 H_2G^+와 G^-의 농도를 계산할 수 있다.

$$[\mathrm{H_2G^+}] = \frac{[\mathrm{H^+}][\mathrm{HG}]}{K_1} = \frac{(8.28 \times 10^{-7})(0.05)}{4.47 \times 10^{-3}} = 9.26 \times 10^{-6}\,M$$

$$[\mathrm{G^-}] = \frac{K_2[\mathrm{HG}]}{\mathrm{H^+}} = \frac{(1.79 \times 10^{-10})(0.05)}{8.76 \times 10^{-7}} = 1.01 \times 10^{-5}\,M$$

$[HG] \fallingdotseq 0.05\,M$이라고 놓은 근사법이 타당하였는가? $[H_2G^+]$와 $[G^-]$은 각각 $9.26 \times 10^{-6}\,M$, $1.01 \times 10^{-5}\,M$로 $0.05\,M$에 비하면 매우 작으므로 가정은 타당하였다. 글리신의 거의 전부가 HG 형태로 남아있고 $[H_2G^+]$와 $[G^-]$는 거의 같다는 것을 유의하라. 그래서 이 결과는 글리신의 K_a가 비록 K_b보다 76배나 더 크지만, 반응 (5-41)과 (5-42)는 거의 같은 정도로

진행한다는 것을 확인하여 준다.

(7) 등전점

아미노산은 한 분자 내에 +와 −의 두 가지 전하를 띨 수 있는 관능기가 공존한다. 이와 같은 다양성자성 산 또는 염기에서 분자내 평균 전하가 0이 되는 점을 **등전점**(等電点, isoelectric point)이라 하고 pI로 표시한다. 지금 아미노산 HG를 예로 등전점 pI를 구해 보자.

$$H_2G^+ \rightleftarrows HG + H^+ \quad K_1 = \frac{[HG][H^+]}{[H_2G^+]} \text{에서 } [H_2G^+] = \frac{[HG][H^+]}{K_1} \quad \cdots ①$$

$$HG \rightleftarrows H^+ + G^- \quad K_2 = \frac{[H^+][G^-]}{[HG]} \text{에서 } [G^-] = \frac{K_2[HG]}{[H^+]} \quad \cdots\cdots\cdots\cdots\cdots ②$$

등전점에서는 $[H_2G^+]=[G^-]$이어야 하므로 ①, ② 식에서

$$\frac{[HG][H^+]}{K_1} = \frac{K_2[HG]}{[H^+]}$$

이로부터

$$[H^+] = \sqrt{K_1K_2} \tag{5-43}$$

따라서 등전점의 pH는 다음 식과 같이 된다.

> 등전점
>
> $$pI = \frac{1}{2}(pK_1 + pK_2) \tag{5-44}$$

한편 펩티드나 단백질은 한 분자 내에 여러 개의 + 또는 − 전하를 띨 수 있는 관능기가 공존하며 각각의 펩티드나 단백질은 고유의 등전점을 가지고 있다. 일반적으로 다양성자성 산 또는 염기는 등전점에서 물에 대한 용해도가 가장 작으며 전기적으로는 중성이다. 이들 분자는 등전점보다 높은 pH에서는 − 전하를 갖고 낮은 pH에서는 + 전하를 띠게 된다. 분자의 이러한 성질을 이용하여 물질을 분리할 수 있는데 등전 집중법(isoelectric focusing)이 바로 그것이다. 등전 집중법에서는 pH가 연속적으로 변화하는 겔에 단백질의 혼합물을 놓고 겔의 양쪽 끝에 강한 전기장을 걸어준다. 이때 양전하를 띤 분자는 음극 쪽으로, 음전하를 띤 분자는 양극 쪽으로 각각 이동하게 된다. 단백질이 이동하여 등전점과 같은 pH를 갖는 겔의 영역에 도달하면 단백질은 전기적으로 중성이 되어 더 이상 이동하지 않게 된다. 이 방법을 이용하면 등전점이 서로 다른 단백질을 분리할 수 있다.

5-4 pH에 의한 산 및 염기 화학종의 변화

약산, 약염기 용액의 성질을 알아내는 지표로서 용액의 pH를 살펴보았다. 그것은 용액 내에 존재하는 산염기 화학종의 비율은 pH의 함수로서 파악할 수 있기 때문이다. 용액의 pH와 해리 상태와의 관계를 한눈에 알 수 있는 그래프가 있다면 어떤 pH일 때 존재하는 화학종이 무엇인가 하는 것을 곧 알 수 있을 뿐 아니라 거꾸로 어떤 화학종을 함유한 용액을 얻고자 할 때의 적합한 pH를 간단히 알 수 있다. 이와 같이 유효한 화학종이 존재하는 pH 범위를 안다는 것은 반응의 계획을 세울 때 중요하다. 예를 들면 탄산이온을 바륨염으로 침전시키려면 탄산이온이 HCO_3^-가 아니고 CO_3^{2-}로 존재하도록 pH를 조절해 주어야 한다. 또 중금속 이온에 황화 수소를 통해 황화물을 침전시키는 반응에서는 용액 중의 H_2S 또는 HS^- 화학종보다 S^{2-}이온의 농도가 문제가 된다. 또 각종 의약품에는 유기산 또는 유기염기인 것이 자주 보이는데 이들이 체내에 흡수되어 효력을 발현하려면 특정의 화학종으로 존재해야 하는 경우가 많다.

이 경우 어떤 물질(산 또는 염기)의 전체 농도 중 어느 특정 화학종이 차지하는 농도의 몰분율(α)을 알면 편리하다.

일양성자성 산의 예로 치즈 등 식품의 항균제로 첨가하는 솔빈산($CH_3CH=CHCH=CHCOOH$)에 관하여 pH 변화에 따라 몰분율이 변화하는 모습을 그래프로 나타내 보기로 한다. 솔빈산을 HSor로 표시하면, 해리 평형은 다음과 같다.

$$HSor + H_2O \rightleftharpoons H_3O^+ + Sor^-$$

$$K_a = \frac{[H^+][Sor^-]}{[HSor]} = 1.7 \times 10^{-5} \quad (5\text{-}45)$$

용액 중에 존재하는 솔빈산의 화학종은 HSor과 Sor^-이므로 전체 농도를 C라고 하면,

$$C = [HSor] + [Sor^-] \quad (5\text{-}46)$$

식 (5-45)로부터,

$$[Sor^-] = \frac{K_a[HSor]}{[H^+]} \quad (5\text{-}47)$$

식 (5-47)을 식 (5-46)에 대입하여 정리하면,

$$C = [HSor] + \frac{K_a[HSor]}{[H^+]}$$

$$C = [HSor]\left(1 + \frac{K_a}{[H^+]}\right) \quad (5\text{-}48)$$

따라서 용액 중의 HSor 화학종의 몰분율 α_0는

$$\alpha_0 = \frac{[\mathrm{HSor}]}{C} = \frac{[\mathrm{H}^+]}{[\mathrm{H}^+]+K_\mathrm{a}} \tag{5-49}$$

같은 방법으로 솔빈산 음이온의 몰분율 α_1을 구하면 다음과 같다.

$$\alpha_1 = \frac{[\mathrm{Sor}^-]}{C} = \frac{K_\mathrm{a}}{[\mathrm{H}^+]+K_\mathrm{a}} \tag{5-50}$$

식 (5-49), (5-50)에 의해 산출한 이들 몰분율의 pH에 대한 관계를 그림 5-1에 도시하였다. 이 그림에서 2개의 곡선의 교점은 $[\mathrm{HSor}]=[\mathrm{Sor}^-]=0.5C$일 때이며 그 때의 pH가 $\mathrm{p}K_\mathrm{a}$와 같다는 것은 앞에서 말한 바와 같다. 솔빈산은 $\mathrm{pH}=\mathrm{p}K_\mathrm{a}-2=2.8$ 이하에서는 거의 솔빈산 분자로 존재하고 있고, $\mathrm{pH}=\mathrm{p}K_\mathrm{a}+2=6.8$ 이상에서는 해리하여 거의 솔빈산 음이온으로 존재하고 있다는 것을 그림에서 알 수 있다. 솔빈산의 항균작용은 용액 중의 비해리 분자에 의한 것으로 해리된 분자는 거의 그 작용을 보이지 않는다고 한다. 실제로 pH 3.0일 때의 항균력은 pH 6.5일 때에 비해 약 16배 강한데 이것은 그림 5-1의 몰분율로부터도 이해할 수 있을 것이다.

이양성자성 산인 H_2S에 대해 용액 중에서의 H_2S 분자, HS^- 이온 및 S^{2-} 이온의 몰분율 α_0, α_1 및 α_2와 수소이온농도와의 관계를 구해 보자. 농도 C는 다음 식으로 나타낸다.

$$C=[\mathrm{H_2S}]+[\mathrm{HS}^-]+[\mathrm{S}^{2-}] \tag{5-51}$$

그리고 H_2S는 이 단계의 전리를 하므로

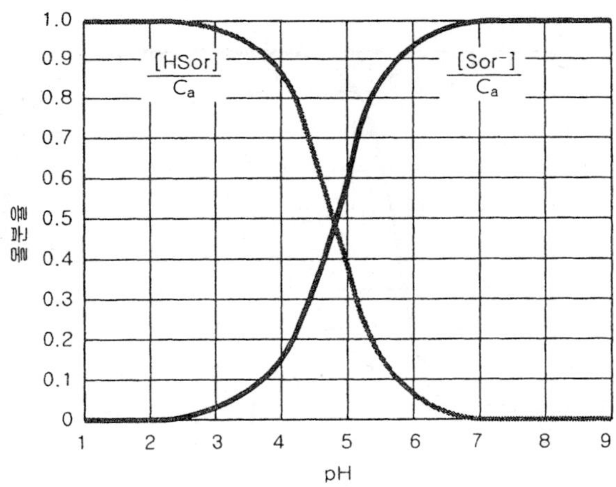

그림 5-1 pH에 따른 솔빈산 화학종의 분포

$$K_1 = \frac{[H^+][HS^-]}{[H_2S]} = 9.1 \times 10^{-8} \tag{5-52}$$

$$K_2 = \frac{[H^+][S^{2-}]}{[HS^-]} = 1.0 \times 10^{-15} \tag{5-53}$$

식 (5-52)로부터 $[HS^-]$는

$$[HS^-] = \frac{[H_2S]\,K_1}{[H^+]} \tag{5-54}$$

식 (5-53)으로부터 $[S^{2-}]$는

$$[S^{2-}] = \frac{[HS^-]\,K_2}{[H^+]} = \frac{[H_2S]\,K_1K_2}{[H^+]^2} \tag{5-55}$$

가 된다. 식 (5-54), (5-55)를 식 (5-51)에 대입하여 α_0를 구한다.

$$\alpha_0 = \frac{[H_2S]}{C} = \frac{[H^+]^2}{[H^+]^2 + [H^+]K_1 + K_1K_2} \tag{5-56}$$

같은 방법으로 α_1, α_2를 산출하면 다음과 같다.

$$\alpha_1 = \frac{[HS^-]}{C} = \frac{[H^+]\,K_1}{[H^+]^2 + [H^+]\,K_1 + K_1K_2} \tag{5-57}$$

$$\alpha_2 = \frac{[S^{2-}]}{C} = \frac{K_1K_2}{[H^+]^2 + [H^+]\,K_1 + K_1K_2} \tag{5-58}$$

식 (5-56), (5-57) 및 (5-58)에 의해 H_2S, HS^- 및 S^{2-}의 몰분율을 구하여 pH의 함수로 나타낸 것이 그림 5-2이다. 이 그림에 의하면 pH 10 이하에서의 α_2는 0.001% 이하로 매우

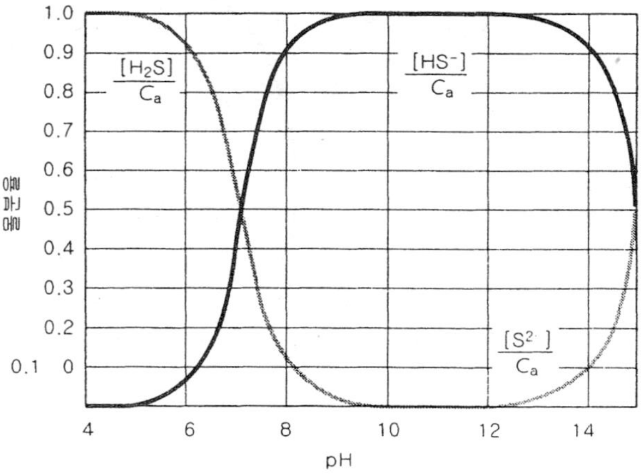

그림 5-2 pH에 따른 황화수소산 화학종의 분포

작다. 따라서 H_2S 용액의 pH는 황화수소산을 근사적으로 일양성자성 산과 같이 생각하고 계산해도 좋은 것을 알 수 있다.

같은 방법으로 삼양성자성 산 H_3PO_4에 관하여 몰분율을 구하는 식을 유도하면 다음과 같은 식이 얻어진다.

$$\alpha_0=\frac{[H_3PO_4]}{C}=\frac{[H^+]^3}{[H^+]^3+[H^+]^2K_1+[H^+]K_1K_2+K_1K_2K_3} \tag{5-59}$$

$$\alpha_1=\frac{[H_2PO_4^-]}{C}=\frac{[H^+]^2K_1}{[H^+]^3+[H^+]^2K_{a1}+[H^+]K_1K_2+K_1K_2K_3} \tag{5-60}$$

$$\alpha_2=\frac{[HPO_4^{2-}]}{C}=\frac{[H^+]K_1K_2}{[H^+]^3+[H^+]^2K_1+[H^+]K_1K_2+K_1K_2K_3} \tag{5-61}$$

$$\alpha_3=\frac{[PO_4^{3-}]}{C}=\frac{K_1K_2K_3}{[H^+]^3+[H^+]^2K_1+[H^+]K_1K_2+K_1K_2K_3} \tag{5-62}$$

그림 **5-3**은 위의 식들을 이용하여 pH에 따른 각 화학종의 분포 상태의 변화를 나타낸 것이다. 이 그림에서 알 수 있는 바와 같이 pH 2.1에서는 H_3PO_4 와 $H_2PO_4^-$ 화학종의 몰분율이 각각 약 0.5 이고, 그 외의 화학종인 HPO_4^{2-} 및 PO_4^{3-}은 극히 미량밖에 존재하지 않는다. 또 pH 4.7일 때는 용액 중의 인산은 거의 $H_2PO_4^-$ 이온으로 존재하며, H_3PO_4, HPO_4^{2-} 및 PO_4^{3-} 화학종의 존재량은 극히 미량이라는 것을 알 수 있다. 이와 같이 인산 용액에 있어서는 세 가지 이상의 화학종이 상당한 양으로 공존하는 pH 범위는 없다.

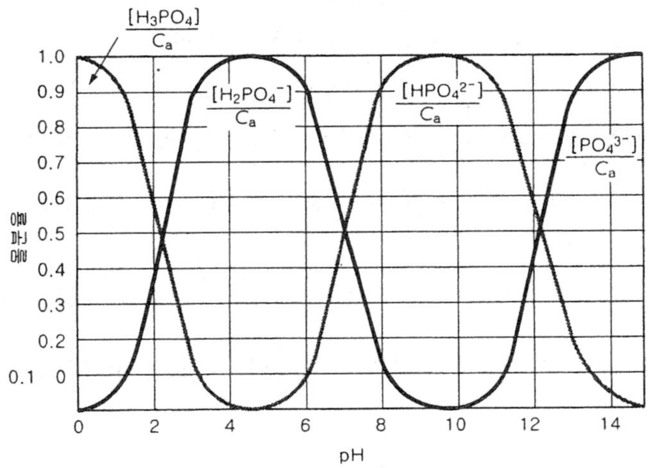

그림 5-3 pH에 따른 인산 화학종의 분포

◇◇ 연습문제 ◇◇

5-1. 등전점(isoelectric point)에 대하여 설명하라.

5-2. NaH_2PO_4 c mol을 물에 녹여 1 L로 하였다.

1) 이 계에서 일어나는 모든 평형식을 써라.

2) charge balance, mass balance, 평형 상수의 식을 모두 써라.

5-3. 0.01 M o-cresol 수용액의 pH는 6.0이다. o-cresol의 pK_a를 구하라.

답 $pK_a = 10$

5-4. 아미노산 H_2A의 isoelectric point(pI)를 구하는 식을 유도하라.

5-5. KH_2PO_4 0.01 M 용액의 pH를 구하라.

H_3PO_4 : $Ka_1 = 7.1 \times 10^{-3}$, $Ka_2 = 6.3 \times 10^{-8}$, $Ka_3 = 7.1 \times 10^{-13}$

답 4.67

5-6. 0.01 M Na_2HPO_4 용액의 H^+ 농도를 구하라.

답 2.33×10^{-8} mol/L

5-7. 0.1 M oxalic acid(HOOC-COOH) 용액을 pH=3으로 맞추었다. 이 용액에 대하여,

1) 가능한 평형식과 평형 상수식을 모두 써라.

2) oxalic acid에 대한 mass balance를 써라.

3) 위로부터 oxalic acid의 각 화학종의 농도를 구하라.

단, oxalic acid의 $K_1 = 5.6 \times 10^{-2}$, $K_2 = 5.4 \times 10^{-5}$

(주의 : 위 문제에서는 charge balance식을 계산에 사용할 수 없다)

5-8. 농도가 c이고 염기 해리 상수가 K_b인 약염기 BOH 용액 중의 $[H^+]$를 구하는 식을 유도하라.

답 $[H^+] = \dfrac{K_w}{\sqrt{K_b C}}$

5-9. 0.045 M benzoic acid 수용액의 pH는 2.78이다. benzoic acid의 pK_a를 구하라.

답 4.21

5-10. 약산 H_2A의 산 해리 상수는 K_1, K_2이다.

1) 농도 c인 Na_2A 수용액의 수소이온농도를 구하는 식을 유도하라.

2) 농도 c인 NaHA 수용액의 수소이온농도를 구하는 식을 유도하라.

5-11. 농도 c인 NaAc 수용액 중의 수소이온농도를 계산하는 식을 유도하라.

5-12. Na_2HPO_4 0.01 mol을 물에 녹여 1 L로 한 용액 중에 존재하는 분자 또는 이온종의 농도를 구하고자 한다. 다음에 대해 써라.

1) 용액 내에 가능한 모든 평형식
2) 전하 균형식
3) 질량 균형식
4) 각 반응식의 평형상수
5) 식의 수와 미지항

5-13. 0.01 M NaHA 용액 중에 존재하고 있는 모든 화학종(분자 또는 이온)의 농도를 계산하라.

H_2A : $K_{a1}=1.0\times10^{-4}$, $K_{a2}=1.0\times10^{-8}$

5-14. H_2S 포화용액(0.1 M) 중의 $[S^{2-}]$ 이온농도를 구하라.

H_2S : $K_1=9.1\times10^{-8}$, $K_2=1.2\times10^{-15}$

답 $[S^{2-}]=K_2=1.2\times10^{-15}$

5-15. pH=9인 용액에서 phenol은 몇 %가 해리되어 있는지 구하라.

phenol : C_6H_5OH : $K_a=1.0\times10^{-10}$

답 9.1 %

5-16. 등전점을 설명하고 아미노산 H_2A^+의 등전 pH를 구하는 식을 유도하라.

5-17. H_3O^+의 농도가 0.001 M 되는 HAc 용액의 농도를 구하라.

HAc : $K_a=1.8\times10^{-5}$

답 $c=0.056\,M$

5-18. 0.2 M HAc 용액의 수소 이온의 농도를 구하라.

HAc : $K_a=1.8\times10^{-5}$

답 $[H^+]=1.9\times10^{-3}M$

5-19. 0.1 M HAc 용액의 pH를 구하라. 0.1 M HAc의 전리도는 0.0134이다.

답 pH=2.87

5-20. 25℃, 1기압하에서 H_2S로 포화시킨 0.2 M의 개미산 용액의 pH와 $[S^{2-}]$를 구하라.

HCOOH : $K_a=1.77\times10^{-4}$

H_2S : $K_1=9.1\times10^{-8}$, $K_2=1.2\times10^{-15}$, 포화용액에서 $[H_2S]=0.1\,M$

답 pH=2.23, $[S^{2-}]=12\times10^{-15}M$

5-21. $1.0\times10^{-4}\,M$ HCN 용액의 $[H_3O^+]$를 구하라.

HCN : $K_a=7.0\times10^{-10}$

답 $[H^+]=2.64\times10^{-7}\,M$

5-22. $0.1\,M$ Na_2S 용액 중의 $[H^+]$, $[H_2S]$, $[HS^-]$, $[S^{2-}]$ 농도를 구하는 식을 유도하라.

5-23. 이양성자성 약산 H_2A의 짝산-짝염기의 쌍에서 $K_{a1}\cdot K_{b2}=K_{a2}\cdot K_{b1}=K_w$임을 보여라.

5-24. $1.0\times10^{-7}\,M$ NaOH 용액의 pH를 유효숫자 2자리까지 계산하라.

답 7.21

5-25. $1.0\times10^{-8}\,M$ HCl 용액의 pH를 구하라.

답 6.98

제 6 장

완충 용액

6-1 완충 용액

완충 용액(buffer solution)이란 외부에서 소량의 산이나 염기, 또는 물을 가하여도 그 용액의 pH가 크게 변화하지 않도록 만들어진 용액으로 보통 산과 그 짝염기의 혼합물로 이루어진다. 완충 용액은 자연과학의 여러 분야에서 매우 중요하며 특히 생물체가 정상적인 기능을 하려면 체내의 pH가 엄격히 조절되어야 한다. 생물체의 체액은 그 자체가 완충 용액으로 외부 환경의 변화에도 pH가 거의 변하지 않고 일정한 값을 유지하고 있다.

약한 산 a몰과 그 짝염기 b몰을 섞으면, 산의 몰수는 a에 가깝게 유지되고, 염기의 몰수는 b에 가깝게 유지된다. 실제 $K_a=1.8\times10^{-5}$인 약산 HAc을 예로 계산을 통하여 완충 용액의 특성을 확인하여 보기로 하자.

【예제 6-1】 HAc 0.1 mol을 물에 녹여 1 L로 한 용액

$$HAc \rightleftarrows H^+ + Ac^- \qquad K_a=1.8\times10^{-5}$$

▌풀이▐ HAc은 약산이므로 $[H^+] \fallingdotseq \sqrt{K_aC} = 1.34\times10^{-3}$, pH=2.87

이때 HAc는 1.34 %가 해리되어 있다.

【예제 6-2】 HAc 0.1 mol과 NaAc 0.1 mol을 물에 녹여 1 L로 한 용액

이 경우 NaAc은 100% 전리하는 것으로 간주한다. 해리한 HAc의 농도를 a라 하면,

$$\begin{array}{cccc} HAc & \rightleftarrows & H^+ & + \; Ac^- \\ (0.1-a) & & (a) & (0.1+a) \end{array}$$

풀이 여러 개의 화학종이 혼합된 용액에서도 개개 평형 상수식은 만족되어야 한다.

$$K_a = \frac{[H^+][Ac^-]}{[HAc]} = \frac{a(0.1+a)}{0.1-a}$$

만약 $0.1 \gg a$이면 $0.1+a \fallingdotseq 0.1$, $0.1-a \fallingdotseq 0.1$이므로 $a = K_a = 1.8 \times 10^{-5}$

따라서 $[H^+] = 1.8 \times 10^{-5}$, pH=4.74

$0.1 \gg a$라는 가정이 성립함을 확인할 수 있다.

이 경우 HAc은 【예제 6-1】의 경우에 비해서 거의 100분의 1에 가까운 0.018%만이 해리되어 있고 대부분은 HAc의 형태로 존재한다. 이것은 Ac^-의 **공통이온 효과**(common ion effect) 때문이다. 위의 예에서 약산 a몰과 그 짝염기 b몰을 섞으면, 산의 몰수는 a에 가깝게 유지되고, 염기의 몰수는 b에 가깝게 유지된다는 사실을 확인할 수 있다.

【예제 6-3】 앞의 【예제 6-2】의 용액을 2배 희석한 경우

풀이 이 경우는 HAc 0.05 mol과 NaAc 0.05 mol을 물에 녹여 1 L로 한 용액과 같아진다. 전리된 HAc의 농도를 a라 하면 앞의 예제에서와 마찬가지로,

$$K_a = \frac{[H^+][Ac^-]}{[HAc]} = \frac{a(0.05+a)}{0.05-a}$$

만약 $0.05 \gg a$이면 $0.05+a \fallingdotseq 0.05$, $0.05-a \fallingdotseq 0.05$이므로 $a = K_a = 1.8 \times 10^{-5}$

따라서 $[H^+] = 1.8 \times 10^{-5}$, pH=4.74

$0.05 \gg a$라는 가정이 성립함을 확인할 수 있다.

여기에서 용액의 농도를 2배 희석하였음에도 불구하고 수소이온농도는 거의 변화가 없음을 알 수 있다. 만약 【예제 6-1】의 용액을 2배 희석하면 수소이온농도는 어떻게 변할까? 이 경우 수소이온농도는 $\frac{1}{\sqrt{2}}$배가 되어 약 30%가 감소하고 pH는 2.87에서 3.02로 0.15 단위가 변한다.

【예제 6-4】 앞의 【예제 6-2】의 용액 1 L에 HCl 0.01 mol을 가한 경우(부피 변화 무시)

풀이 가해준 HCl은 약염기인 Ac^-와 반응하여 Ac^-의 농도가 감소한다. 즉,

	Ac^-	+	H^+	→	HAc
HCl 가하기 전	(0.1)		(1.8×10^{-5})		(0.1)
가한 HCl			(0.01)		
가한 후 평형상태	(0.1−0.01)		(x)		(0.1+0.01)

$$K_a=\frac{[H^+][Ac^-]}{[HAc]}=\frac{x(0.1-0.01)}{(0.1+0.01)}$$

이로부터 $[H^+]=2.2\times10^{-5}$, pH=4.66

위의 예에서 가해준 H^+과 완충 용액 중의 A^-이 반응하여 수소이온 농도의 증가를 완충시킴을 알 수 있다. 실제 수소이온농도는 약 22% 증가하여 pH가 0.08 단위 증가하였다. 이것은 순수한 물에 같은 양의 HCl을 가하면 수소이온 농도가 10^5배 증가하여 pH가 5 단위 변하는 것에 비하면 매우 미미한 변화이다.

만약 【예제 6-4】에서 HCl 대신 0.01 mol의 NaOH을 가하면 어떻게 될까? 이 경우는 약산 HAc이 가해 준 NaOH과 반응하여 OH^-의 농도 증가를 완충시켜 준다.

이와 같이 완충 용액에 약간의 산이나 염기를 가하면 Ac^-이나 HAc이 이를 소모시켜 버린다. 따라서 너무 많은 양의 산이나 염기를 가하여 Ac^-이나 HAc이 모두 소모되지 않는 한 pH가 크게 변화하지 않는다.

(1) Henderson-Hasselbalch식

완충 용액의 pH를 계산하는 데 중요한 식은 Henderson-Hasselbalch식으로 이것은 산 해리 상수 K_a의 식을 단순히 재배열한 것이다.

$$HA \rightleftharpoons H^+ + A^-$$

$$K_a=\frac{[H^+][A^-]}{[HA]}$$

$$\log K_a=\log[H^+] + \log\frac{[A^-]}{[HA]}$$

$$-\log[H^+]=-\log K_a + \log\frac{[A^-]}{[HA]}$$

Henderson-Hasselbalch식

$$pH = pK_a + \log\frac{[A^-]}{[HA]} \qquad (6\text{-}1)$$

Henderson-Hasselbalch식으로부터 산의 pK_a와 짝산-짝염기의 농도비만 알면 용액의 pH를 계산할 수 있다. 로그항의 분자와 분모에서 부피가 상쇄되므로 완충 용액의 pH는 용액의 부피와는 거의 무관하다.

한편, 식 (6-1)에서 만일 $[A^-]=[HA]$이면 $pH=pK_a$임을 알 수 있다.

$$pH=pK_a+\log\frac{[A^-]}{[HA]}=pK_a+\log 1=pK_a$$

아무리 복잡한 혼합 용액이라 하더라도 식 (6-1)은 항상 성립하며, $pH=pK_a$이면 언제나 $[A^-]$는 [HA]와 같다. 또한 $[A^-]/[HA]$의 비가 10배 변할 때마다 pH가 한 단위씩 변한다는 것을 알 수 있다. 염기의 농도 $[A^-]$가 증가하면 pH는 증가하고 산의 농도 [HA]가 증가하면 pH는 감소한다. 어떠한 짝산-짝염기 쌍에 대하여도 $pH=pK_a+1$이면 1/11은 HA 형태로, 10/11은 A^- 형태로 존재하며 $pH=pK_a-1$이면 10/11이 HA 형태로, 1/11이 A^- 형태로 존재한다.

약염기 B와 그 짝산 BH^+로 만든 완충 용액의 pH도 다음과 같이 유사한 식으로 표현할 수 있다.

$$pH=pK_a+\log\frac{[B]}{[BH^+]} \tag{6-2}$$

식 (6-1)과 (6-2)의 log항에서 염기(A^- 또는 B)는 모두 분자에 나타나고, 반응의 평형 상수 K_a는 분모에 있는 산(HA 또는 BH^+)의 K_a이다.

실제 정확한 pH는 활동도계수(γ)를 고려해야 하는데, 이 경우 Henderson-Hasselbalch식은 다음과 같이 표현된다.

$$pH = pK_a + \log\frac{[A^-]\gamma_{A^-}}{[HA]\gamma_{HA^-}} \tag{6-3}$$

여기에서는 이제까지와 마찬가지로 특별한 언급이 없는 한 활동도 계수는 1로 가정하기로 하자.

이양성자성 산으로 만든 완충 용액은 일양성자성 산으로 만든 완충 용액과 똑같이 취급한다. H_2A에 대하여는 다음과 같이 2개의 Henderson-Hasselbalch식을 적을 수 있는데, 이 두 식은 항상 성립한다.

$$pH=pK_1+\log\frac{[HA^-]}{[H_2A]} \tag{6-4}$$

$$pH=pK_2+\log\frac{[A^{2-}]}{[HA^-]} \tag{6-5}$$

【예제 6-5】 해열, 진통, 소염제로 사용되는 아스피린($C_8H_7O_2COOH$; acetylsalicylic acid)을 pH 2.00인 완충 용액에 녹였다. 이 용액 중의 $[C_8H_7O_2COO^-]/[C_8H_7O_2COOH]$의 비를 구하라.

▌풀이▐ 아스피린의 $pK_a=3.50$이다. pH가 알려져 있으므로 Henderson-Hasselbalch식으로부터 비를 구할 수 있다.

$$C_8H_7O_2COOH \rightleftharpoons H^+ + C_8H_7O_2COO^-$$

$$pH = pK_a + \log\frac{[C_8H_7O_2COO^-]}{[C_8H_7O_2COOH]}$$

$$2.00 = 3.50 + \log\frac{[C_8H_7O_2COO^-]}{[C_8H_7O_2COOH]}$$

$$-1.50 = \log\frac{[C_8H_7O_2COO^-]}{[C_8H_7O_2COOH]}$$

$$\frac{[C_8H_7O_2COO^-]}{[C_8H_7O_2COOH]} = 10^{-1.50} = 0.032$$

$[C_8H_7O_2COO^-]/[C_8H_7O_2COOH]$의 비를 구하는 데는 pH를 알면 되며 아스피린의 양이나 용액의 부피에 대해서는 몰라도 된다.

트리스(히드록시메틸)아미노메탄은 매우 널리 이용되는 완충제인데 흔히 줄여서 '트리스(tris)'라고 부른다.

$$\underset{\text{trisH}^+}{C(CH_2OH)_3NH_3^+} \rightleftharpoons \underset{\text{tris}}{C(CH_2OH)_3NH_2} + H^+ \qquad pK_a = 8.075$$

트리스 염산염($trisH^+Cl^-$)은 물에 녹이면 $trisH^+$과 Cl^-으로 완전히 해리된다. 트리스의 화학식량은 121.1이고, 트리스 염산염의 화학식량은 157.6이다.

【예제 6-6】 트리스 0.10 mol(=12.11 g)과 트리스 염산염 0.04 mol(=6.30 g)을 물에 녹여 1 L로 만든 용액의 pH를 구하라.

▌풀이▐ $[tris] \fallingdotseq 0.10\,M$, $[trisH^+] \fallingdotseq 0.04\,M$이므로,

$$pH = pK_a + \log\frac{[tris]}{[trisH^+]} = 8.075 + \log\frac{0.10}{0.04} = 8.47$$

위의 【예제 6-6】에서 트리스와 트리스 염산염의 양을 그대로 하고 용액의 부피를 0.5 L로 하면 어떻게 될까? 앞서 설명한 바와 같이 로그항의 분모와 분자에서 부피가 상쇄되므로, pH를 구하는 데 용액의 부피는 거의 관계가 없다.

$$\mathrm{pH} = \mathrm{p}K_a + \log \frac{\text{tris의 몰수/용액의 부피}}{\text{trisH}^+\text{의 몰수/용액의 부피}}$$

$$= \mathrm{p}K_a + \log \frac{\text{tris의 몰수}}{\text{trisH}^+\text{의 몰수}} \qquad (6\text{-}6)$$

용액의 부피와는 별로 상관없이 pH는 8.47이다.

【예제 6-7】 위의 완충 용액에 1 M HCl을 10 mL 가하면 pH값은 얼마인지를 구하라.

▌풀이▐ 약한 염기인 tris에 강산을 가하면, 완전히 반응하여 trisH^+로 된다. 여기서 1 M HCl 10 mL에는 0.01 mol의 H^+가 들어 있으므로 0.01 mol의 tris를 소모하여 trisH^+ 0.01 mol을 만들어 낸다.

$$\underset{(\text{트리스})}{\text{tris}} + \underset{(\text{HCl로부터})}{H^+} \rightleftarrows \text{trisH}^+$$

	tris	H^+	trisH^+
처음 몰수 :	(0.1)	(0.01)	(0.04)
평형 몰수 :	(0.1−0.01)	−	(0.04+0.01)

$$\mathrm{pH} = \mathrm{p}K_a + \log \frac{\text{tris의 몰수}}{\text{trisH}^+\text{의 몰수}}$$

$$= 8.075 + \log \frac{0.09}{0.05} = 8.33$$

용액의 부피는 거의 관계가 없다.

완충 용액이 pH 변화를 막는 까닭은 무엇인가? 그것은 강산이나 강염기가 B 또는 BH^+에 의해 소모되기 때문이다. 산이나 염기를 너무 많이 가하여 B나 BH^+를 모두 소모하지 않는 한 Henderson-Hasselbalch식의 대수항은 그다지 많이 변하지 않으며 따라서 pH는 큰 변화가 없다.

【예제 6-8】 트리스 염산염(MW=157.6)과 NaOH을 이용하여 0.05 M 트리스 완충 용액(pH=7.50) 1 L를 조제하려고 한다. 필요한 트리스 염산염과 NaOH의 양을 계산하라.

▌풀이▐ 0.05 M 트리스 완충 용액 중의 트리스의 몰농도는 0.05 M이다. 따라서 이 용액 1 L를 조제하는 데 필요한 트리스염화수소의 양은 0.05 mol, 즉, 7.88 g이다. 완충 용액을 만들기 위해서는 여기에 얼마간의 OH^-를 가하여 주어야 한다.

$$\text{trisH}^+ + OH^- \rightarrow \text{tris}$$

	trisH^+	OH^-	tris
처음 몰수 :	0.05	x	−
평형 몰수 :	$0.05-x$	−	x

pH와 pK_a를 알므로 Henderson-Hasselbalch식으로부터 x를 구할 수 있다.

$$\text{pH}=\text{p}K_a+\log\frac{\text{tris의 몰수}}{\text{trisH}^+\text{의 몰수}}$$

$$7.50=8.075+\log\frac{x}{0.05-x}$$

$$10^{-0.575}=\frac{x}{0.05-x},\qquad \therefore\ x=0.0105\text{ mol}$$

따라서 필요한 NaOH의 양은 0.0105 mol×40 g/mol=0.42 g이다.

(2) 완충 용액의 한계

Henderson-Hasselbalch식 (6-1)에는 활동도 계수가 포함되어야 정확하다. 활동도 계수를 포함시키지 않으면 계산한 pH값과 측정값이 일치하지 않을 수도 있다. 활동도 계수는 이온 세기에 따라 달라지므로 당연히 pH도 이온 세기에 따라 달라진다. 비활성 염(예, NaCl)을 용액에 첨가하면 완충 용액의 pH가 변하는데 이 효과는 시트르산(구연산; $C_6H_8O_7$)이온이나 인산 이온과 같이 전하를 많이 띤 화학종에 대하여 더 중요해질 수 있다. pH 6.6에 맞춘 0.5 M 인산 완충 용액을 0.05 M로 묽게 하면, pH는 6.9로 올라간다. 이것은 이온 세기의 변화로 인하여 활동도가 변하기 때문이다.

대부분의 완충제는 온도에 따라 pK_a 값이 현저하게 달라진다. 트리스의 pK_a는 실내 온도 근처에서 온도 1℃ 변함에 따라 약 −0.013 단위가 변할 만큼 의외로 커다란 온도 의존성을 나타낸다. 25℃에서 pH 8.08인 트리스 용액은 4℃에서 대략 pH 8.7, 37℃에서는 pH 7.7을 나타낸다.

묽은 용액이나 극단적 pH에서는 용액의 HA와 A^-의 몰농도는 포르말 농도와 다르다. a몰의 HA와 b몰의 A^-를 섞어서 완충 용액을 만들었다고 가정하자. 이 용액에서의 평형은 다음과 같다.

$$HA \rightleftarrows H^+ + A^- \qquad K_a \tag{6-7}$$

$$A^- + H_2O \rightleftarrows HA + OH^- \qquad K_b \tag{6-8}$$

반응 (6-7)은 HA의 농도를 감소시키고, 반응 (6-8)은 HA의 농도를 증가시킨다. 반응 (6-7)에 의해 생기는 H^+ 1몰당 HA는 1몰이 감소한다. 반응 (6-8)로 생기는 OH^- 1몰당 HA는 1몰 증가한다. 그러므로, HA의 전체 농도는

$$[HA]=a-[H^+]+[OH^-] \tag{6-9}$$

와 같다. 반응 (6-9)에는 물이 해리하여 생기는 H^+나 OH^-의 기여는 무시하였다. 같은 논

리로 A^-의 농도는 다음과 같이 쓸 수 있다.

$$[A^-]=b+[H^+]-[OH^-] \tag{6-10}$$

지금까지는 $[HA]\approx a$, $[A^-]\approx b$라고 가정해 왔고, 이들 값을 Henderson-Hasselbalch식에 사용하였다. 그러나 좀더 엄밀하게는 식 (6-9)와 (6-10)으로 주어지는 값을 써야 한다. 만일 a나 b가 작거나 또는 $[H^+]$나 $[OH^-]$가 크다면, $[HA]\approx a$와 $[A^-]\approx b$로 놓는 근사법은 좋지 않다. 산성 용액에서는 $[H^+]\gg[OH^-]$이고, 따라서 $[OH^-]$는 식 (6-9)나 (6-10)에서 무시할 수 있다. 반대로 염기성 용액에서는 $[H^+]$를 무시할 수 있다.

【예제 6-9】 0.01 mol의 HA($pK_a=2.00$)와 0.01 mol의 A^-를 녹여 1.00 L로 만든 용액의 pH는 얼마인지 구하라.

‖풀이‖ 용액은 산성일 것이므로($pH\approx pK_a=2.00$), 식 (6-9), (6-10)의 $[OH^-]$항을 무시할 수 있다. $[H^+]=x$라 놓으면, K_a식을 써서 $[H^+]$값을 구할 수 있다.

$$\begin{array}{ccccc} HA & = & H^+ & + & A^- \\ 0.01-x & & x & & 0.01+x \end{array}$$

$$\frac{[H^+][A^-]}{[HA]}=\frac{(x)(0.01+x)}{(0.01-x)}=10^{-2.00}, \qquad \therefore\ x=0.00414\,M$$

$$pH=-\log[H^+]=2.38$$

HA와 A^-의 농도는 섞어 준 농도와 다르다.

$$[HA]=a-[H^+]=0.00586\,M$$

$$[A^-]=b+[H^+]=0.0141\,M$$

이 예에서 HA가 너무 강한 산이고, 또 농도가 낮으므로 HA와 A^-의 농도가 그들의 몰농도와 상당히 다르다.

Henderson-Hasselbalch식은 산해리상수를 나타내는 K_a식을 단지 재배열한 것으로 언제나 참이다. 단지 우리는 $[HA]\approx a$와 $[A^-]\approx b$라는 근사값을 사용하여 문제를 풀었다.

실제 완충 용액을 만들기 위하여 위에서 계산한 양을 그대로 섞었을 때 pH가 맞지 않는 경우가 있는데 그것은 다음과 같은 이유에서이다.

① 활동도 계수 : 모든 평형식에서와 마찬가지로 실제 Henderson-Hasselbalch식의 정확한 표현은 활동도로 표시되어야 한다. 그러나 위의 계산은 활동도 계수를 고려하지 않았다.

② 온도의 영향 : 온도에 따라 K_a의 값은 변한다. 당연히 완충 용액의 pH도 온도에 따라 달라진다.

③ CO_2의 영향 : 물에 녹아 있는 이산화탄소에 의해 pH는 영향을 받는다.

④ 근사값 계산에 따른 영향 : Henderson-Hasselbalch식은 활동도 계수를 고려하지 않았다는 점만을 제외하고는 언제나 참이다. 그러나 우리가 실제 계산을 할 때는 산과 짝염기의 농도를 근사값을 사용하여 계산하였다.

⑤ 기타 불순한 시약을 사용하거나 칭량 오차 등에 의하여 pH가 잘 맞지 않을 수도 있다.

그렇다면 실제 어떻게 하면 정확한 완충 용액을 만들 수 있을 것인가? 해결법은 의외로 간단하다. 고체 인산이수소나트륨과 약 1 M의 NaOH 용액을 이용하여 "0.05 M 인산 완충 용액(pH=7.50)" 1 L를 만들어 보자.

1) 인산이수소나트륨 0.05 mol을 정확히 달아서 약 800 mL의 물이 담긴 비커에 녹인다.
2) pH 전극을 비커의 용액에 담가서 pH를 관측한다. 물론 이때 pH 측정기는 미리 보정을 하여야 한다.
3) pH가 정확히 7.50이 될 때까지 뷰렛을 이용하여 1 M NaOH 용액을 적가한다.
4) 용액을 1 L 용량 플라스크에 옮기고 소량의 증류수로 비커를 씻어 씻은 액을 용량 플라스크에 합하는 조작을 수회 반복한다.
5) 증류수로 용량 플라스크의 표선을 맞춘 다음 섞는다.

물론 이때 1 M NaOH 용액이 어느 정도 필요할 것인지를 미리 계산해 두면 편리하다.

6-2 완충 용량

완충 용량(buffer capacity) 또는 완충 세기(buffer intensity) β는 완충 용액 1 L의 pH를 1 단위 바꾸는 데 필요한 강산 또는 강염기의 몰수이다. β값이 클수록 용액은 화학적 환경의 변화에 더 잘 견디고 용액의 pH 변화를 효과적으로 방지한다. 그림 6-1의 (a)는 pK_a=7.0인 HA가 0.1 M 만큼 들어 있는 용액에 대하여 C_b와 pH의 관계를 보여 주는 그래프이다. 세로축(C_b)은 해당되는 pH를 얻기 위해 용액에 섞어 주어야 할 강염기의 몰농도이다. 예를 들면, 점선은 이 용액 중의 OH^-의 농도를 0.05 M로 하면 pH 7.0이 된다는 것을 나타낸다(활동도 무시). 그림 6-1의 (b)는 HA와 NaOH으로 된 같은 계에 대하여 완충 용량을 pH의 함수로 나타낸 것으로 위 그림을 미분한 것이다. 완충 용량은 pH=pK_a일 때 최대점에 도달한다. 즉, 완충 용액은 [HA]=[A^-]일 때 pH 변화를 막는 데 가장 효과적이다.

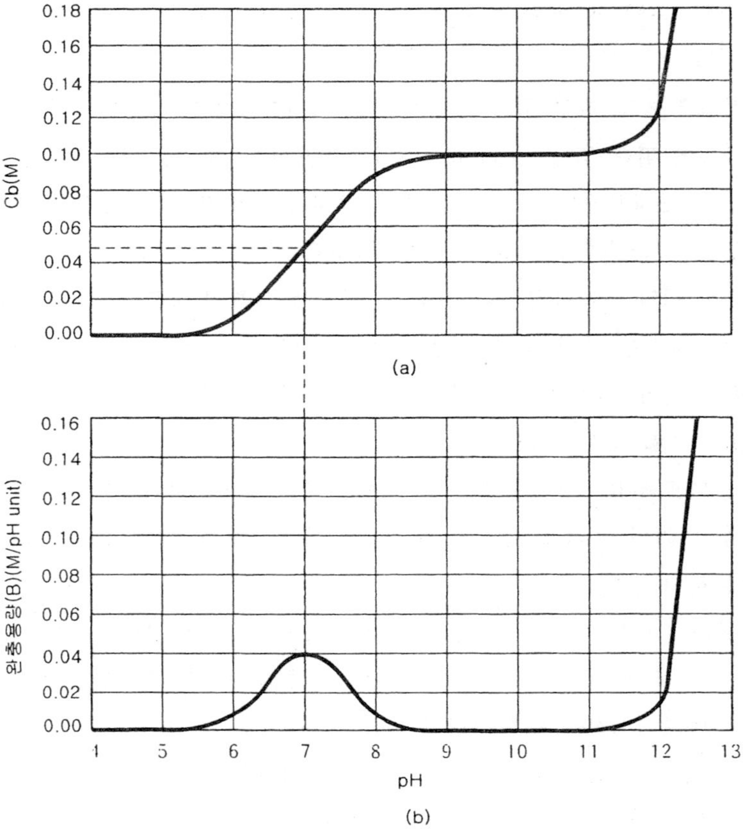

그림 6-1 (a) $pK_a = 7.0$인 0.1 M HA를 함유한 용액의 pH에 대한 C_b
(b) pH에 따른 완충 용량의 변화로 a 곡선을 미분한 것임.

우리가 완충제를 고를 때는 원하는 pH에 가능한 한 가장 가까운 pK_a값을 갖는 완충제를 택해야 한다. 완충 용액의 유용한 pH 범위는 대체로 $pK_a \pm 1$이다. 이 범위 바깥에서는 용액 중에 약산이나 약염기가 충분히 많지 않게 되어 외부로부터 강산이나 강염기가 소량만 첨가되어도 쉽게 pH가 변하게 된다. 물론 완충 용액의 농도를 증가시키면 완충 용량도 증가한다.

그림 6-1의 높은 pH에서는 OH^- 농도가 진하기 때문에, 완충 용량 곡선이 계속 위로 올라간다. 많은 양의 OH^-에다 산 또는 염기를 소량 첨가해 보아야 pH에는 큰 영향이 없을 것이다. pH가 높은 용액은 짝산-짝염기 쌍인 H_2O/OH^-에 의해서, 그리고 pH가 낮은 용액은 짝산-짝염기 쌍인 H_3O^+/H_2O에 의해 잘 완충된다.

◇◇ 연습문제 ◇◇

6-1. 0.05 M succinic acid buffer(pH=6.0) 1 L를 만들고자 할 경우 필요한 succinic acid의 양과 NaOH의 양을 구하라.

succinic acid : $HOOC-CH_2CH_2-COOH$, $pK_1=4.2$, $pK_2=5.6$

6-2. 위의 완충 용액에 NaOH 2 g을 가했을 때의 용액의 pH를 구하라.

6-3. NaH_2PO_4, Na_2HPO_4, Na_3PO_4를 보유하고 있는 실험실에서 0.05 M 인산 완충 용액(pH =7.9) 1 L를 만들려고 한다. 어떤 시약을 각각 몇 mol씩 사용하는 것이 가장 편리할지 구하라.

H_3PO_4 : $pK_1=2.15$, $pK_2=7.20$, $pK_3=12.15$

답 NaH_2PO_4 8.3×10^{-3} mol, Na_2HPO_4 4.2×10^{-2} mol

6-4. tris-HCl(MW=157.6)과 NaOH(MW=40)을 이용하여 0.02 M tris buffer(pH= 8.38) 500 mL를 만들고자 한다. 이때 필요한 tris-HCl과 NaOH의 양을 구하라 ($trisH^+$의 $pK_a=8.08$).

6-5. H_3PO_4 0.02 mol 용액 1 L에 KOH(MW=56) 2.8 g을 가한 용액의 pH를 구하라. 단, 용액의 부피 변화는 없는 것으로 간주한다.

H_3PO_4의 $pK_1=2.15$, $pK_2=7.20$, $pK_3=12.15$

6-6. 0.1 mol NaAc와 0.1 mol HAc를 물에 녹여 1 L로 한 용액이 있다. 여기에 KOH 1.12 g을 녹일 경우 용액의 pH는 얼마가 될지를 구하라(HAc의 $K_a=1.8\times10^{-5}$).

6-7. 완충 용액에서 이론적 계산치와 실제값 사이의 차이가 발생하는 원인을 설명하라.

6-8. 0.01 mol HAc와 0.01 mol NaAc를 물에 녹여 1 L로 한 용액의 완충 용량(buffer capacity)을 구하라.

HAc : $K_a=1.8\times10^{-5}$

답 0.008 mol

6-9. $trisH^+Cl^-$과 NaOH 또는 HCl을 이용하여 0.05 M tris buffer(pH=7.6) 용액 1 L를 제조하려고 한다($trisH^+$: $pK_a=8.08$).

1) 어떠한 시약이 얼마나 필요할지를 계산하라.

2) 실제 이 완충 용액을 만드는 절차를 기술하라.

답 trisHCl 0.05 mol, NaOH 0.0125 mol

6-10. KH_2PO_4(MW=136)와 KOH(MW=56) 또는 HCl(MW=36.5)을 이용하여 0.05 M phosphate buffer(pH=7.5) 용액 1 L를 조제하려고 한다.

1) 각 시약의 이론적인 소요량을 계산하라.

2) 실제 이 완충 용액의 제법을 설명하라.

H_3PO_4 : $K_1=7.1\times10^{-3}$, $K_2=6.3\times10^{-8}$, $K_3=7.1\times10^{-13}$

답 KOH 0.033 mol=1.85 g, KH_2PO_4 0.05 mol=6.8 g

6-11. 피페라진 0.3 M 용액의 pH를 계산하고 각 형태의 피페라진의 농도를 계산하라.

피페라진 : $K_1=4.7\times10^{-6}$, $K_2=1.9\times10^{-10}$

답 pH=11.6, [B]=0.296, $[BH^+]=3.97\times10^{-3}$, $[BH_2^{2+}]=2.13\times10^{-9}$

6-12. 0.1 M tris buffer(pH=8.075) 용액의 완충용량(buffer capacity : β)를 구하라.

$trisH^+$: $K_a=8.41\times10^{-9}$

답 0.041 mol

6-13. 0.1 mol NaAc와 0.1 mol HAc를 물에 녹여 1 L로 한 완충 용액의 완충 용량(buffer capacity : β)를 구하라.

HAc : $K_a=1.8\times10^{-5}$

답 0.082

6-14. 염기 B와 그 짝산 BH^+로 이루어진 용액에서 Henderson-Hasselbalch식을 유도하라.

6-15. pH가 8.7인 용액에서 tris가 존재할 수 있는 두 가지 핵종, [tris]와 $[trisH^+]$의 농도비를 구하라.

tris : $pK_b=5.91$

답 [tris] : $[trisH^+]$=4.1 : 1

6-16. 용액 1 L에 NaAc 0.1 mol, HAc 0.1 mol이 녹아 있다. 여기에 NaOH 0.02 mol을 녹였을 때 용액의 pH가 얼마나 변할지를 계산하라.

HAc : $K_a=1.8\times10^{-5}$

답 pH=4.74에서 4.92로

6-17. NaH_2PO_4(MW=120)와 NaOH(MW=40)를 이용하여 0.05 M 인산 완충 용액 (pH=7.4) 1 L를 만들려고 한다. 여기에 필요한 NaH_2PO_4와 NaOH의 양을 구하라.

H_3PO_4 : $pK_1=2.15$, $pK_2=7.20$, $pK_3=12.15$

답 6g, 1.228g

6-18. 0.4 M HCN 250 mL와 0.4 M NaOH 250 mL를 합한 수용액의 $[H^+]$ 농도를 구하라. 단, HCN의 $K_a = 4.8 \times 10^{-10}$.

6-19. 0.06 M chloroacetic acid($ClCH_2COOH$) 60 mL와 0.05 M methylamine(CH_3NH_2) 100 mL를 섞은 용액의 pH를 구하라.
단, $ClCH_2COOH$의 $pK_a = 2.47$, $CH_3NH_3^+$의 $pK_a = 10.64$.

6-20. H_3PO_4 0.05 M 용액 1 L에 NaOH 0.08 mol을 가한 용액의 pH를 구하라.
H_3PO_4 : $pK_1 = 2.15$, $pK_2 = 7.20$, $pK_3 = 12.15$

답 pH=7.38

6-21. 약산 HA에 대하여 Henderson-Hasselbalch equation을 유도하라.

6-22. H_3PO_4와 NaOH를 이용하여 0.05 M phosphate 완충 용액(pH=7.5) 1 L를 조제하려고 한다. H_3PO_4와 NaOH는 각각 몇 mol이 소요되는지를 구하라.
H_3PO_4 : $pK_1 = 2.15$, $pK_2 = 7.20$, $pK_3 = 12.15$

답 NaOH 0.084 mol, H_3PO_4 0.05 mol

6-23. 위 용액의 완충 용량(buffer capacity)을 구하라.

답 $\beta = 0.0146$(mol/pH)

6-24. 위에서 계산된 양의 H_3PO_4와 NaOH를 사용하여도 pH가 정확히 맞지 않는 경우가 있다. 그 가능한 이유를 설명하고 실제 완충 용액을 만드는 과정을 설명하라.

6-25. 0.01 M imidazole buffer(pH=6.4) 1 L를 제조하는 데 필요한 imidazole HCl ($C_3H_5N_2Cl = 104.5$)과 NaOH의 양을 계산하고 실제 완충 용액 제조방법을 설명하라.
imidazoleH$^+$: $pK_a = 7.0$, NaOH=40

답 imidazole HCl 1.045 g, NaOH 0.00 2 mol

6-26. Tartaric acid (HOOC-CHOH-CHOH-COOH, MW=150) 7.5 g과 NaOH 2.8 g을 물에 녹여 1 L로 한 용액의 pH를 구하라.
tartaric acid : $pK_{a1} = 2.96$, $pK_{a2} = 4.24$

답 4.6

6-27. pH=7.5인 0.04 M 4-nitrophenol(p-O_2N-C_6H_4-OH) 용액 중에 존재하는 4-nitrophenol의 두 가지 화학종의 농도를 계산하라.

단, 4-nitrophenol : $pK_a=7.32$

답 $[A^-]=0.024$, $[HA]=0.016$

6-28. Oxalic acid 0.1 M 용액 500 mL와 0.14 M NaOH 500 mL를 합한 용액의 pH를 구하라.
Oxalic acid : $C_2H_2O_4$, $pK_1=1.25$, $pK_2=4.27$)

답 4.09

6-29. KH_2PO_4 0.01 mol과 KH_2PO_4 0.02 mol을 물에 녹여 1 L로 한 용액의 pH를 구하라.
H_3PO_4 : $pK_1=2.15$, $pK_2=7.20$, $pK_3=12.2$

답 7.50

6-30. 0.2 NaAc 용액 500 mL와 0.2 M HAc 용액 500 mL를 합한 용액의 pH를 구하라. 또 이 용액에 1 M HCl 용액 10 mL를 가했을 때의 pH를 구하라(이때 부피의 변화는 무시하라).
HAc : $K_a=1.8\times10^{-5}$

답 4.75, 4.66

6-31. 다음 각 혼합물에서 H_3O^+의 농도를 구하라(활동도 계수는 1로 가정하라).

1) 0.5 mol/L의 NaAc를 포함한 1 M의 HAc
2) 50 g/L의 NaCN을 포함한 0.2 M의 HCN
3) 1 g의 NaAc를 포함한 0.4 M HAc 20 mL
4) 0.1 M의 NaAc 30 mL 포함한 0.2 M HAc 10 mL
5) 10 g의 HAc, 25 g의 NaAc를 물에 녹여 100 mL로 한 용액

답 1) 3.63×10^{-5}, 2) 1.20×10^{-10}, 3) 1.20×10^{-5}, 4) 1.20×10^{-5}, 5) 1.0×10^{-5}

6-32. 0.1 M HCl 25 mL에 1.0 M NH_3 30 mL를 가한 혼합 용액의 $[OH^-]$를 구하라.

6-33. $[OH^-]$가 0.001 M이 되기 위하여 0.1 M NH_3 용액 중에 NH_4Cl 얼마가 존재하여야 하는지 구하라.

답 $[NH_4^+]=1.75\times10^{-3}\,M$

6-34. 0.15 M HAc 용액 1 L에 0.1 mol의 고체 NaOH을 가한 용액의 $[H_3O^+]$를 구하라.

답 $[H^+]=9.00\times10^{-6}\,M$

6-35. 0.08 M HCN 용액에 NaCN을 조금 가한 후 $[H_3O^+]$를 측정한 결과 $1.0\times10^{-7}\,M$인 것을 알았다. 이때 CN^-의 농도를 구하라.

답 $[CN^-]=4.93\times10^{-4}\,M$

6-36. 2 mol의 propionic acid(CH_3CH_2COOH)와 1 mol의 sodium propionate(CH_3CH_2COONa)가

녹아 있는 용액 1 L가 있다. 이 용액의 수소이온의 농도를 구하라.

propionic acid : $K_a=1.4\times10^{-5}$

6-37. 다음 각각에 1 M HCl 1 mL를 가할 때 일어나는 pH의 변화를 구하라.

1) 물 100 mL

2) 0.1 mol/L의 NaAc를 포함하는 0.1 M HAc 100 mL

3) 0.1 M NaOH 100 mL

6-38. 0.1 M의 NaAc를 포함하고 있는 0.1 M HAc 용액과 1.8×10^{-5} M의 HCl 용액이 있다. 각 용액 1 L에 NaOH 0.01 mol을 가하면 각각의 $[H_3O^+]$는 어떻게 변하는지 구하라.

HAc : $K_a=1.8\times10^{-5}$

답 (a) 4.74 → 4.80, (b) 4.74 → 12.00

6-39. 0.1 M NaAc 용액 30 mL에 0.1 M HCl 20 mL를 가했을 때 $[H_3O^+]$의 농도를 구하라.

답 $[H^+]=3.63\times10^{-5}$ M

6-40. 0.5 M NH_4Cl 용액에 같은 부피의 0.1 M NaOH 용액을 가하였다. 이 용액의 $[OH^-]$를 구하라.

6-41. 2.0 M의 HAc 용액이 있다. 이 용액에 NaAc를 가하여 $[H_3O^+]$가 3.6×10^{-5}가 되게 하려면 NaAc의 농도를 몇 M로 하는지를 구하라.

답 1.002 M

6-42. H_2S로 포화된 혼합물에서 S^{2-} 이온의 농도가 9.2×10^{-15} mol/L가 되려면 0.1 M HAc 100 mL에 고체 NaAc 얼마를 가해야 되는지 구하라. H_2S의 $K_a=K_1\cdot K_2=1.1\times10^{-23}$이고 H_2S 포화 용액에서 $[H_2S]$의 값은 상온, 상압에서 0.1 M이다. 또한, HAc의 전리 상수는 1.8×10^{-5}이다($NaC_2H_3O_2$ 분자량=82.04).

답 1.36 g

6-43. 0.2 M NaAc 용액 100 mL에 12 M HCl 얼마를 가하면 이 용액의 $[H_3O^+]$가 4×10^{-5} mol/L가 되는지 구하라.

답 1.145 mL

6-44. 0.01 M의 HAc와 NaAc 혼합액이 있다. 이 혼합액 90 mL에 0.01 M HCl 10 mL를 가했을 때 ① 최초 혼합액(buffer solution)의 pH와 ② 마지막 혼합액의 pH를 구하라.

답 ① pH=4.74, ② pH=4.65

6-45. 0.2 M NH_3액 1 L에 NH_4Cl(=53.5)을 가하여 pH=9.0인 완충 용액을 조제하려고 한다.

NH_4Cl 몇 g이 필요한지 구하라.

답 18.78 g

6-46. 0.4 M HCN 250 mL에 0.4 M NaOH 250 mL를 가해서 혼합액 500 mL를 만들었다. 이 산과 염기가 서로 중화할 때 $[H^+]$ 농도는 어떻게 되는지 구하라.

HCN : $K_a = 7.0 \times 10^{-10}$

답 $[H^+] = 8.3 \times 10^{-12}\ M$

6-47. 25℃, 1기압하에서 H_2S로 포화시킨 0.2 M의 포름산(formic acid) 용액의 pH와 $[S^{2-}]$를 구하라.

HCOOH : $K_a = 1.77 \times 10^{-4}$, H_2S의 포화 농도는 0.1 M

답 $[S^{2-}] = 1.3 \times 10^{-14}\ M$

6-48. 0.01 M 안식향산과 0.05 M 초산의 혼합액의 pH는 얼마인지 구하라(K_a는 각각 6.3×10^{-5}과 1.8×10^{-5}이다).

6-49. 프탈산수소칼륨 0.02 mol과 프탈산이나트륨 0.03 mol을 물에 녹여 1 L로 한 용액의 pH를 구하라.

프탈산수소산 : $pK_{a1} = 2.95$, $pK_{a2} = 5.41$

답 pH = 5.59

6-50. 옥살산 3.38 g과 KOH를 이용하여 pH = 4.40인 완충 용액 500 mL를 만들고자 한다. 이때 필요한 KOH의 양을 구하라.

HOOC-COOH 분자량 = 90, 옥살산(H_2A) $pK_1 = 1.252$, $pK_2 = 4.266$

제 7 장

침전의 생성과 용해

7-1 침전의 생성

(1) 용해도곱

물에 난용성인 염 BA를 순수한 물에 녹여 만든 BA의 포화 수용액을 생각해 보자. 이 용액 중에는 BA, B^+, A^-가 평형을 이루고 있으며 이때 평형식은 다음과 같이 쓸 수 있다.[5)]

$$BA_{(aq)} \rightleftarrows B^+ + A^-$$

이 반응의 평형 상수 K는 다음과 같이 나타낸다.

$$K = \frac{[B^+][A^-]}{[BA]_{(aq)}} \qquad (7\text{-}1)$$

포화용액에서 $BA_{(aq)}$의 농도는 일정하므로,

$$[B^+][A^-] = K \cdot [BA]_{(aq)} = \text{상수} = K_{sp} \qquad (7\text{-}2)$$

여기에서 $[BA]_{(aq)}$는 온도와 이온 세기가 일정한 때는 일정하므로 윗식의 우변은 상수가 된다. 이 상수를 용해도곱(solubility product)이라고 하며 K_{sp}로 표시한다. 물론 윗식에서 농도 대신 활동도를 사용하는 것이 더 정확하나 단순한 난용성 침전의 경우 그 농도가 매우

5) 난용성 염의 경우 물에 녹는 염의 농도가 매우 작고 녹은 BA가 거의 모두 전리하는 경우가 많으므로 실제 평형은 다음과 같이 쓸 수도 있다.

$$BA(solid) \rightleftarrows B^+ + A^-$$

작으므로 활동도는 농도와 같다고 간주해도 별 차이가 없다.

한편 위의 예에서 BA의 몰 용해도(molar solubility) s는 다음과 같이 계산한다.

$$s=[\mathrm{BA}]_{(aq)}+[\mathrm{B}^+]=[\mathrm{BA}]_{(aq)}+[\mathrm{A}^-] \quad (7\text{-}3)$$

몰 용해도의 단위는 mol/L로 온도에 따라 다르며 BA의 결정형에 따라서도 달라진다. BA가 난용성 염이면서 전리도가 큰 경우에는 실제 용액 중의 $BA_{(aq)}$의 농도는 B^+나 A^-의 농도에 비해 무시할 수 있다. 이 경우

$$s=[\mathrm{B}^+]=[\mathrm{A}^-]=\sqrt{K_{sp}} \quad (7\text{-}4)$$

일반적으로 B_mA_n 형태의 염의 경우 K_{sp}는 다음과 같다.

$$\mathrm{B_mA_n} \rightleftarrows \mathrm{mB^{n+}} + \mathrm{nA^{m-}}$$

$$K_{sp}=[\mathrm{B^{n+}}]^m[\mathrm{A^{m-}}]^n \quad (7\text{-}5)$$

【예제 7-1】 용해도곱의 계산

표준 상태에서 황산바륨의 몰 용해도는 1.03×10^{-5} mol/L이다. 황산바륨의 용해도곱을 구하라.

|풀이| $BaSO_4 \rightleftarrows Ba^{2+} + SO_4^{2-}$

$BaSO_4$는 난용성 염이므로 녹아 있는 염은 거의 모두 전리한다. 따라서

$$[\mathrm{Ba^{2+}}]=[\mathrm{SO_4^{2-}}]=1.03\times10^{-5}$$

$$\therefore\ K_{sp}=[\mathrm{Ba^{2+}}][\mathrm{SO_4^{2-}}]=(1.03\times10^{-5})^2 \fallingdotseq 1.06\times10^{-10}$$

【예제 7-2】 용해도곱의 계산

표준상태에서 Ag_3PO_4(MW=419)의 용해도가 6.5×10^{-3} g/L이다. Ag_3PO_4의 용해도곱을 구하라.

|풀이| $Ag_3PO_4 \rightleftarrows 3Ag^+ + PO_4^{3-}$

6.5×10^{-3} g/L를 몰 용해도로 환산하면 $6.5\times10^{-3}/419 \fallingdotseq 1.6\times10^{-5}$ (mol/L)이다.

$$K_{sp}=[\mathrm{Ag^+}]^3[\mathrm{PO_4^{3-}}]=(3\times1.6\times10^{-5})^3(1.6\times10^{-5}) \fallingdotseq 1.8\times10^{-10}$$

【예제 7-3】 Ag_2CrO_4의 K_{sp}는 1.2×10^{-12}이다. 포화 Ag_2CrO_4 용액 중 Ag^+ 이온의 농도를 구하라.

|풀이| $Ag_2CrO_4 \rightleftarrows 2Ag^+ + CrO_4^{2-}$

$$K_{sp}=(2s)^2(s)=4s^3$$

이로부터,

$$s = 6.7 \times 10^{-5}\ \text{mol/L}$$
$$[Ag^+] = 2s = 1.3 \times 10^{-4}\ \text{mol/L}$$

부록에 여러 가지 난용성 화합물의 용해도곱을 나타내었다. 용해도곱의 값은 앞에서도 말한 바와 같이 측정할 때의 온도 및 이온 세기에 따라 변하므로 표 중의 수치는 개략의 값이다. 일반적으로 용해도곱이 작을수록 난용성 화합물인 경우가 많지만 반드시 그런 것은 아니다. 전리도가 작은 화합물의 경우는 용해도가 크더라도 용해도곱은 작게 나타난다.

(2) 침전 생성과 용해도곱

침전 생성반응은 용해도곱과 밀접한 관계가 있다. 침전의 생성에 필요한 각 이온의 농도의 곱이 그 침전의 용해도곱보다 작을 때 이 용액은 불포화 용액이며 침전은 생기지 않는다. 이온농도의 곱이 용해도곱과 같을 때는 포화 용액이다. 이온농도의 곱이 용해도곱을 초과했을 때는 포화농도 이상으로 되어 초과분이 침전한다. 따라서 침전을 생성시키기 위해서는 용해도곱을 초과할 수 있도록 과량의 침전 시약을 사용해야 한다. 그러나 너무 많은 양의 침전 시약을 사용하면 경우에 따라 착화합물의 형성 또는 공존 이온의 영향 때문에 오히려 생성되었던 침전이 용해하는 경우도 있다. 따라서 침전 시약은 적당히 과량을 사용해야 한다.

용해도곱이 작은 경우는 각 이온농도의 곱이 용해도곱을 초과하기 쉬워 소량의 시약을 가하여도 간단히 침전을 생성시킬 수 있다. 한편 용해도곱이 큰 경우, 다량의 시약을 가하여도 이온곱이 용해도곱을 초과하기 어려운 경우가 있다. 이때 알코올 등을 가하여 용해도를 감소시키면 쉽게 침전이 생성되기도 한다(예 : $PbSO_4$, $SrCrO_4$ 등).

> 난용성 염 BA에 대하여 $BA \rightleftharpoons B^+ + A^-$에서 이온농도의 곱을 Q라 하면,
>
> $Q = [B^+][A^-] < K_{sp}$ 불포화 용액
> $= K_{sp}$ 포화 용액
> $> K_{sp}$ 과포화, 침전 생성

(3) 공통이온의 영향

침전을 형성하는 이온과 같은 이온이 녹아 있는 용액 중에서는 **공통이온 효과**(common ion effect)에 의하여 난용성 염의 용해도가 감소한다. 이제 다음의 예제를 통하여 이를 검토해 보기로 하자.

【예제 7-4】 공통이온의 영향

Ag_2CrO_4의 K_{sp}는 1.2×10^{-12}이다. 순수한 물에 대한 Ag_2CrO_4의 몰 용해도와 0.1 M K_2CrO_4 용액 중에서의 몰 용해도를 계산하라.

▌풀이▐ 순수한 물에서의 몰 용해도를 s_1이라 하면,

$$Ag_2CrO_4 \rightleftarrows 2Ag^+ + CrO_4^{2-}$$

$$K_{sp}=[Ag^+]^2[CrO_4^{2-}]=(2s_1)^2\cdot s_1$$

$$s_1=\sqrt[3]{\frac{K_{sp}}{4}}=\sqrt[3]{\frac{1.2\times10^{-12}}{4}}=6.7\times10^{-5}\ \text{mol/L}$$

한편, 0.1 M K_2CrO_4 용액 중에서의 Ag_2CrO_4의 몰 용해도를 s_2라 하면,

$$[CrO_4^{2-}]=0.1+s_2\fallingdotseq0.1$$

이므로

$$(2s_2)^2(0.1)=1.2\times10^{-12}$$

$$s_2=1.7\times10^{-6}\ \text{mol/L}$$

【예제 7-5】 공통이온 효과

0.1 M $AgNO_3$ 용액 중에서 Ag_2CrO_4의 몰 용해도를 계산하라.

▌풀이▐ 0.1 M $AgNO_3$ 용액 중에서의 몰 용해도를 s_3라 하면,

$$(2s_3+0.1)^2(s_3)=1.2\times10^{-12}\ \text{mol/L}$$

$$2s_3+0.1\fallingdotseq0.1$$

이므로

$$s_3=1.2\times10^{-10}\ \text{mol/L}$$

예제 (7-4)와 (7-5)는 공통이온의 영향으로 용해도가 감소한다는 것을 보여 주고 있다. 일반적으로 침전이 해리하였을 때 생성되는 이온의 개수가 더 많은 쪽의 공통이온이 용해도를 감소시키는 효과가 더 크다. Ag_2CrO_4는 해리되어 2개의 Ag^+ 이온과 1개의 CrO_4^{2-}이 생성되므로 앞 예제의 계산에서 보는 바와 같이 Ag^+이 공통이온에 의한 용해도 감소 효과가 더 크다.

【예제 7-6】 침전 시약은 과량을 사용한다.

0.01 M의 Pb^{2+} 용액이 있다. 여기에 H_2SO_4를 정확히 당량이 될 때까지 가한 용액

중에 남아 있는 Pb^{2+}의 농도는 얼마인가? 또 H_2SO_4를 과량 가하여 평형 상태에서 용액 중의 $[SO_4^{2-}]=0.01\,M$이 되도록 하였을 때, 용액 중의 Pb^{2+}의 농도는 얼마인가? 이때 용액의 부피 변화는 없는 것으로 간주하라. $K_{sp(PbSO_4)}=1.8\times10^{-8}$

‖풀이‖ H_2SO_4을 정확히 당량까지 가했을 때

$$[Pb^{2+}]=[SO_4^{2-}]=\sqrt{K_{sp}}=1.3\times10^{-4}\text{ mol/L}$$

$[SO_4^{2-}]=0.01\,M$일 때,

$$[Pb^{2+}]=\frac{K_{sp}}{[SO_4^{2-}]}=\frac{1.8\times10^{-8}}{0.01}=1.8\times10^{-6}\text{ mol/L}$$

위의 예제는 과량의 침전 시약을 사용하여야 침전 생성이 보다 더 완전하다는 것을 보여준다. 그러나 너무 과량의 침전 시약을 사용하면 오히려 용해도를 증가시키거나 착화합물이 형성되는 경우도 있다.

앞서 K_{sp}의 정확한 표현은 활동도 계수를 고려해야만 한다는 점을 설명하였다. 만약 용액 중에 공존하는 이종(異種)이온의 농도가 높아지면 이온 세기가 증가하게 되므로 각 이온의 활동도 계수가 감소하게 된다. 이 경우 용해도곱을 만족시키기 위해 난용성 염의 용해도가 증가하는데 이것을 **염효과**(鹽效果, salt effect)라고 한다.

(4) pH의 영향

침전의 용해도에 중요한 영향을 미치는 인자 중의 하나가 용액의 pH이다. H^+이나 OH^-이 침전성분과 공통이온일 때에는 용해도에 당연히 영향을 미치리라는 것을 예상할 수 있다. 예를 들면 $Mg(OH)_2$의 침전에서 용액 중의 $[OH^-]$를 증가시키면 공통이온의 효과에 의하여 $Mg(OH)_2$의 용해도가 감소한다.

CaF_2처럼 H^+과 공통이온을 갖고 있지 않은 물질의 용해도도 수소이온농도의 영향을 받는데 $[H^+]$가 커지면 CaF_2이 해리되어 생성된 F^-이 H^+과 결합하여 HF로 되므로 평형이 이동되어 CaF_2의 용해도가 증가한다.

【예제 7-7】 CaF_2의 용해도

pH가 3인 HCl 용액에서 CaF_2의 몰 용해도를 구하라.

HF의 $K_a=6.8\times10^{-4}$, CaF_2의 $K_{sp}=3.9\times10^{-11}$

‖풀이‖ $CaF_2 \rightleftharpoons Ca^{2+} + 2F^-$

$$K_{sp}=[Ca^{2+}][F^-]^2=3.9\times10^{-11} \quad \cdots\cdots ①$$

$$F^- + H_2O \rightleftarrows HF + OH^-$$

$$K_b=\frac{[HF][OH^-]}{[F^-]}=1.5\times10^{-11} \quad \cdots\cdots ②$$

한편 F^-의 전체 농도는 Ca^{2+} 전체 농도의 2배이어야 하므로(질량 균형의 법칙),

$$[HF]+[F^-]=2[Ca^{2+}] \quad \cdots\cdots ③$$

여기에서 pH=3이므로 $[H^+]=10^{-3}$, $[OH^-]=10^{-11}$이다. $[Ca^{2+}]$가 CaF_2의 몰 용해도와 같으므로 위 ①, ②, ③식으로부터 $[Ca^{2+}]$를 계산하면,

$$s=[Ca^{2+}]=3.9\times10^{-4}\text{ mol/L}$$

【예제 7-8】 CaC_2O_4의 용해도

pH=4인 용액에서 CaC_2O_4의 몰 용해도를 구하라.

CaC_2O_4 : $K_{sp}=2.34\times10^{-9}$

$H_2C_2O_4$: $K_1=5.90\times10^{-2}$, $K_2=6.40\times10^{-5}$

‖풀이‖

$$CaC_2O_4 \rightleftarrows Ca^{2+} + C_2O_4^{2-}$$

$$C_2O_4^{2-} + H^+ \rightleftarrows HC_2O_4^-$$

$$K_2=\frac{[H^+][C_2O_4^{2-}]}{[HC_2O_4^-]}=6.40\times10^{-5} \quad \cdots\cdots ①$$

$$HC_2O_4^- + H^+ \rightleftarrows H_2C_2O_4$$

$$K_1=\frac{[H^+][HC_2O_4^-]}{[H_2C_2O_4]}=5.90\times10^{-2} \quad \cdots\cdots ②$$

질량 균형의 원리에 의해서

$$[Ca^{2+}]=[H_2C_2O_4]+[HC_2O_4^-]+[C_2O_4^{2-}] \quad \cdots\cdots ③$$

$$[H^+]=1.0\times10^{-4} \quad \cdots\cdots ④$$

$$K_{sp}=[Ca^{2+}][C_2O_4^{2-}]=2.34\times10^{-9} \quad \cdots\cdots ⑤$$

①, ②, ④로부터 $[HC_2O_4^-]$와 $[H_2C_2O_4]$를 구하여 ③에 대입하면,

$$[Ca^{2+}]=0.0026[C_2O_4^{2-}]+1.56[C_2O_4^{2-}]+[C_2O_4^{2-}]=2.56[C_2O_4^{2-}]$$

즉, $[C_2O_4^{2-}]=[Ca^{2+}]/2.56$

이를 ⑤에 대입하면 Ca^{2+}의 농도를 구할 수 있다.

$$[Ca^{2+}]\frac{[Ca^{2+}]}{2.56}=2.34\times10^{-9}$$

$$[Ca^{2+}]^2=5.99\times10^{-9}$$

$$s=[Ca^{2+}]=7.74\times10^{-5}\ \mathrm{mol/L}$$

(5) 분별 침전

같은 이온과 반응하여 침전을 형성하는 두 종류 이상의 이온이 공존할 때, 각 침전의 용해도곱의 차이가 크면 이들을 따로따로 침전시켜 분리할 수 있다. 이것을 **분별 침전**(fractional precipitation)이라고 한다.

지금 염화물 이온과 요오드화물 이온의 혼합 용액에 은이온을 서서히 가해 준다고 하자. 용액 중에서는 다음과 같은 반응이 일어나 각각의 은염이 침전할 것이다.

$$Ag^+ + Cl^- \rightleftarrows AgCl\downarrow(\text{백색})\quad K_{sp(AgCl)}=1.0\times10^{-10}$$

$$Ag^+ + I^- \rightleftarrows AgI\downarrow(\text{황색})\quad K_{sp(AgI)}=1.0\times10^{-16}$$

여기에서 AgI의 용해도곱이 더 작으므로 AgCl보다 먼저 침전하리라는 것을 예측할 수 있다. 이제 AgCl과 AgI이 함께 침전하는데 충분한 Ag^+을 가하였다고 하면,

$$[Ag^+][Cl^-]=K_{sp(AgCl)}=1.0\times10^{-10}$$

$$[Ag^+][I^-]=K_{sp(AgI)}=1.0\times10^{-16}$$

의 두 식이 동시에 성립한다. 이 두 식으로부터,

$$\frac{[Cl^-]}{[I^-]}=\frac{K_{sp(AgCl)}}{K_{sp(AgI)}} \tag{7-6}$$

즉 AgCl과 AgI의 침전이 같이 생성될 때 용액 중에 남아 있는 Cl^- 이온과 I^- 이온의 농도비는 각각의 침전의 용해도곱의 비와 같다. 일반적으로 두 종류의 음이온 A^-, B^-가 공존하는 용액에 양이온 M^+를 가하여 MA, MB의 침전이 동시에 생성되고 있을 때, 용액 중의 A^-, B^-의 농도 사이에는 다음 관계식이 성립한다.

$$\frac{[A^-]}{[B^-]}=\frac{K_{sp(MA)}}{K_{sp(MB)}} \tag{7-7}$$

【예제 7-9】 M_2B 형태의 침전

$[Cl^-]=[CrO_4^{2-}]=0.01\,M$인 용액에 Ag^+을 가하여 Ag_2CrO_4 침전은 생성되지 않고 AgCl만 최대한 침전하도록 하기 위해서는 용액 중의 Ag^+의 농도를 얼마로 해주어

야 하는가? 또 이때 용액 중에 남아 있는 Cl^-과 CrO_4^{2-}의 농도의 비를 구하라.

$$Ag_2CrO_4 : K_{sp} = 1.2 \times 10^{-12}$$

풀이 Ag_2CrO_4 포화 용액이 되도록 하면 된다. 즉,

$$[Ag^+]^2[CrO_4^{2-}] = 1.2 \times 10^{-12}$$

여기에서 $[CrO_4^{2-}] = 0.01$이므로,

$$[Ag^+] = \sqrt{1.2 \times 10^{-10}} = 1.1 \times 10^{-5} \ (\text{mol/L})$$

이때,

$$[Cl^-] = \frac{K_{sp(AgCl)}}{[Ag^+]} = \frac{1.0 \times 10^{-10}}{[Ag^+]} = 9.1 \times 10^{-6} \ (\text{mol/L})$$

한편, $[Cl^-] : [CrO_4^{2-}] = 9.1 \times 10^{-6} : 0.01$

이 경우, 다음 관계가 성립한다.

$$\left(\frac{[Cl^-]}{K_{sp(AgCl)}}\right)^2 = \frac{[CrO_4^{2-}]}{K_{sp(Ag_2CrO_4)}}$$

(6) 유발침전

아직 침전 형성 요건이 되지 않은 물질이 다른 성분이 침전할 때 같이 침전되는 경우도 있는데 이것을 유발침전(誘發沈澱, 유도침전, induced precipitation)이라고 한다. 유발침전에는 다른 침전이 형성될 때 묻혀서 같이 침전되는 **공침**(共沈, coprecipitation)과 다른 침전이 모두 생성된 후 침전되는 **후침**(後沈, postprecipitation)이 있다. 이러한 유발침전 때문에 침전이 순수하게 석출하지 않고 어느 정도의 불순물을 함유하는 경우가 많다.

침전 생성의 목적이 분리에 있을 때는 불순한 침전을 만드는 것이 좋지 않으므로 유발침전을 최소화할 필요가 있다. 여기에는 다음과 같은 방법이 있다.

① 지장이 없는 한 시료용액의 농도를 묽게 한다. 즉, 진한 용액에서 침전시키지 않는다.

② 침전 시약도 묽게 하고 침전 시약을 시료 용액에 가할 때도 조금씩 천천히 가하면서 잘 저어 주어 가능한 한 미세한 침전을 만든다.

③ 생성된 침전을 오랫동안 방치하지 말고 여과한다(후침의 방지).

④ 생성된 침전을 여과한 후 다시 용매에 녹여 재침전시킨다. 이 조작은 물질을 정제하는 방법으로 널리 쓰이고 있다.

⑤ 침전을 모액 중에서 약간 가온시킨다. 이 경우 공침한 불순물이 먼저 녹아 나올 것이다.

이러한 방법은 물질의 순수한 결정을 얻는 데도 거의 그대로 적용되는데 결정화는 무기물 또는 유기물을 정제하는 데 매우 효율적인 방법이다.

무기 양이온을 침전으로 분리하고자 할 때는 유발침전 현상에 주의하여야 한다. 표 7-1에 몇 가지 유발침전이 잘 일어나는 예를 정리하였다.

이러한 유발침전 때문에 앞서 계산한 여러 가지 침전 관계의 이론적인 계산식이나 법칙이 실제에 있어서는 잘 맞지 않는 경우도 있다. 앞 절에서 서로 섞여 있는 두 가지 이온을 분별 침전할 수 있다는 것을 보인 바 있다. 그러나 이것은 어디까지나 이론적으로 두 이온이 분리될 수도 있다는 것을 의미하는 것이지 반드시 분리된다는 것을 의미하지는 않는다. 유발침전 현상에 의해 서로 분리되지 않을 수도 있기 때문이다. 분리될지 안 될지는 실험을 통하여 확인하여 보아야 한다.

표 7-1 유발하는 침전과 유발되는 침전

유발하는 침전	유발되는 침전	유발하는 침전	유발되는 침전
CuS	CdS, ZnS, FeS	$Si(OH)_4$	$Al(OH)_3$, $Fe_2(SO_4)_3$
CdS	ZnS	$BaSO_4$	$CaSO_4$, $Fe_2(SO_4)_3$.
SnS_2	CoS, FeS		K_2SO_4, $Ba(NO_3)_2$,
SnS	NiS		$Ca(NO_3)_2$
HgS	CuS, CdS	$Al(OH)_3$	$Al_2(SO_4)_3$
ZnS	MnS, CoS, NiS, FeS	Ni-diacetyldioxim	Cu-diacetyldioxim
$Cr(OH)_3$	$Zn(OH)_2$, $Mg(OH)_2$	$ZnHg(SCN)_4$	Fe^{3+}, Co^{2+}, Ni^{2+}의 염
$Fe(OH)_3$	$Cu(OH)_2$		

(7) 금속 황화물의 침전

전통적인 금속이온의 정성분석에서 가장 중요한 방법 중의 하나는 금속을 황화물로 침전시켜 분리해 내는 방법이다. 황화물 침전이 금속이온의 분리에 유용한 것은 첫째, 금속 황화물의 용해도곱 값의 범위가 매우 넓고($10^{-11} \sim 10^{-53}$), 둘째, 용액의 pH를 변화시켜 S^{2-}의 농도를 크게 변화시킬 수 있기 때문이다.

금속이온을 황화물로 침전시키는 데 많이 쓰이는 시약이 황화수소이다. H_2S는 수용액에서 다음과 같이 2단계로 전리한다.

$$H_2S + H_2O \rightleftarrows H_3O^+ + HS^-, \quad K_1 = \frac{[H^+][HS^-]}{[H_2S]_{(aq)}} = 9.1\times10^{-8} \qquad (7\text{-}8)$$

$$HS^- + H_2O \rightleftarrows H_3O^+ + S^{2-}, \quad K_2 = \frac{[H^+][S^{2-}]}{[HS^-]} = 1.1\times10^{-15} \qquad (7\text{-}9)$$

위 두 식으로부터

$$K = \frac{[H^+]^2[S^{2-}]}{[H_2S]} \fallingdotseq 1.0\times10^{-22} \qquad (7\text{-}10)$$

H_2S 포화 용액에서 $[H_2S]$의 값은 상온, 상압에서 약 0.1 M이다. 이 경우,

$$[S^{2-}] \fallingdotseq \frac{1.0\times10^{-23}}{[H^+]^2} \qquad (7\text{-}11)$$

즉, 황이온의 농도는 수소이온농도의 제곱에 반비례한다. 따라서 수소이온의 농도를 조금만 변화시켜도 황이온의 농도가 매우 광범위하게 변화하게 된다.

일반적인 무기 양이온의 계통 분석에서는 0.3 M HCl 산성 용액에서 H_2S를 포화시킨다. $[H^+]=0.3M$이면 식 (7-11)에 의하여 $[S^{2-}]\fallingdotseq10^{-22}$가 된다. 만약 시료 중의 2가 금속이온 M^{2+}의 농도가 10^{-4} M이라면, 이 조건에서 금속 황화물 MS의 K_{sp}가 10^{-26}보다 작으면 침전이 생성되며(Hg^{2+}, Cu^{2+}, Cd^{2+}, Pb^{2+}, Sn^{2+} 등), 10^{-26}보다 크면 침전이 생성되지 않는다(Zn^{2+}, Fe^{2+}, Co^{2+}, Ni^{2+}, Mn^{2+} 등). 이것이 양이온의 계통 분석에서 2족과 3족을 나누는 원리이다. 양이온의 계통 분석에 대하여는 10장을 참조하라. 표 **7-2**에 몇 가지 금속 황화물의 용해도곱을 나타내었다.[6)]

표 7-2 주요 금속 황화물의 용해도곱

황화물	식	용해도곱
HgS(black)	$[Hg^{2+}][S^{2-}]$	6.44×10^{-53}
HgS(red)	$[Hg^{2+}][S^{2-}]$	2.00×10^{-53}
CuS	$[Cu^{2+}][S^{2-}]$	1.27×10^{-36}
Bi_2S_3	$[Bi^{3+}]^2[S^{2-}]^3$	1.82×10^{-99}
CdS	$[Cd^{2+}][S^{2-}]$	1.40×10^{-29}
PbS	$[Pb^{2+}][S^{2-}]$	9.04×10^{-29}
SnS	$[Sn^{2+}][S^{2-}]$	3.25×10^{-28}
ZnS	$[Zn^{2+}][S^{2-}]$	2.93×10^{-25}
CoS	$[Co^{2+}][S^{2-}]$	3.0×10^{-26}
NiS	$[Ni^{2+}][S^{2-}]$	1.07×10^{-21}
FeS	$[Fe^{2+}][S^{2-}]$	1.59×10^{-19}
MnS	$[Mn^{2+}][S^{2-}]$	4.65×10^{-14}

【예제 7-10】 H_2S 기체에 의한 침전 형성

$[Pb^{2+}]=10^{-4}$ M인 용액 중의 HCl 농도를 0.3 M로 한 후 황화수소 기체를 포화시킬 때, PbS의 침전이 형성될까? 만약 형성된다면 침전 형성 후 용액에 남아 있는

6) 용해도곱은 결정형에 따라 매우 다를 수 있으며, 측정방법 또는 실험조건에 따라서도 달라질 수 있다.

$[Pb^{2+}]$는 얼마인지 구하라.

| 풀이 | 앞의 계산에서 $[S^{2-}] \fallingdotseq 10^{-22}\,M$이다. 이때 이온농도의 곱 Q는,

$$Q = [Pb^{2+}][S^{2-}] = 10^{-4} \times 10^{-22} = 10^{-26} > K_{sp(PbS)}$$

따라서 PbS의 침전이 생성된다. 남아 있는 $[Pb^{2+}]$는,

$$[Pb^{2+}] = \frac{K_{sp(PbS)}}{[S^{2-}]} = \frac{9.0 \times 10^{-29}}{10^{-22}} = 9.0 \times 10^{-7}\ \text{mol/L}$$

【예제 7-11】 불가능한 고농도

위 【예제 7-10】의 조건에서 Mn^{2+}이 MnS으로 침전될 수 있을까?

| 풀이 | $[S^{2-}] = 10^{-22}\,M$인 용액에 녹을 수 있는 Mn^{2+}의 최대 농도는,

$$[Mn^{2+}] = \frac{K_{sp(MnS)}}{[S^{2-}]} = \frac{4.7 \times 10^{-14}}{10^{-22}} = 4.7 \times 10^{6}\ \text{mol/L}$$

실제 이것은 불가능한 고농도로 MnS의 침전은 생기지 않는다.

【예제 7-12】 $H_2S_{(g)}$에 의한 침전 형성

$[Mn^{2+}] = 10^{-4}$ mol/L이고 pH가 9인 용액에 H_2S를 포화시키면 MnS의 침전이 생성될까?

| 풀이 |

$$[S^{2-}] = \frac{10^{-23}}{[H^+]^2} = 10^{-5}$$

$$Q = [Mn^{2+}][S^{2-}] = 10^{-9} > K_{sp} = 4.7 \times 10^{-14}$$

따라서 MnS의 침전이 형성된다. 이때 침전 후 용액 중에 남아 있는 $[Mn^{2+}]$는,

$$[Mn^{2+}] = \frac{K_{sp(MnS)}}{[S^{2-}]} = \frac{4.7 \times 10^{-14}}{10^{-5}} = 4.7 \times 10^{-9}\ \text{mol/L}$$

【예제 7-11】과 【예제 7-12】는 산성 용액에서는 MnS 침전이 형성되지 않지만 염기성 용액에서는 Mn^{2+}가 만족할 만한 정도로 침전됨을 보여 준다.

【예제 7-13】 $10^{-5}\,M$ Co^{2+} 용액에 황화수소를 포화시켜 CoS 침전을 생성시키려면 용액 중의 수소이온농도를 어떻게 조절해야 하는지 구하라. $K_{sp(CoS)} = 3.0 \times 10^{-26}$

| 풀이 | 침전이 생성되려면 Co^{2+}과 S^{2-}의 이온농도곱이 용해도곱보다 커야 한다.

$$[Co^{2+}][S^{2-}] > K_{sp(CoS)}$$

$$[S^{2-}] > \frac{K_{sp(CoS)}}{[Co^{2+}]} = \frac{3.0\times10^{-26}}{10^{-5}} = 3.0\times10^{-21} \quad \cdots\cdots ①$$

한편 식 (7-11)로부터,

$$[S^{2-}] = \frac{10^{-23}}{[H^+]^2} \quad \cdots\cdots ②$$

①, ②에서

$$\frac{10^{-23}}{[H^+]^2} > 3.0\times10^{-21}$$

$$[H^+] < \sqrt{\frac{10^{-23}}{3.0\times10^{-21}}} = 5.8\times10^{-2}\ \text{mol/L}$$

즉, 수소이온농도는 $5.8\times10^{-2}\,M$보다 작아야 한다.

H_2S 기체 대신 황화나트륨이나 황화암모늄을 이용하여 S^{2-}을 발생시킬 수도 있다. Na_2S은 전리도가 매우 크며, $(NH_4)_2S$은 Na_2S보다는 전리도가 작지만 H_2S보다는 크다.

• **학습과제** : 대한약전의 중금속 시험법에 대하여 조사해 보자.

(8) 금속 수산화물의 침전

알칼리 금속 이외의 금속 수산화물은 용해도곱이 작은 것이 많아 쉽게 침전될 수 있다. 이때 금속에 따라 용해도곱이 다르므로 OH^-의 농도, 즉 용액의 pH에 따라 금속을 분별 침전시킬 수 있다. 표 7-3에 여러 가지 금속 수산화물에 대한 용해도곱을 표시하였다. 앞서 언급한 바와 같이 용해도곱은 문헌마다 어느 정도는 차이가 있음을 알아야 한다.

표 7-3 금속 수산화물의 용해도곱

금속 수산화물	용해도곱	침전 생성 pH
$Ti(OH)_4$	8×10^{-54}	2
$Fe(OH)_3$	$1\times10^{-37.9}$	3
$Al(OH)_3$	$1\times10^{-31.6}$	4
$Zn(OH)_2$	$1\times10^{-15.3}$	5
$Fe(OH)_2$	$1\times10^{-14.7}$	6
$Cd(OH)_2$	$1\times10^{-13.2}$	7
$Hg(OH)_2$	1×10^{-25}	8
$Mn(OH)_2$	$1\times10^{-12.3}$	9
$Mg(OH)_2$	$1\times10^{-10.4}$	10

【예제 7-14】 수산화물의 침전

$[Fe^{2+}]=10^{-4}\,M$인 용액에서 $Fe(OH)_2$을 침전시키려면 OH^-의 농도를 얼마로 해주어야 하는지를 구하라.

$$Fe(OH)_2 : K_{sp}=4.87\times10^{-17}$$

‖풀이‖ $[Fe^{2+}][OH^-]^2 > K_{sp}$이어야 침전이 형성되므로

$$\therefore\ [OH^-] > \sqrt{\frac{K_{sp}}{[Fe^{2+}]}} = \sqrt{\frac{4.87\times10^{-17}}{10^{-4}}} = 6.98\times10^{-7}M$$

즉, OH^-의 농도는 $6.98\times10^{-7}\,M$보다 커야 침전이 형성된다.

7-2 침전의 용해

침전의 용해는 침전 형성의 반대 현상으로 침전 덩어리가 용매 중에 분산되어 눈에 보이지 않는 분자나 이온 또는 이들의 집단이 되는 현상을 말한다. 지금 BA라는 난용성 침전을 물에 녹여 포화시킨 용액을 생각해 보자.

$$BA \rightleftarrows B^+ + A^-$$

평형 상태에서 B^+이나 A^-의 농도를 감소시키면 이온 농도의 곱이 용해도곱보다 작게 되고 따라서 BA는 더 용해하게 될 것이다. 다음에 몇 가지 난용성 물질의 용해에 관한 예를 들어보자.

(1) 난용성 염이 산에 녹는 경우

CaC_2O_4은 용해도곱이 1.8×10^{-9}으로 난용성 염이다. 이 염을 물에 녹이면 생성되는 $C_2O_4^{2-}$은 약염기이므로 여기에 강산인 HCl을 가하면 중화되어 약산인 $H_2C_2O_4$이 생성된다. 이로 인하여 $C_2O_4^{2-}$의 농도가 감소되므로 CaC_2O_4은 HCl 용액에 녹게 된다.

$$CaC_2O_4 \rightleftarrows Ca^{2+} + C_2O_4^{2-}$$
$$2H^+ + C_2O_4^{2-} \rightleftarrows H_2C_2O_4$$

이와 같이 약산의 난용성 염은 그 약산보다도 강한 산에는 쉽게 용해된다. 예를 들면 네 가지 약산 $H_2C_2O_4$, H_3PO_4, CH_3COOH, H_2CO_3은 그 산의 세기도 이 순서대로 되어 있다. 따라서 Ag_2CO_3은 CH_3COOH 또는 H_3PO_4에는 녹는다. 그러나 $Ag_2C_2O_4$은 CH_3COOH이나 H_2CO_3에 잘 녹지 않는다.

한편 $PbSO_4$은 진한 황산에 녹는데 이것은 생성된 SO_4^{2-}이 HSO_4^-으로 변화하기 때문이다.

$$PbSO_4 + H_2SO_4 \rightleftarrows [Pb(HSO_4)_2] \rightleftarrows Pb^{2+} + 2HSO_4^-$$

$PbSO_4$이 물보다는 진한 HNO_3에 더 녹는 이유도 마찬가지로 생성된 SO_4^{2-}이 HSO_4^-으로 변하여 SO_4^{2-}의 농도를 감소시키기 때문이다. 물론 이러한 용액을 다량의 물로 묽게 하면 HSO_4^-이 H^+과 SO_4^{2-}으로 다시 전리하여 역반응을 일으키므로 $PbSO_4$ 침전이 생성된다.

(2) 난용성 염이 염기에 녹는 경우

$PbSO_4$이나 $PbCrO_4$은 NaOH 같은 강염기에 녹는다. 이것은 납이 후술하는 바와 같이 양쪽성 원소이기 때문이다. 즉,

$$PbCrO_4 \rightleftarrows Pb^{2+} + CrO_4^{2-}$$
$$Pb^{2+} + 4OH^- \rightleftarrows PbO_2^{2-} + 2H_2O$$

이와 같이 생성된 Pb^{2+}이 OH^-에 의하여 PbO_2^{2-}으로 변하여 Pb^{2+}이 감소하므로 $PbCrO_4$이나 $PbSO_4$은 강알칼리에 녹는다.

(3) 난용성 염기가 산에 녹는 경우

$Mg(OH)_2$이나 $Fe(OH)_3$은 난용성 염기이다. 이들 염기에 HCl을 가하면 염기가 해리되어 생성되는 OH^-이 염산의 H^+에 의하여 중화되어 OH^-의 농도가 감소한다. 따라서 과량의 H^+이 있는 한 이들 염기는 계속 용해하게 된다.

$$Mg(OH)_2 \rightleftarrows Mg^{2+} + 2OH^-$$
$$2OH^- + 2H^+ \rightleftarrows 2H_2O$$

이러한 원리로 난용성 금속 수산화물은 강산에 녹는다.

(4) 난용성 산이 염기에 녹는 경우

H_2SiO_3은 물에 녹지 않는 거대 분자 화합물이지만 염기에는 녹는다. 이것은 H_2SiO_3으로부터 유래하는 H^+이 염기에서 유래하는 OH^-과 중화하여 전리도가 극히 작은 H_2O을 만들고 그 결과 H^+의 농도가 감소하기 때문이다. H_2WO_4이 염기에 녹는 것도 같은 이유로 설명된다.

$$H_2SiO_3 + 2NaOH \rightleftarrows 2Na^+ + SiO_3^{2-} + 2H_2O$$

$$H_2WO_4 + 2NaOH \rightleftarrows 2Na^+ + WO_4^{2-} + 2H_2O$$

(5) 난용성 염기가 암모늄염에 녹는 경우

$Mg(OH)_2$ 침전에 NH_4Cl을 가하면 $Mg(OH)_2$이 녹는다. 이것은 NH_4Cl의 NH_4^+과 $Mg(OH)_2$의 OH^-이 결합하여 전리도가 낮은 $NH_{3(aq)}$를 형성하여 용액 중의 OH^-의 농도를 감소시키기 때문이다.

$$Mg(OH)_2 \rightleftarrows Mg^{2+} + 2OH^-$$
$$NH_4Cl \rightleftarrows NH_4^+ + Cl^-$$
$$OH^- + NH_4^+ \rightleftarrows NH_{3(aq)} + H_2O$$

즉, Mg^{2+} 용액에 암모니아수를 가하여 알칼리성으로 해 주면 불완전하게나마 $Mg(OH)_2$의 침전이 형성되는데 여기에 NH_4Cl을 가하여 주면 침전이 용해된다. 한편 Mg^{2+} 용액에 NH_4Cl과 같은 암모늄염을 미리 충분히 가한 다음(이것을 magnesia 혼액이라고 한다) 암모니아수를 가하면 $Mg(OH)_2$의 침전은 생성되지 않는다. 그러나 여기에 Na_2HPO_4을 가하면 $MgNH_4PO_4 \cdot 6H_2O$의 결정성 침전이 형성되는데 이 반응은 Mg^{2+}의 검출에 이용된다.

(6) 금속 황화물의 용해

앞에서 여러 가지 금속 황화물의 생성에 관하여 다루었다. 이러한 황화물 침전은 산 또는 염기에 의하여 다시 녹을 수 있다.

1) 산에 의한 용해

용해도곱이 매우 작지 않은 금속 황화물은 강산에 녹는다. 이것은 금속 황화물이 해리하여 생성된 S^{2-}과 산에서 생성된 H^+이 반응하여 전리도가 작은 H_2S를 만들고 이것은 기체로 되어 계로부터 빠져나가므로 S^{2-}의 농도가 감소하기 때문이다. 이때 이 용액을 가온하면 H_2S가 쉽게 계로부터 제거되므로 용해는 더 빨라지게 된다. 예를 들면 FeS은 다음과 같이 산에 녹아 H_2S 기체를 생성한다.

$$FeS + 2HCl \rightleftarrows Fe^{2+} + 2Cl^- + H_2S_{(aq)} \rightleftarrows Fe^{2+} + 2Cl^- + H_2S(\uparrow)$$

한편 황화물 중에서도 CuS, HgS, As_2S_3 등과 같이 용해도곱이 매우 작은 것은 묽은 염산이나 묽은 황산에 거의 녹지 않는다. 이것은 이들 화합물이 전리되어 생성되는 S^{2-}의 농도가 워낙 낮고 따라서 이로부터 생성되는 H_2S의 농도가 극히 낮아 H_2S 기체가 계의 밖으로 휘산되지 못하기 때문이다.

CuS는 염산이나 황산에는 잘 녹지 않으나 질산에는 쉽게 녹는다. 이것은 질산의 산화작용 때문이다. 즉 CuS가 미량 용해하여 생성된 S^{2-}을 HNO_3이 S으로 산화시킨다.

$$3S^{2-} + 2NO_3^- + 8H^+ \rightarrow 2NO + 4H_2O + 3S$$

또는,

$$3CuS + 8HNO_3 \rightarrow 3Cu(NO_3)_2 + 2NO + 4H_2O + 3S$$

이와 같이 CuS의 전리로 생성된 S^{2-}이 HNO_3의 산화작용에 의하여 소실되므로 CuS는 계속 녹게 된다.

HgS은 워낙 용해도곱이 작기 때문에 HNO_3에도 녹지 않는다. 그러나 HgS은 왕수나 산화제를 함유한 HCl에는 녹는다. 이것은 Cl^-이 Hg^{2+}과 착이온 $HgCl_4^{2-}$을 만들어 HgS의 전리를 증대시키는 동시에 S^{2-}이 왕수에서 발생되는 발생기 염소에 의해 산화되어 그 농도가 감소하기 때문이다. 즉, 왕수는 HgS에서 생기는 양이온과 음이온을 모두 감소시켜 HgS을 녹게 한다.

$$HgS \rightleftarrows Hg^{2+} + S^{2-}$$
$$Hg^{2+} + 4Cl^- \rightleftarrows HgCl_4^{2-}$$
$$S^{2-} + HNO_3 + 3HCl \rightleftarrows 2Cl^- + NOCl + S + 2H_2O$$

2) Na_2S에 의한 용해

As_2S_5, As_2S_3, Sb_2S_5, Sb_2S_3, SnS_2, HgS 등에 Na_2S 용액을 가하고 50~70℃로 가열하면 이들은 다음과 같이 치오 착이온(thio complex ion)을 형성하여 녹는다.

$$As_2S_5 + 3S^{2-} \rightleftarrows 2AsS_4^{3-}$$
$$As_2S_3 + 3S^{2-} \rightleftarrows 2AsS_3^{3-}$$
$$Sb_2S_5 + 3S^{2-} \rightleftarrows 2SbS_4^{3-}$$
$$Sb_2S_3 + 3S^{2-} \rightleftarrows 2SbS_3^{3-}$$
$$SnS_2 + S^{2-} \rightleftarrows SnS_3^{2-}$$
$$HgS + S^{2-} \rightleftarrows HgS_2^{2-}$$

SnS은 Na_2S 단독에 의해서는 녹지 않는다. 그러나 Na_2S_2이 공존하면 S_2^{2-}에 의해 Sn^{2+} 이온이 산화되어 Sn^{4+} 이온으로 변하므로 치오 착이온이 형성되어 녹게 된다.

$$SnS + S_2^{2-} \rightleftarrows SnS_3^{2-}$$

양이온의 계통 분석에서 제2족 중 Cu족(Pb^{2+}, Bi^{3+}, Cu^{2+}, Cd^{2+})과 Sn족(As^{3+}, Sb^{3+}, Sn^{2+}, Hg^{2+})의 황화물들을 분리하는 원리는 바로 이것을 이용한 것이다. 즉, Na_2S-Na_2S_2 용액에서 구리족의 황화물은 침전으로 남아 있지만 주석족의 황화물은 녹게 된다. 양이온의 계통 분석은 10장을 참조하라.

$(NH_4)_2S$과 $(NH_4)_2S_2$도 각각 Na_2S, Na_2S_2과 비슷한 성질을 가졌기 때문에 이들 금속 황화물들을 분리할 수 있다. 단, 이들 암모늄 화합물은 전리도가 낮기 때문에 HgS를 녹이지는 못한다.

(7) 착이온 형성에 의한 용해

AgCl의 침전은 NH_3, KCN, $Na_2S_2O_3$ 등의 용액에 잘 녹는다. 이것은 AgCl이 미량 전리하여 생성된 Ag^+이 NH_3, CN^-, $S_2O_3^{2-}$ 등과 결합하여 착이온을 형성하므로 결과적으로 $[Ag^+]$가 감소하기 때문이다.

$$Ag^+ + 2NH_3 \rightleftarrows [Ag(NH_3)_2]^+$$
$$Ag^+ + 2CN^- \rightleftarrows [Ag(CN)_2]^-$$
$$2Ag^+ + 3S_2O_3^{2-} \rightleftarrows [Ag_2(S_2O_3)_3]^{4-}$$

많은 화합물이 여러 가지 착이온을 형성하여 물에 녹는다. 앞에서 주석족 황화물이 Na_2S $-Na_2S_2$에 녹는 것도 이러한 예 중의 일부이다. 착화합물에 대해서는 8장에서 좀더 자세히 다루게 된다.

(8) 양쪽성 금속의 수산화물

As, Sb, Sn, Pb, Al, Cr, Zn 등의 원소들은 경우에 따라 산으로 또는 염기로도 작용하는데 이를 **양쪽성 원소**(amphoteric element)라고 한다. 이러한 원소의 수산화물은 산이나 염기에 모두 녹는다. 이것은 이들 화합물이 염기성 용액에서는 산으로 작용하고 산성 용액에서는 염기로 작용하기 때문이다.

예를 들면 Zn^{2+}의 수용액에 NaOH 시액을 조금씩 가하면 먼저 $Zn(OH)_2$의 백색 침전이 형성된다.

$$Zn^{2+} + 2OH^- \rightleftarrows Zn(OH)_2\ (\downarrow)$$

여기에 계속해서 NaOH을 가하면 백색 침전이 다시 녹는다. 이것은 $Zn(OH)_2$이 양쪽성 수산화물이기 때문으로, $Zn(OH)_2$은 산으로는 H_2ZnO_2, 즉, $H^+ + HZnO_2^-$로 생각할 수 있다.

$$\underset{(\text{염기로서})}{Zn^{2+} + 2OH^-} \rightleftarrows [Zn(OH)_2 \equiv H_2ZnO_2] \rightleftarrows \underset{(\text{산으로서})}{H^+ + HZnO_2^-}$$

지금 여기에 OH^-을 과량 가하면 중화 반응에 의하여 $[H^+]$가 감소하고 평형은 오른쪽으로 이동하게 된다. 반대로 산을 가하면 $[OH^-]$가 감소하고 평형은 왼쪽으로 이동하게 된다.

따라서 이 화합물은 산이나 염기에 다 녹게 된다.

$$H_2ZnO_2 + OH^- \rightleftarrows HZnO_2^- + H_2O$$
$$Zn(OH)_2 + 2H^+ \rightleftarrows Zn^{2+} + 2H_2O$$

표 7-4에 양쪽성 수산화물들을 산과 염기의 두 가지 형태로 표시하였다.

표 7-4 양쪽성 수산화물

양이온	산화물	염 기	산	음이온	이 름	
Al^{3+}	Al_2O_3	$Al(OH)_3$	$HAlO_2$	AlO_2^-	알루민산염	aluminate
As^{3+}	As_2O_3	$As(OH)_3$	$HAsO_2$	AsO_2^-	아비산염	arsenite
As^{5+}	As_2O_5	$AsO(OH)_3$	H_3AsO_4	$H_2AsO_4^-$	비산염	arsenate
Cr^{3+}	Cr_2O_3	$Cr(OH)_3$	$HCrO_2$	CrO_2^-	크롬산염	chromate
Pb^{2+}	PbO	$Pb(OH)_2$	H_2PbO_2	$HPbO_2^-$	납산염	plumbate
Sb^{3+}	Sb_2O_3	$Sb(OH)_3$	$HSbO_2$	SbO_2^-	아안티몬산염	antimonite
Sb^{5+}	Sb_2O_5	$SbO(OH)_3$	H_3SbO_4	$H_2SbO_4^-$	안티몬산염	antimonate
Sn^{2+}	SnO	$Sn(OH)_2$	H_2SnO_2	$HSnO_2^-$	아주석산염	stannite
Sn^{4+}	SnO_2	$SnO(OH)_2$	H_2SnO_3	$HSnO_3^-$	주석산염	stannate
Zn^{2+}	ZnO	$Zn(OH)_2$	H_2ZnO_2	$HZnO_2^-$	아연산염	zincate

【예제 7-15】 0.2 M NaOH 용액 중에서 $Pb(OH)_2$의 용해도를 구하라.

$$[H^+][HPbO_2^-]=4.6\times10^{-16}$$

‖풀이‖

$$Pb(OH)_2 + OH^- \rightleftarrows HPbO_2^- + H_2O$$

용해하는 $Pb(OH)_2$의 양은 생성된 $HPbO_2^-$의 양과 같다.

생성된 $HPbO_2^-$의 농도를 s라고 하면,

$$[OH^-]=0.2-s, \qquad [H^+]=K_w/[OH^-]=10^{-14}/(0.2-s)$$

따라서,

$$\frac{10^{-14}}{0.2-s}\times s=4.6\times10^{-16}$$

여기에서 $0.2-s\fallingdotseq0.2$로 하면,

$$s=[HPbO_2^-]=9.2\times10^{-3}\ (mol/L)$$

【예제 7-16】 $Sn(OH)_2$ 0.01 mol을 물에 완전히 녹여 1 L로 하기 위해서는 KOH이 얼마나 필요할지를 구하라.

▌풀이▌ $Sn(OH)_2 + OH^- \rightleftarrows HSnO_2^- + H_2O$

$[H^+][HSnO_2^-] = 3.8 \times 10^{-15}$

여기에서 $[HSnO_2^-] = 0.01$이어야 하므로,

$[H^+] = 3.8 \times 10^{-13}$

$[OH^-] = K_w/[H^+] = 0.0264$

이 농도는 $Sn(OH)_2$가 용해한 후 남아 있어야 할 농도이다. $Sn(OH)_2$를 용해시키는 데 0.01 mol이 필요하므로, 전체 필요한 KOH의 양은 0.026+0.01=0.036 mol이다.

7-3 콜로이드

이제까지 우리는 1 nm($=10^{-9}$ m) 이하의 크기의 분자 또는 이온이 용매 중에 균질하게 분산되어 있는 **참용액**(또는 **진용액**; 眞溶液, true solution)을 다루었다. 이러한 참용액을 이루고 있는 분자 또는 이온은 현미경으로 보이지도 않을 뿐만 아니라 여과에 의해 분리할 수도 없다. 용액 중에는 이러한 진용액 외에도 상당히 큰 입자(대개 1000 nm 이상)가 액체 속에 불균일하게 분산되어 있는 혼탁액이 있는데 혼탁액 중에 분산되어 있는 입자는 현미경으로 쉽게 관찰이 가능하고 일반 여과지를 통하여 여과 분리할 수 있다. 흙탕물 같은 것이 좋은 예이다.

한편 이 두 가지 액의 중간 정도의 미세한 입자(대개 1~100 nm)가 용매 중에 분산되어 있으면 혼탁액과는 달리 방치해도 침전이 생기지 않고 일반 여과지는 통과하나 특수 여과지는 통과하지 못하는 분산계가 존재하는데 이를 **콜로이드** 용액이라고 한다.

(1) 친액 콜로이드

콜로이드 입자가 분산되어 있는 용매와 친화력이 큰 콜로이드를 **친액**(親液) **콜로이드**(lyophilic colloid)라고 한다. 친액 콜로이드는 다시 **친수**(親水, hydrophilic) **콜로이드**와 **친유**(親油, lipophilic) **콜로이드**로 나눌 수 있다. 알부민과 같은 단백질이나 젤라틴, 전분, 아교, 한천 등의 수용액은 친수 콜로이드의 예이며, 고무(rubber), 폴리스티렌(polystyrene) 등의 유기 용매 용액은 친유 콜로이드의 예로 친액 콜로이드는 주로 고분자 물질이 만든다.

친액 콜로이드는 용매와 친화력이 크기 때문에 단순히 용매에 녹여 주는 것만으로도 콜로이드가 쉽게 형성되며 주로 용매화에 의하여 안정화되어 있다. 따라서 소량의 전해질 용

액을 가하더라도 비교적 안정하다. 친수 콜로이드에 다량의 전해질을 가하면 콜로이드 입자의 표면에 흡착되어 있던 물 분자가 떨어져 나가 콜로이드 입자가 서로 엉기는 엉김(coagulation) 현상에 의하여 침전이 형성된다. 이처럼 친수 콜로이드 용액에 다량의 전해질을 가할 때 콜로이드 입자가 침전하는 현상을 염석(鹽析, salting out)이라고 한다.

친액 콜로이드는 낮은 농도에서는 유동성이 있는 졸(sol) 상태이지만 농도가 높아지면 점성이 점차 증가하여 이윽고 반고형의 겔(gel) 상태로 된다.

(2) 소액 콜로이드

분산매에 친화력이 적은 입자가 콜로이드를 이루고 있는 경우를 소액(疎液) 콜로이드(lyophobic colloid)라고 한다. 소액 콜로이드는 주로 무기 화합물의 입자가 물에 분산되어 생성되는데 Au, Ag, S, As_2S_3, AgI, $Al(OH)_3$, $Fe(OH)_3$, 먹물 등이 그 예이다.

친액 콜로이드와는 달리 소액 콜로이드는 단순히 용매에 분산질을 녹여 주는 것만으로는 콜로이드가 생성되지 않기 때문에 특별한 방법을 사용해야 한다. 여기에는 콜로이드보다 큰 입자를 더욱 작게 하여 콜로이드 입자의 크기로 만드는 방법과, 콜로이드 입자보다 더 작은 입자를 만든 뒤 용액을 농축하여 입자를 응집시켜 콜로이드의 입자 크기로 만드는 방법이 있다.

입자를 작게 분산시켜 콜로이드를 만드는 방법에는 초음파를 사용하는 방법, 전기적인 아크(arc)를 사용하는 방법 등이 있다. 또한 입자를 응집 또는 농축시켜 콜로이드를 만드는 방법에는 매우 높은 농도의 과포화 용액을 만들어 입자가 응집되도록 하는 방법과 산화, 환원, 가수분해 등의 화학반응을 이용하여 콜로이드 입자가 생성되도록 하는 방법이 있다.

소액 콜로이드는 입자들이 정전기적 반발력에 의해 안정화되어 있기 때문에 전해질을 가하면 입자들의 정전기가 소멸되어 쉽게 엉김이 일어난다. 소액 콜로이드는 친액 콜로이드처럼 점성이 크지 않다.

표 7-5 콜로이드 입자의 전하

음성 콜로이드	Au, Ag, Pt, As_2S_3, PbS, CdS, CuS 등 금속 황화물, AgCl, AgI, Se, Te, 점토, 유리 등
양성 콜로이드	$Fe(OH)_3$, $Al(OH)_3$, $Cr(OH)_3$, $Cu(OH)_2$, $Zn(OH)_2$ 등의 수산화물, 염기성 색소, 한천, 헤모글로빈 등

(3) 회합 콜로이드

계면활성제와 같은 분자는 한 분자 내에 친수성인 부분과 친유성인 부분이 공존한다. 이것을 물에 녹이면 낮은 농도에서는 개개의 분자가 물에 균질하게 분포되어 **참용액**(true solution)이 되지만 농도가 점점 높아져 어느 특정한 농도 이상이 되면 여러 개의 분자가 응집되어 미셀(micelle)이 형성된다. 이 미셀의 크기는 5 nm 정도이기 때문에 콜로이드 용액이 되는데 이렇게 하여 생성된 콜로이드를 **회합 콜로이드**(association colloid) 또는 단순히 미셀이라고 한다. 이때 미셀이 형성되기 시작하는 농도를 **임계미셀농도**(c.m.c.; critical micelle concentration)라고 한다.

수용액 중에서 계면활성제는 비극성인 부분이 미셀의 안쪽이 되고 극성인 부분이 미셀의 바깥 부분이 되도록 응집한다. 비극성의 유기 용매 중에서도 미셀이 형성된다. 그러나 이때는 물에서와는 반대로 극성인 부분이 미셀의 안쪽으로 향하고 비극성인 부분이 바깥을 향하게 되는데 이것을 **역상 미셀**(reversed micelle)[7]이라고 한다.

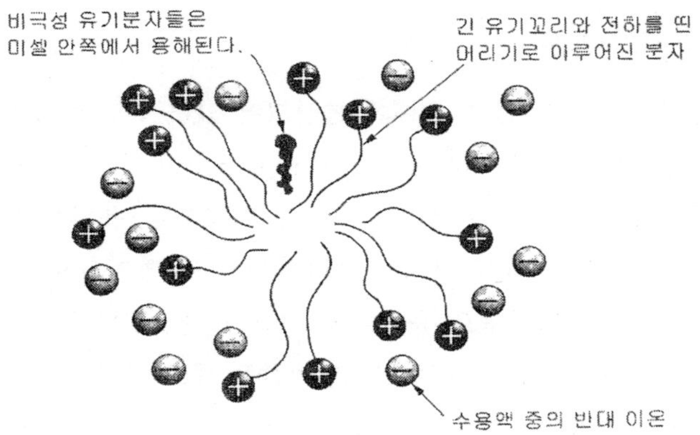

그림 7-1 미 셀

(4) 콜로이드의 특성

콜로이드 용액에 어두운 배경에서 좁은 범위의 강한 빛을 쪼여 주고 이것을 현미경으로 관찰하면 콜로이드 입자에 의해서 빛이 산란되어 반짝이는 것을 볼 수 있는데 이것을 **틴들**(Tyndall) **현상** 또는 **패러데이-틴들**(Faraday-Tyndall) **현상**이라고 한다. 틴들 현상은 콜로이드 입자가 입사된 빛의 파장에 비해 충분히 크기 때문에 빛이 투과되지 못하고 콜로이드 입자에 부딪쳐 산란되기 때문에 일어난다.

이 반짝이는 빛은 불규칙한 직선 운동을 하고 있는데 이것을 **브라운 운동**(Brownian motion)이라고 한다. 콜로이드 입자가 브라운 운동을 하는 이유는 다음과 같이 설명한다.

7) 순상과 역상 : 미셀의 외부가 극성이면 순상(normal phase), 외부가 비극성이면 역상(reverse phase)이다.

용매 분자는 격렬한 운동을 하고 있으며 이로 인하여 콜로이드 입자는 용매 분자와 충돌한다. 이때 입자의 크기가 충분히 크면 용매 분자가 모든 방향에서 충돌하는 확률이 같으므로 그 힘이 균형되어 입자는 거의 움직이지 않는다. 그러나 입자의 크기가 매우 작으면 그 힘이 균형되지 못하여 불규칙한 브라운 운동을 하게 된다. 이러한 현상을 관찰하기 쉽게 고안된 현미경이 한외 현미경(ultra-microscope)이다. 일반적으로 친액 콜로이드는 콜로이드 입자와 용매의 굴절률의 차이가 거의 없으므로 틴들 현상이 나타나지 않는다.

콜로이드 입자는 일반 여과지는 통과하나 한외 여과막(限外濾過膜, ultra-filtration membrane)[8]이나 다이알리시스막(dialysis membrane, 투석막)은 통과하지 못하므로 이를 이용하여 콜로이드 입자를 분리할 수 있다. 콜로이드 입자는 매우 미세하기 때문에 단위중량당 표면적이 매우 크다.

(5) 콜로이드의 엉김과 해교

콜로이드 입자가 침전이 되지 않고 용매에 분산되어 있는 원인은 크게 두 가지로 용매화(solvation) 현상과 정전기적 반발력(electrostatic repulsion)이다. 용매화는 콜로이드 입자와 용매가 친화력이 커서 입자 주변을 용매가 둘러싸는 현상으로, 용매화가 일어나면 콜로이드 입자끼리의 접촉이 억제되어 입자의 크기가 증가하는 것이 방지되고, 이로 인하여 침전 형성이 억제된다. 친액 콜로이드는 주로 용매화에 의하여 안정화된다.

한편 용매와 친화력이 적은 소액 콜로이드 입자들은 주로 정전기적 반발력에 의하여 안정화된다. 즉, 콜로이드 입자들이 같은 부호의 정전기를 띄고 있어 서로 반발하기 때문에 입자끼리의 접촉이 방해되어 콜로이드가 안정화된다.

콜로이드 용액에서 입자끼리 서로 충돌하여 합쳐지면 입자가 점점 크게 되고 마침내 입자가 침전하는 엉김(또는 응결; 凝結, coagulation) 현상이 나타난다. 소액 콜로이드에 전해질을 가하면 입자는 입자와 반대의 전하를 띄고 있는 이온에 의해 정전기가 소멸되게 된다. 그 결과 입자끼리의 접근이 쉬워지게 되어 엉김이 일어나 침전이 생성되게 된다. 이때 $Fe(OH)_3$과 같이 양전하를 띠고 있는 콜로이드는 음이온의 원자가가 클수록 낮은 이온농도에서도 쉽게 엉김이 일어난다. As_2S_3와 같이 음전하를 띄고 있는 콜로이드는 양이온의 원자가가 클수록 낮은 이온 농도에서도 쉽게 엉김이 일어난다. 예를 들면 음성 소수 콜로이드

---

8) 한외 여과 : 대개 콜로이드 입자의 크기는 1~100 nm이기 때문에 일반적인 여과지(1000~4000 nm)를 통과한다. 한외 여과를 하기 위해서는 한외 여과막을 만들어야 하는데 이의 대표적인 제법은 다음과 같다. 뷔흐너 깔때기(Büchner funnel)에 거름종이를 깔고 물로 적신 다음 여기에 콜로디온(collodion; 니트로셀룰로오스를 에탄올과 에테르의 혼액에 녹여 2~4% 용액으로 한 것)을 붓고 건조한 후 물로 씻는다. 이렇게 하여 만들어진 한외 여과막은 콜로이드 입자를 분리할 수 있다.

용액에 Na^+, Ca^{2+}, Al^{3+} 등을 가하는 경우, 엉김 효과는 $Al^{3+} > Ca^{2+} > Na^+$의 순이 된다.

일단 엉김이 일어나 침전된 콜로이드 입자가 다시 분산되어 콜로이드가 되는 현상을 해교(解膠, 콜로이드화)라고 한다.

침전반응을 이용하여 분석을 하고자 할 때 콜로이드가 생성되면 좋지 않은 경우가 많다. 따라서 엉김 현상을 이용하여 콜로이드 입자를 침전시킬 필요가 있다. 엉김은 자연히 일어날 때도 있으나 가열, 냉동, 진탕이나 시약의 첨가 등을 하는 것이 보통이다. 소액 콜로이드는 소량의 전해질을 가하는 것만으로도 쉽게 엉김이 일어나지만 친액 콜로이드는 다량의 전해질을 필요로 한다.

소액 콜로이드에 친액 콜로이드를 가한 것을 보호 콜로이드(protecting colloid)라고 하는데 보호 콜로이드는 엉김이 잘 일어나지 않는다. 따라서 무기물의 침전을 만들 때는 적당한 전처리를 하여 혼재하는 유기물을 제거하여 보호 콜로이드가 생성되는 것을 막을 필요가 있다.

- **학습과제** : Electrophoresis에 대해 조사해 보자.

◇◇ 연습문제 ◇◇

7-1. 유발침전을 설명하라.

7-2. colloid의 종류와 특성을 말하라.

7-3. stabilization of colloid란 무엇인지 설명하라.

7-4. 0.01 M K_2CrO_4 용액 중에서의 Hg_2CrO_4의 몰 용해도(s)를 계산하라.
Hg_2CrO_4, $K_{sp}=2.0\times10^{-9}$

답 2.24×10^{-4} mol/L

7-5. 용해도가 1.7×10^{-7} mol/L인 $Pb_3(PO_4)_2$의 K_{sp}를 구하라.

답 1.53×10^{-32}

7-6. $Fe(OH)_2$의 몰 용해도는 2.0×10^{-5} mol/L이다. $Fe(OH)_2$의 K_{sp}를 구하라.

7-7. pH를 3.0으로 유지한 용액에서 ZnC_2O_4의 몰 용해도를 계산하라.
ZnC_2O_4 : $K_{sp}=7.5\times10^{-9}$
$H_2C_2O_4$: $K_1=5.6\times10^{-2}$, $K_2=5.4\times10^{-5}$

답 3.9×10^{-4} mol/L

7-8. 난용성염 $R_3NH^+Br^-$의 몰 용해도를 계산하라.

$$R_3NH^+Br^-_{(s)} \rightleftarrows R_3NH^+ + Br^- \qquad K_{sp}=4.0\times10^{-8}$$
$$R_3NH^+ \rightleftarrows R_3N + H^+ \qquad K_a=2.3\times10^{-9}$$

답 2.0×10^{-4} mol/L

7-9. calcium oxalate는 물에 녹아 Ca^{2+}과 $C_2O_4^{2-}$으로 해리되는데 이때 $C_2O_4^{2-}$은 다음과 같이 가수분해되어 실제 물에 녹아 있는 oxalate는 $H_2C_2O_4$, $HC_2O_4^-$, $C_2O_4^{2-}$의 세 가지 형태가 된다. pH=4인 용액에서 CaC_2O_4의 몰 용해도를 구하라.
단, $H_2C_2O_4$: $K_1=6.0\times10^{-2}$, $K_2=6.0\times10^{-5}$, CaC_2O_4의 $K_{sp}=2.0\times10^{-9}$

$$C_2O_4^{2-} + H_2O \rightleftarrows HC_2O_4^- + OH^-$$
$$HC_2O_4^- + H_2O \rightleftarrows H_2C_2O_4 + OH^-$$

답 7.3×10^{-5} mol/L

7-10. pH가 9인 용액에서 난용성염 $R_3NH^+Br^-$의 포화수용액 중의 Br^-의 농도를 구하라. 단,

$R_3NH^+Br^-$: $K_{sp}=4.0\times10^{-8}$, R_3NH^+ : $K_a=2.0\times10^{-9}$

답 3.46×10^{-4} mol/L

7-11. 0.01 M KI 용액 중에서의 PbI_2의 몰 용해도를 구하라.

답 PbI_2 : $K_{sp}=8.7\times10^{-9}$, 8.7×10^{-5} mol/L

7-12. PbF_2(MW=245.2)은 물 500 mL에 257.5 mg 녹는다. PbF_2의 용해도곱을 구하라.

7-13. 0.05 M $AgNO_3$ 수용액 중에서 Ag_2CrO_4의 몰 용해도 s를 구하라.
단, $K_{sp}(Ag_2CrO_4)=1.9\times10^{-12}$

7-14. pH=3인 용액 중에서 CaF_2의 몰 용해도(s)를 구하라.
단, CaF_2 : $K_{sp}=3.9\times10^{-11}$
HF : $K_a=6.7\times10^{-4}$

답 3.90×10^{-4} mol/L

7-15. $[Cl^-]=0.01\,M$, $[Br^-]=0.0001\,M$인 용액 중에 0.01 M $AgNO_3$ 용액을 서서히 가할 때 AgCl의 침전이 시작되는 순간의 Br^-의 농도를 구하라.
AgCl : $K_{sp}=1.8\times10^{-10}$, AgBr : $K_{sp}=5.0\times10^{-13}$

답 2.78×10^{-5} mol/L

7-16. Br^-와 I^-가 각각 $10^{-3}\,M$인 용액에 $Pb(NO_3)_2$를 가할 때
1) 어떤 침전이 먼저 생성하는가 ?
2) 두 종류의 침전이 같이 생성되기 시작할 때의 용액중의 Pb^{2+}의 농도를 구하라. 단, 용액의 부피에는 변화가 없는 것으로 한다.
PbI_2 : $K_{sp}=8.0\times10^{-9}$, $PbBr_2$: $K_{sp}=2.0\times10^{-6}$

7-17. 0.01 mol의 KI과 0.01 mol의 NaCl을 물에 녹여 1 L로 한 용액에 $AgNO_3$을 가하여 Cl^-은 침전되지 않고 I^-만 최대한 침전이 형성되도록 하였다. 남은 용액 중의 I^-의 농도를 구하라.
$K_{sp(AgI)}=1.1\times10^{-16}$, $K_{sp(AgCl)}=1.1\times10^{-10}$

답 $1.0\times10^{-8}\,M$

7-18. Ag_2CrO_4 포화 용액에 고체 $AgNO_3$을 가하여 그 농도가 0.01 M이 되도록 하였다. 이 용액중의 CrO_4^{2-}의 농도를 구하라.
Ag_2CrO_4 : $K_{sp}=1.9\times10^{-12}$

답 $1.9\times10^{-8}\,M$

7-19. Ag_2CrO_4 포화 수용액 1 L에 고체 $AgNO_3$를 가해 그 농도가 0.05 *M*이 되게 했을 때, 수용액 중에 침전되지 않고 남아 있는 Ag_2CrO_4은 원래 녹아 있던 양의 몇 %인지 구하라.

Ag_2CrO_4 : $K_{sp}=1.9\times10^{-12}$

답 9.7×10^{-4}%

7-20. 0.1 *M* K_2CrO_4 용액에 Ag_2CrO_4를 포화시켰다. 용액 중의 $[Ag^+]$ 농도를 구하라.

Ag_2CrO_4 : $K_{sp}=1.9\times10^{-12}$

7-21. 50 mL 중에 K_2CrO_4 0.002 mol과 NaCl 0.005 mol을 함유한 용액에 $AgNO_3$을 가하여 Ag_2CrO_4이 막 침전되기 시작하였다. 이때 용액 중의 Cl^-의 농도를 구하라(단, 부피 변화는 없는 것으로 한다).

AgCl : $K_{sp}=1.8\times10^{-10}$, Ag_2CrO_4 : $K_{sp}=1.9\times10^{-12}$

답 3.28×10^{-5} *M*

7-22. 0.05 *M* $AgNO_3$ 수용액 중에서 Ag_2CrO_4의 몰 용해도 *s*를 구하라.

단, Ag_2CrO_4 : $K_{sp}=1.9\times10^{-12}$

7-23. H_2S에 의한 양이온 계통분석법에서 1-5족을 분리하는 원리를 설명하라.

7-24. 0.1 *M* H_2S 수용액 중의 $[S^{2-}]$의 농도를 구하라.

H_2S : $K_1=9.0\times10^{-8}$, $K_2=1.2\times10^{-15}$

7-25. $[Pb^{2+}]=[Zn^{2+}]=10^{-4}$ mol/L 인 용액이 있다. 이 용액에 H_2S 기체를 통과시켜 Pb만을 최대한 침전시키고자 한다. 수소이온농도를 어떻게 해주어야 하는지를 구하라.

PbS : $K_{sp}=4.0\times10^{-28}$, ZnS : $K_{sp}=1.0\times10^{-23}$

7-26. Cu^{2+}, Pb^{2+}, Fe^{2+} 이온이 각각 10^{-4} *M* 존재하는 용액이 있다. pH=2에서 H_2S 기체를 포화시켜 침전을 생성시킨 후, 용액 중에 남아 있는 각 금속이온의 농도를 구하라.

$H_2S \rightleftarrows 2H^+ + S^{2-}$: $K_a=1.0\times10^{-22}$, H_2S의 포화농도 : $[H_2S]=0.1$

CuS : $K_{sp}=8.5\times10^{-45}$, PbS : $K_{sp}=4.2\times10^{-28}$, FeS : $K_{sp}=1.5\times10^{-19}$

답 $[Cu^{2+}]=8.5\times10^{-26}$ *M*, $[Pb^{2+}]=4.2\times10^{-9}$ *M*, $[Fe^{2+}]=10^{-4}$ *M*

7-27. $[Zn^{2+}]=0.1$ *M*인 용액에 H_2S 기체를 포화시켜 99.99% 이상의 $[Zn^{2+}]$를 침전시키려 할 때, 수소이온농도를 얼마로 해주어야 하는지를 구하라.

7-28. 0.1 *M* HCl 용액 중에 $[Cu^{2+}]$가 0.01 *M*, $[Fe^{2+}]$가 0.01 *M*이다. 여기에 H_2S 기체를 포화시켰을 때 용액 중에 남아 있는 $[Cu^{2+}]$와 $[Fe^{2+}]$를 구하라.

CuS : $K_{sp}=8.5\times10^{-45}$, FeS : $K_{sp}=1.5\times10^{-19}$

$[H^+]^2[S^{2-}]=1.0\times10^{-23}$

답 $[Cu^{2+}]=8.0\times10^{-24}$, $[Fe^{2+}]=10^{-2}$

7-29. 1 L에 10 mg의 Cd^{2+}를 함유하는 물에 H_2S 기체를 통과시켜도 CdS의 침전이 생성되지 않게 하려면 H^+ 농도를 얼마 이상으로 해야 하는지를 구하라.

단, Cd=112.4, CdS : $K_{sp}=3.6\times10^{-29}$, H_2S : $K_a=1\times10^{-22}$

7-30. $CuSO_4$, $PbSO_4$, $ZnSO_4$ 각각 10^{-4} mol을 물 1 L에 녹이고 이 용액에 H_2S 기체를 포화시켰다. 용액 중에 남아 있을 각 금속이온의 농도를 구하라. 단, 용액의 $[H^+]=0.32M$, H_2S의 포화농도는 0.1 M 이다.

H_2S : $K_1=9.1\times10^{-8}$, $K_2=1.1\times10^{-15}$

CuS : $K_{sp}=8.5\times10^{-45}$, PbS : $K_{sp}=4.2\times10^{-28}$, ZnS : $K_{sp}=1.2\times10^{-23}$

7-31. $[Cd^{2+}]=[Zn^{2+}]=0.02\,M$, $[H^+]=0.01\,M$인 용액에 H_2S 기체를 충분히 통과시켜 주었다. 평형 상태에서 용액 중에 존재하는 S^{2-}, Cd^{2+}, Zn^{2+}의 농도를 구하라.

$H_2S \rightleftarrows 2H^+ + S^{2-}$: $K_a=1.2\times10^{-22}$

CdS : $K_{sp}=3.6\times10^{-29}$, ZnS : $K_{sp}=1.2\times10^{-23}$

답 $[Cd^{2+}]=3.0\times10^{-10}\,M$, $[Zn^{2+}]=0.02\,M$

7-32. $[Cd^{2+}]$와 $[Zn^{2+}]$가 각각 $10^{-5}\,M$인 용액이 있다. 여기에 H_2S 기체를 통과시켜 Cd^{2+}만을 최대한 침전시키고자 할 때, 용액의 pH는 얼마로 해야 하겠는가? 또 Cd^{2+}만을 최대로 침전시키고 난 용액 중의 Cd^{2+}의 농도를 구하라.

단, CdS : $K_{sp}=3.6\times10^{-29}$, ZnS : $K_{sp}=1.2\times10^{-23}$

H_2S : $K_a=1.0\times10^{-22}$, H_2S 포화용액 중 $[H_2S]=0.1\,M$

답 pH=2.54, $[Cd^{2+}]=3.0\times10^{-11}$

7-33. 위의 계산은 Cd^{2+}이나 Zn^{2+}의 두 이온을 분리할 수 있는 가능성을 보여 주는 것이지만 실제는 이러한 계산대로 분리가 되지 않을 수도 있다. 어떠한 경우인지를 설명하고 이러한 경우를 방지할 수 있는 방법을 설명하라.

7-34. $PbSO_4$과 $ZnSO_4$이 각각 10^{-3} mol이 녹아 있는 pH=7인 용액에 H_2S를 포화시켰다. 용액 중에 남아 있는 Pb^{2+}과 Zn^{2+}의 농도를 구하라.

단, $H_2S \rightleftarrows 2H^+ + S^{2-}$: $K_a=1.0\times10^{-22}$, H_2S의 포화농도는 0.1 M,

PbS : $K_{sp}=4.2\times10^{-28}$, ZnS : $K_{sp}=1.2\times10^{-23}$

7-35. $10^{-3}\,M$의 $MgCl_2$ 용액 1 L에 NaOH을 가해 99% 이상의 Mg^{2+}을 침전시키려고

한다. 가해 주어야 할 NaOH의 양(mg)을 구하라.

$Mg(OH)_2$: K_{sp} = 3.4×10^{-11}

답 3.84×10^{-3} mol=153.6 mg 이상

7-36. 용액 100 mL에 Fe^{3+} 56 mg이 녹아 있다. 여기에 NaOH 200 mg을 가했을 때, 침전하지 않고 남아 있는 Fe^{3+}의 양을 구하라.

Fe=56, $Fe(OH)_3$: $K_{sp}=4.0\times10^{-38}$

답 $[Fe^{3+}]=5.0\times10^{-31}$, Fe^{3+}의 양은 2.8×10^{-30} g

7-37. 활동도를 이용하여 $Mn(OH)_2$로 포화된 0.025 *M* $CaCl_2$ 용액 중의 OH^-의 농도를 구하라.

$Mn(OH)_2$: $K_{sp}=1.6\times10^{-13}$

표 7-6 활동도 계수표

이온 \ 이온세기	0.001	0.005	0.01	0.05	0.1
Mn^{2+}, Ca^{2+}	0.870	0.749	0.675	0.485	0.405
OH^-	0.964	0.926	0.900	0.810	0.760
Cl^-	0.964	0.925	0.899	0.805	0.755

답 1.05×10^{-4} *M*

7-38. $PbSO_4$이 진한 황산에는 녹는 이유를 설명하라.

7-39. 0.06 *M* KSCN 용액에 AgSCN을 포화시켰다. 활동도를 고려하여 이 용액 중의 $[Ag^+]$를 구하라. AgSCN : $K_{sp}=1.1\times10^{-12}$

표 7-7

ionic strength	0.01	0.05	0.1
Ag^+의 활동도계수	0.90	0.80	0.75
SCN^-의 활동도계수	0.90	0.81	0.76

답 2.9×10^{-11} *M*

7-40. SnS은 Na_2S에 의해서는 녹지 않으나 Na_2S_2에 의해서는 녹는다. 그 이유를 설명하라.

7-41. pH=5인 용액에서 BaC_2O_4의 몰 용해도를 구하라.

$H_2C_2O_4$: $K_1=6.0\times10^{-2}$, $K_2=6.0\times10^{-5}$

BaC_2O_4 : $K_{sp}=2.0\times10^{-9}$

답 $s=1.41\times10^{-3}$ mol/L

제 8 장

착화합물

8-1 복염과 착염

명반(明礬; 또는 백반; 白礬, alum; potassium aluminum sulfate)은 K_2SO_4 1분자와 $Al_2(SO_4)_3$ 1분자가 결합하여 생긴 결정성 화합물로 $KAl(SO_4)_2 \cdot 12H_2O$의 일정한 조성을 가지고 있다. 이 화합물을 물에 녹이면 해리하여 K^+, Al^{3+}, SO_4^{2-}가 생겨 마치 K_2SO_4와 $Al_2(SO_4)_3$ 용액을 섞어 놓은 것과 같다. 따라서 백반은 결정으로서는 K_2SO_4과 $Al_2(SO_4)_3$이 1 : 1의 비로 되어 있는 일정한 화합물이지만 용액 중에서는 이 두 가지 화합물이 결합하여 있다고는 생각할 수 없다.

$$K_2SO_4 + Al_2(SO_4)_3 \rightarrow 2KAl(SO_4)_2$$
$$KAl(SO_4)_2 \rightleftarrows K^+ + Al^{3+} + 2SO_4^{2-}$$

백반처럼 복잡한 고차 화합물이면서 용액에서는 간단한 성분 이온으로 전리하는 화합물을 복염(複鹽, double salt)이라고 한다.

한편 황혈염인 $K_4Fe(CN)_6$은 4분자의 KCN과 1분자의 $Fe(CN)_2$이 결합하여 생성된 화합물처럼 보인다. 그러나 이것을 물에 녹이면 Fe^{2+}이나 CN^-은 거의 검출되지 않고, K^+과 복잡한 새로운 이온인 $Fe(CN)_6^{4-}$으로 전리한다.

$$4KCN + Fe(CN)_2 \rightarrow K_4Fe(CN)_6$$
$$K_4Fe(CN)_6 \rightleftarrows 4K^+ + Fe(CN)_6^{4-}$$

적혈염(赤血鹽)
$K_3Fe(CN)_6$
red prussiate of potash
potassium ferricyanide

황혈염(黃血鹽)
$K_4Fe(CN)_6$
yellow prussiate of potash
potassium ferrocyanide

이 $Fe(CN)_6^{4-}$과 같은 복잡한 새로운 이온을 착이온이라 하고, 착이온이 생성되는 화합물을 착화합물(錯화합물; complex) 또는 착염(錯鹽)이라고 한다.

우리가 보통 Cu^{2+}, Ca^{2+}, Al^{3+}이라고 표시하는 것도 실제 용액 중에서는 $[Cu(OH_2)_4]^{2+}$, $[Ca(OH_2)_6]^{2+}$, $[Al(OH_2)_6]^{3+}$ 등과 같이 물과 결합한 착이온(aquo complex)으로 존재한다.

8-2 착화합물

착화합물(complex)은 말 그대로 복잡한 화합물로 전자쌍 주게(electron pair donor)로 작용하는 배위자(配位子, ligand)가 전자쌍 받게(electron pair acceptor)로 작용하는 금속이온과 반응하여 생성되는 배위 화합물(coordinated compound)이다. 이때 배위자는 비공유 전자쌍(lone pair electron)을 가지고 있는 화합물로 루이스의 염기(Lewis base)에 해당하고 금속이온은 전자를 받을 수 있는 빈 전자각(vacant orbital)을 가지고 있는 화합물로 루이스의 산(Lewis acid)에 해당한다. 따라서 착화합물은 배위자와 금속이온이 산-염기 중화반응에 의하여 생성된 배위 화합물이라고 할 수 있다.

실제 주기율표에 나타나는 대부분의 금속 원소는 전자 받게로 작용하여 배위결합을 할 수 있다. 전자 주게로 작용할 수 있는 원소는 주로 비금속성이 강한 5, 6족 원소로 특히 N, O, S 등의 원소가 쉽게 전자 주게로 작용한다. 전자 주게로 작용하는 원자를 가진 분자 또는 이온을 배위자(配位子, ligand)라고 하는데 많은 유기·무기 화합물이 배위자로 작용한다. 배위자로 작용하는 주요 무기 화합물은 H_2O, NH_3, Cl^-, CN^-, NO_3^-, SO_4^{2-}, NO_2^-, OH^-, CO_3^{2-}, O^{2-} 등이다.

표 8-1

Ligand	Metal
electron pair donor lone pair electron Lewis base	electron pair acceptor vacant orbital Lewis acid

8-3 배위설

착화합물을 설명하는 데 가장 중요한 배위설은 1893년 Werner에 의해 발표되었다. Werner는 여러 가지 금속의 암모니아 착화합물을 많이 연구하였다. 그 중에서 코발트의 착화합물은 성질이 서로 다른 몇 가지의 이성체로 존재하는데, 그 색깔이 다양하며 매우 아름답다. 코발트의 착화합물에 $AgNO_3$을 가하면 각 이성질체에 따라 침전되는 AgCl의 양이 서로 다르고, 상온에서 NaOH 용액을 가하면 일반 암모니아 염과는 달리 NH_3 기체가 발생되지 않는다. Werner는 AgCl으로 침전되지 않는 Cl 원자와 NaOH에 의해 암모니아 기체로 변하지 않는 암모니아 분자는 모두 Co와 매우 가깝게 결합되어 있다고 설명하였다. Werner는 금속과 가까운 이온 또는 분자를 [ ] 안에 쓰는 방법을 고안하였는데, 일반적으로 [ ] 안에 있는 원자나 이온은 따로 이온화하지 않고 [ ] 밖의 것만 이온화한다. [ ] 안의 원자, 분자, 또는 작용기를 배위자(ligand)라 하고 배위자의 수를 배위수(配位數, coordination number)라고 한다.

> "어느 날 새벽 2시 Werner는 잠에서 깨어 오랫동안 그의 머리 속에 자리잡고 있던 숙제를 풀기 시작했다. 그리하여 그날 오후 5시경에는 그의 배위설의 주요 골격을 완성하였다. 그의 나이 26세 때의 일이었다."
> Werner(1866~1919)는 분자내 원자의 결합을 연구하고 무기화학의 신분야를 개척한 공로로 1913년 노벨상을 수상하였다.

표 8-2 코발트 염화물의 종류 및 성질

Name	Formula	$+AgNO_3$	Formula	Color
luteo-salt	$CoCl_3 \cdot 6NH_3$	3AgCl↓	$[Co(NH_3)_6]Cl_3$	yellow
purpureo-salt	$CoCl_3 \cdot 5NH_3$	2AgCl↓	$[Co(NH_3)_5Cl]Cl_2$	red-purple
praseo-salt	$CoCl_3 \cdot 4NH_3$	1AgCl↓	*trans*-$[Co(NH_3)_4Cl_2]Cl$	green
violeo-salt	$CoCl_3 \cdot 4NH_3$	1AgCl↓	*cis*-$[Co(NH_3)_4Cl_2]Cl$	purple
roseo-salt	$CoCl_3 \cdot 5NH_3 \cdot H_2O$	3AgCl↓	$[Co(NH_3)5H_2O]Cl_3$	red

Werner의 배위설(coordination theory)은 다음의 세 가지로 요약할 수 있는데 가장 중요한 것은 부원자가의 개념을 도입한 것이다.

가) 금속이온은 주원자가(principal valence)와 부원자가(auxilliary valence)의 두 종의 원자가가 있다. 주원자가는 이온결합으로 이루어져 있고 부원자가는 배위결합으로 이루어져 있다. 예를 들면 위의 luteo-salt의 6개의 암모니아는 모두 부원자가에 의한 결합을 하고 있고 3개의 염소 원자는 모두 주원자가에 의한 결합을 하고 있다. 따라서 luteo-salt의 3개

의 염소는 모두 이온화된다. 한편 purpureo-salt의 경우, 3개의 염소 중 2개는 주원자가 결합을 하고 있으나, 나머지 1개는 부원자가 결합을 하고 있으므로 이온성이 없다. 따라서 purpureo-salt는 물에 녹였을 때 2개의 염소만이 이온화된다.

나) 금속 이온과 결합하는 배위자의 수, 즉 배위수는 각각의 금속 이온에 따라 일정하고 금속 이온은 이 배위수를 채우려고 하는 경향이 있다. $[Cr(NH_3)_6]Cl_3$를 가열하여 암모니아 한 분자를 축출하면 Cr^{3+}의 배위수 6 중 하나가 모자라게 되어 염소 원자 하나가 이온성을 상실하면서 모자란 배위수를 채워 $[Cr(NH_3)_5Cl]Cl_2$가 된다.

다) 부원자가에는 입체적으로 일정한 방향성이 있어 금속에 배위자가 결합하는 형태는 공간적으로 일정하다. 예를 들면 $[Ag(NH_3)_2]^+$는 $[H_3N{:}Ag{:}NH_3]^+$의 직선 구조를 가지며 $[Ag(H_2O)_2]^+$, $[Ag(CN)_2]^-$도 마찬가지로 직선 구조를 갖는다. Cu^{2+}, Pt^{2+}, Zn^{2+}, Al^{3+} 등은 배위수가 4인 금속인데 Cu^{2+}, Pt^{2+}는 정사각형의 중심에 금속 원자가 위치하고 4개의 꼭지점에 배위자가 결합하는 평면사각형의 모양을 하고 있으며, Zn^{2+}, Al^{3+}는 정사면체의 중심에 금속 원자가 위치하고 4개의 꼭지점에 배위자가 결합하는 정사면체형을 하고 있다. 배위수가 6인 Co^{3+}의 경우 정팔면체의 중심에 금속이 위치하고 각각의 꼭지점에 배위자가 하나

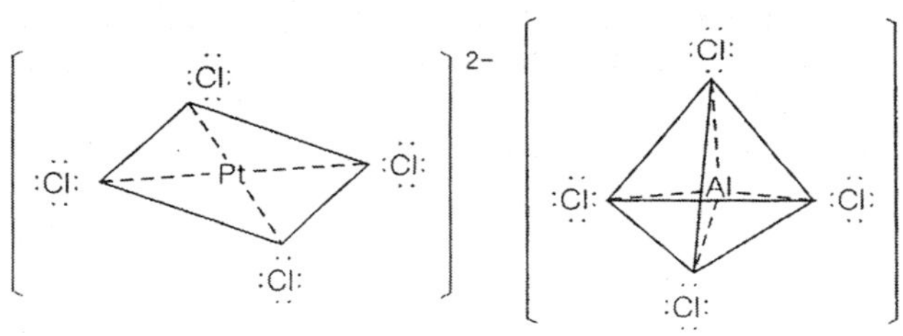

$[PtCl_4]^{-2}$ $[AlCl_4]^-$

그림 8-1 4배위 금속 착화합물의 구조

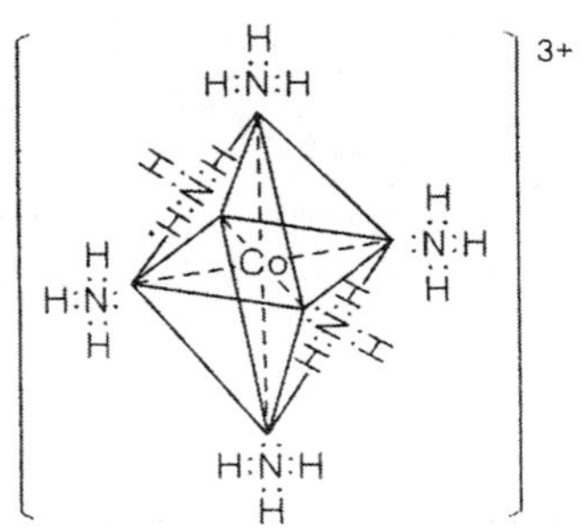

$[Co(NH_3)_6]^{3+}$

그림 8-2 6배위 금속 착화합물의 구조

표 8-3 여러 금속이온의 배위수

배위수	금속이온
2(직선형 결합)	Cu(I), Ag(I), Hg(I), Hg(II)
4(정사면체형 결합)	Be(II), B(III), Zn(II), Cd(II), Hg(II), Co(II), Al(III), Mg(II), Cu(I)
4(평면형 결합)	Co(II), Ni(II), Cu(II), Au(III), Pd(II), Pt(II)
6(팔면체형 결합)	Ca(II), Sr(II), Ba(II), Ti(IV), V(III)(IV), Cr(III), Mn(II)(III), Fe(II)(III), Co(II)(III), Ni(II), Pd(IV), Pt(IV), Cd(II), Al(III), Sc(III), Si(IV), Sn(II)(IV), Pb(II)(IV), Rb(III), Rh(III), Os(III), Ir(III), Y(III), Lanthanides
8	Zr(IV), Hf(IV), Mo(IV), W(IV), U(IV), Actinides

씩 결합하게 된다.

금속 중에는 실제 배위수가 4 또는 6인 착화합물이 가장 많이 알려져 있으나 배위수가 2, 3, 5 등인 화합물들도 있다. 표 8-3에 여러 가지 금속이온의 배위수와 그 입체구조를 정리하였는데 같은 금속이온이라도 배위수가 다를 수도 있다.

8-4 착이온의 명명법

새롭게 발견 또는 합성되는 복잡한 구조의 킬레이트 화합물을 혼란을 일으키지 않고 정확히 표현하려면 국제적으로 정해 놓은 만국공통명명법에 따라 부르는 것이 마땅할 것이다. 요점을 추리면 다음과 같다.

1) 화학식은 다음의 순서로 놓는다.

   중심금속—음이온성 배위자—양이온성 배위자—중성 배위자

   음이온성 배위자 중에는 단일이온, 다원자 이온, 유기산 이온의 순으로 하고, 중성 및 양이온성 배위자는 아쿠오, 암민, 무기 배위자, 유기 배위자의 순으로 놓는다.

   명칭의 경우에는, 중심금속명이 배위자명의 다음에 온다.

2) 음이온성의 배위자는 원칙으로서 어미에 -o를 붙인다. 예를 들면

   Cl^- 클로로(chloro), NO_2^- 니트로(nitro), CH_3COO^- 아세타토(acetato),

   OH^- 히드록소(hydroxo), $H_2NCH_2COO^-$ 글리시나토(glycinato)

3) 중성 분자는 그대로 부른다.

   $H_2N \cdot CH_2CH_2 \cdot NH_2$ 에틸렌디아민(ethylenediamine), C_5H_5N 피리딘(pyridine)

4) 중성 분자 중에서 특히 암모니아는 암민(ammine), 물은 아쿠오(aquo)라고 부른다.

5) 양이온성의 배위자는 어미에 -ium을 붙인다.

   $H_2N \cdot N^+H_3$ 히드라지늄(hydrazinium), H_3O^+ 히드로늄(hydronium)

   $H_2N \cdot CH_2CH_2 \cdot N^+H_3$ 2-아미노에틸암모늄(2-aminoethylammonium)

6) 착체는 [ ]로 둘러싸고, 그것이 음이온일 때는 어미에 -ate(산염)을 붙인다.

7) 중심 금속의 원자가를 로마숫자(I, II, III 등)로 표시한다.

8) 배위자가 여러 개 있을 때는 di-, tri-, tetra-, penta-, hexa- 등의 개수를 붙이고, 배위자의 이름이 복잡할 때는 bis-, tris-, tetrakis-, pentakis-, hexakis- 등을 사용하며 배위자명은 ( ) 안에 넣는다.

9) 다핵(多核)착체의 경우는 중심 금속과 결합하는 배위자의 명칭 앞에 μ를 붙인다.

10) 기하 이성체는 시스(*cis*), 트랜스(*trans*), 광학활성체는 선광의 방향에 *d*, *l*, 입체배치

에는 D, L의 접두어를 사용한다.

각 배위자의 명명은 다음과 같다.

H_2O	aquo	NH_3	ammine
Cl^-	chloro	NCS^-	isothiocyanato
CN^-	cyano	OH^-	hydroxo
SO_4^{2-}	sulfato	$C_2O_4^{2-}$	oxalato
NO_2^-	nitro	NH_2^-	amido
$S_2O_3^{2-}$	thiosulfato	CO_3^{2-}	carbonato
SCN^-	thiocyanato	CH_3COO^-	acetato
NO	nitrosyl	CO	carbonyl

예

$[Ag(NH_3)_2]^+$	diamminesilver(I) ion 디암민은(I) 이온
$[Cu(H_2O)_4]^{2+}$	tetraaquocopper(II) ion 테트라아쿠오구리(II) 이온
$[AgCl_2]^-$	dichloroargentate(I) ion 디클로로은(I)산 이온
$[Co(NH_3)_6]Cl_3$	hexaamminecobalt(Ⅲ) chloride 헥사암민코발트(Ⅲ) 염화물
$[Pt(NH_3)_2Cl_4]$	tetrachlorodiammineplatium(Ⅳ) 테트라클로로디암민백금(Ⅳ)
$[Co(CN)_6]^{3-}$	hexacyanocobaltate(Ⅲ) ion 헥사시아노코발트(Ⅲ)산 이온
$[Fe(CN)_6]^{4-}$	hexacyanoferrate(II) ion 헥사시아노철(II)산 이온
$[Fe(CN)_6]^{3-}$	hexacyanoferrate(Ⅲ) ion 헥사시아노철(Ⅲ)산 이온
$[Fe(SCN)_6]^{3-}$	hexathiocyanatoferrate(Ⅲ) ion 헥사치오시아나토철(Ⅲ)산 이온
$[Co(NH_3)_5H_2O]Cl_3$	aquopentaamminecobalt(Ⅲ) chloride 아쿠오펜타암민코발트(Ⅲ) 염화물
$[Co(NH_3)_5Cl]Cl_2$	chloropentaamminecobalt(Ⅲ) chloride 클로로펜타암민코발트(Ⅲ) 염화물
$[Co(NH_3)_3(NO_2)_3]$	trinitrotriamminecobalt(Ⅲ) 트리니트로암민코발트(Ⅲ)
$[Fe(bipy)_3]Cl_2$	tris(bipyridine)iron(II) chloride 트리스(비피리딘)철(II) 염화물
$[PtClNO_2(NH_3)_2en]SO_4$	chloronitrodiammineethylenediamineplatinum(Ⅳ) sulfate 클로로니트로디암민에틸렌디아민백금(Ⅳ) 황산염
$K_3[Cr(C_2O_4)_3]$	potassium tris(oxalato)chromate 트리스(옥살라토)크롬((Ⅲ)산 칼륨
$Na_2[Ca\ EDTA]$	disodium (ethylenediaminetetraacetato)calcate(II) 에틸렌디암민테트라아세타토칼슘(II)산 이나트륨[염]
$[Al(C_9H_6ON)_3]$	tris(8-quinolinolato)aluminium(Ⅲ) 트리스(8-퀴놀리노라토)알루미늄(Ⅲ)
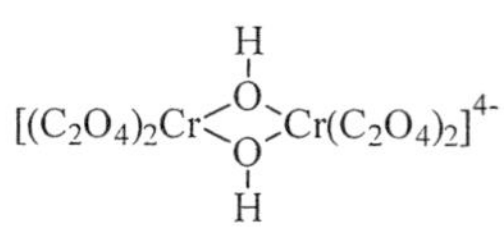	tetraoxalato-μ-dihydroxodichromate(Ⅲ) ion 테트라옥사라토-μ-디히드록소디크롬산(Ⅲ) 이온

8-5 착화합물의 안정도

착화합물은 용액 중에서 일정한 평형을 이루고 있다. 예를 들면 $[Ag(NH_3)_2]^+$는 용액 중에서 다음과 같은 평형을 이루고 있다.

$$Ag^+ + 2NH_3 \rightleftarrows Ag(NH_3)_2^+$$

$$K_f = \frac{[Ag(NH_3)_2^+]}{[Ag^+][NH_3]^2} \tag{8-1}$$

이 반응의 평형 상수 K_f를 **생성 상수**(formation constant) 또는 **안정도 상수**(stability constant)라고 한다. 일반적으로 생성 상수가 클수록 착화합물은 안정하다.

한편 이 반응의 역반응은 착이온이 분해되는 반응으로 이 반응의 평형 상수를 **불안정 상수**(instability constant)라고 하고 K_i로 표시한다. K_i가 클수록 착이온은 불안정하다.

$$Ag(NH_3)_2^+ \rightleftarrows Ag^+ + 2NH_3$$

$$K_i = \frac{[Ag^+][NH_3]^2}{[Ag(NH_3)_2^+]} \tag{8-2}$$

【예제 8-1】 Ag^+의 농도가 0.04 M인 용액에 CN^-을 가하여 평형 상태에서 용액 중에 $[CN^-]$가 0.01 M이 되도록 하였다. 용액 중에 존재하는 Ag^+의 농도를 구하라(단, $[Ag(CN)_2]^-$의 $K_f = 1.0 \times 10^{21}$)

❙풀이❙ $Ag^+ + 2CN^- \rightleftarrows Ag(CN)_2^-$

$Ag(CN)_2^-$의 K_f가 매우 크므로 실제 거의 모든 Ag이 $Ag(CN)_2^-$의 형태로 존재할 것이다. 즉, $[Ag(CN)_2^-] \cong 0.04\ M$

$$K_f = \frac{[Ag(CN)_2^-]}{[Ag^+][CN^-]^2}$$

$$[Ag^+] = \frac{[Ag(CN)_2^-]}{K_f \cdot [CN^-]^2} = \frac{0.04}{1.0 \times 10^{21} \times (0.01)^2} = 4 \times 10^{-19}\ M$$

【예제 8-2】 $Cu(NO_3)_2$ 0.01 mol과 KCN 0.05 mol을 물에 녹여 1 L로 하였다. 평형 상태에서 이 용액 중의 Cu^{2+}의 농도는 얼마인지 구하라(단, $Cu(CN)_4^{2-}$의 $K_f = 2.0 \times 10^{27}$).

❙풀이❙ $[Cu(CN)_4]^{2-}$의 생성 상수로 보아 거의 모든 Cu가 시아노 착이온의 형태로 존재할 것이라는 것을 알 수 있다. 즉, $[Cu(CN)_4^{2-}] \cong 0.01\ M$이다. 이때 용액 중에 남아

있는 $[CN^-]=0.05-4\times0.01=0.01\ M$이 된다.

$$Cu^{2+} + 4\ CN^- \rightleftarrows Cu(CN)_4^{2-}$$

$$[Cu^{2+}]=\frac{[Cu(CN)_4^{2-}]}{K_f \cdot [CN^-]^4}=\frac{0.01}{2.0\times10^{27}\cdot(0.01)^4}=5.0\times10^{-22}\ mol/L$$

실제 착화합물의 형성은 단계적으로 일어난다. Cu^{2+}와 암모니아 용액을 섞으면 다음과 같이 4단계에 걸쳐 착화합물이 생성된다.

$$Cu^{2+} + NH_3 \rightleftarrows CuNH_3^{2+} \qquad K_1=1.9\times10^4$$

$$CuNH_3^{2+} + NH_3 \rightleftarrows Cu(NH_3)_2^{2+} \qquad K_2=3.6\times10^3$$

$$Cu(NH_3)_2^{2+} + NH_3 \rightleftarrows Cu(NH_3)_3^{2+} \qquad K_3=7.9\times10^2$$

$$Cu(NH_3)_3^{2+} + NH_3 \rightleftarrows Cu(NH_3)_4^{2+} \qquad K_4=1.5\times10^2$$

평형 상수 K_1, K_2, K_3, K_4를 단계생성 상수(stepwise formation constant) 또는 단계안정도 상수(stepwise stability constant)라고 한다.

> 단계생성상수는 다음과 같이 표시할 수도 있다.
>
> $Cu^{2+} + NH_3 \rightleftarrows CuNH_3^{2+} \qquad \beta_1=K_1$
>
> $Cu^{2+} + 2NH_3 \rightleftarrows Cu(NH_3)_2^{2+} \qquad \beta_2=K_1K_2$
>
> $Cu^{2+} + 3NH_3 \rightleftarrows Cu(NH_3)_3^{2+} \qquad \beta_3=K_1K_2K_3$
>
> $Cu^{2+} + 4NH_3 \rightleftarrows Cu(NH_3)_4^{2+} \qquad \beta_4=K_1K_2K_3K_4$
>
> β_1, β_2, β_3, β_4는 전체생성상수(overall formation constant)이며 $\beta_n=K_1K_2K_3 \cdots\cdots K_n$이다.

【예제 8-3】 1.0 mmol의 AgCl을 암모니아 용액에 녹여 500 mL로 하였다. 평형 상태에서 용액 중의 NH_3의 농도가 0.1 M이었다. 용액 중에 착이온으로 존재하지 않는 Ag^+의 농도를 구하라(단, $Ag(NH_3)_2^+$의 단계 생성 상수는 $K_1=2.3\times10^3$, $K_2=6.0\times10^3$이다).

‖풀이‖ 용액 중에 존재하는 Ag은 Ag^+, $AgNH_3^+$, $Ag(NH_3)_2^+$의 세 가지이다. 질량 균형의 원리에 의해,

$$[Ag^+]+[AgNH_3^+]+[Ag(NH_3)_2^+]=1.0\ mmol/500\ mL=2.0\times10^{-3}\ M$$

여기에서 K_1이나 K_2는 상당히 크므로 대부분의 Ag이 $Ag(NH_3)_2^+$의 형태로 존재할 것이다. 따라서 $[Ag(NH_3)_2^+]\cong2.0\times10^{-3}\ M$, $[NH_3]=0.1\ M$이므로,

$$\frac{[Ag(NH_3)_2^+]}{[Ag^+][NH_3]^2}=K_1\cdot K_2$$

$$[Ag^+]=\frac{[Ag(NH_3)_2^+]}{K_1\cdot K_2\cdot [NH_3]^2}=\frac{2.0\times10^{-3}}{2.3\times10^3\times6.0\times10^3\times(0.10)^2}=1.4\times10^{-8}\ M$$

8-6 착화합물의 종류

(1) 암민 착이온(ammine complex ion)

많은 금속이온이 암모니아와 반응하여 착화합물을 형성한다. 암모니아와 착이온을 형성하는 대표적인 금속이온은 다음과 같다.

+1가 이온 : $Cu(NH_3)_2^+$, $Ag(NH_3)_2^+$, $Au(NH_3)_2^+$

+2가 이온 : $Cu(NH_3)_4^{2+}$, $Zn(NH_3)_4^{2+}$, $Cd(NH_3)_4^{2+}$, $Ni(NH_3)_4^{2+}$, $Hg(NH_3)_4^{2+}$, $Cd(NH_3)_6^{2+}$, $Ni(NH_3)_6^{2+}$, $Co(NH_3)_6^{2+}$, $Zn(NH_3)_6^{2+}$

+3가 이온 : $Co(NH_3)_6^{3+}$, $Cr(NH_3)_6^{3+}$

암민 착이온은 모두 물에 잘 녹으며, 산을 가하면 분해된다. 이것은 착이온이 일부 해리되어 생성되는 NH_3가 산에서 생성된 H^+에 의하여 NH_4^+으로 변하여 착이온의 해리가 촉진되기 때문이다.

$$[Ag(NH_3)_2]^+ \rightleftarrows Ag^+ + 2NH_3$$
$$NH_3 + H^+ \rightleftarrows NH_4^+$$

따라서 $[Ag(NH_3)_2]Cl$에 산을 가하면 착이온이 분해되어 AgCl이 침전한다.

$$[Ag(NH_3)_2]Cl + 2H^+ \rightarrow AgCl\downarrow + 2NH_4^+$$

암민 착이온은 일반적으로 시아노 착이온보다 불안정하여 암민 착이온에 CN^-을 가하면 NH_3가 CN^-으로 치환되어 시아노 착이온이 된다. 또한 암민 착이온 용액에 H_2S를 통과시키면 착이온이 분해되어 금속의 황화물이 침전된다.

$$[Cd(NH_3)_4]^{2+} + 4CN^- \rightarrow [Cd(CN)_4]^{2-} + 4NH_3$$
$$[Cd(NH_3)_4]^{2+} + S^{2-} \rightarrow CdS\downarrow + 4NH_3$$

(2) 시아노 착이온(cyano complex ion)

$AgNO_3$에 CN^-을 서서히 가하면 먼저 AgCN의 백색 침전이 생성되지만 계속하여 CN^-을 과량 가하면 이 침전이 다시 용해된다. 이것은 Ag^+이 시아노 착이온을 형성하기 때문이다.

$$Ag^+ + CN^- \rightarrow AgCN\downarrow$$
$$AgCN + CN^- \rightleftarrows [Ag(CN)_2]^-$$

따라서 할로겐화은(AgX) 화합물은 KCN 용액에 잘 녹는다.

$$AgCl + 2CN^- \rightleftarrows [Ag(CN)_2]^- + Cl^-$$

시아노 착이온 중 중요한 것을 열거하면 다음과 같다.

표 8-4 여러 가지 시아노 착이온

이온	착 이 온	특 성
Ag(I)	$[Ag(CN)_2]^-$	Cl^-, Br^-, I^-, S^{2-} 등으로 침전되지 않음.
Cu(I)	$[Cu(CN)_2]^-$	매우 안정함.
Cu(II)	$[Cu(CN)_4]^{2-}$	모든 Cu 화합물은 KCN에 녹음.
Cd(II)	$[Cd(CN)_4]^{2-}$	H_2S로 CdS이 침전함.
Fe(II)	$[Fe(CN)_6]^{4-}$	청색, 안정하여 산을 가해도 분해하지 않음.
Fe(III)	$[Fe(CN)_6]^{3-}$	갈색
Co(II)	$[Co(CN)_6]^{4-}$	갈색
Co(III)	$[Co(CN)_6]^{3-}$	황색, 안정하여 산을 가해도 분해하지 않음.
Ni(II)	$[Ni(CN)_4]^{2-}$	황갈색, H_2S로 NiS이 침전하지 않음.
Cr(III)	$[Cr(CN)_6]^{3-}$	황색
Zn(II)	$[Zn(CN)_4]^{2-}$	H_2S로 약간의 ZnS이 침전함.
Hg(II)	$[Hg(CN)_4]^{2-}$	H_2S로 HgS이 침전함.
Mn(II)	$[Mn(CN)_6]^{4-}$	황색, H_2S로 MnS가 침전함.
Au(I)	$[Au(CN)_6]^{5-}$	Au은 KCN에 잘 용해함.
Au(III)	$[Au(CN)_4]^-$	
Pt(IV)	$[Pt(CN)_6]^{2-}$	Pt은 KCN에 잘 용해함.

(3) 티오 착이온(thio complex ion)

티오 착이온을 만드는 금속이온은 다음과 같다.

금속이온	As(III)	As(V)	Sb(III)	Sb(V)	Sn(IV)	Hg(II)
티오 착이온	$[AsS_3]^{3-}$	$[AsS_4]^{3-}$	$[SbS_3]^{3-}$	$[SbS_4]^{3-}$	$[SnS_3]^{2-}$	$[HgS_2]^{2-}$

As_2S_3, As_2S_5, Sb_2S_3, Sb_2S_5, SnS_2, HgS 등은 티오 착이온을 만들므로 Na_2S에 녹게 된다. $(NH_4)_2S$도 Na_2S와 비슷한 성질을 가졌으므로 이러한 황화물들을 녹일 수 있다. 단, HgS는 용해도곱이 매우 작으므로 $(NH_4)_2S$에 의해서는 녹지 않고, 강염기성 용액에서 Na_2S를 가했을 때만 녹는다.

Sn^{2+}는 티오 착이온을 형성하지 않으므로 SnS는 Na_2S에 녹지 않는다. 그러나 Na_2S_2, $(NH_4)_2S_2$ 등에 의해서는 Sn^{2+}가 Sn^{4+}로 산화되므로 티오 착이온을 형성하여 녹게 된다.

티오 착이온은 산성 용액에서 전리도가 작은 H_2S를 생성하므로 분해되어 금속 황화물이 침전된다.

$$[HgS_2]^{2-} + H^+ \rightarrow HgS\downarrow + H_2S$$

$$2[AsS_3]^{3-} + 6H^+ \rightarrow As_2S_3\downarrow + 3H_2S$$

티오 착이온은 비교적 안정하며, 적색~등색이고 SbS_4^{3-}는 담황색이다.

(4) 할로게노 착이온(halogeno complex ion)

Ag^+, Hg^{2+}, Pb^{2+}, Sb^{3+}, Sb^{5+}, Ni^{2+}, Co^{2+} 등 이온화 경향이 작은 금속원소는 할로겐 이온과 결합하여 착이온을 생성하는데, 이들의 안정도는 비교적 낮다. 이들 할로게노 착이온의 안정도는 일반적으로 $F \gg I > Br > Cl$의 순으로 형성 상수가 크고 안정하다. 불소(F) 착이온은 특히 다른 할로게노 착이온보다 매우 안정하여 여러 가지 금속이온의 가림제로 사용할 수 있다. 예를 들면 Al^{3+}, Fe^{3+}, Sn^{2+}, Sn^{4+}는 각각 $[AlF_6]^{3-}$, $[FeF_6]^{3-}$, $[SnF_3]^-$, $[SnF_6]^{2-}$ 등으로 가릴(masking) 수 있다(가림에 관해서는 8-8을 보라).

또한 할로게노 착이온은 NH_4^+, 알칼로이드 등 염기성 화합물을 검출하는 데 사용되는데, 네슬러(Nessler) 시약, 마이어(Meyer) 시약, 드라겐도르프(Dragendorff) 시약은 $[HgI_4]^{2-}$, $[BiI_4]^-$ 등의 요오드의 착화합물이다.

> 네슬러 시약 : 염화수은(II)과 요오드화칼륨을 물에 녹인 것으로 소량의 암모니아에 의해 황갈색으로 착색되고 다량의 암모니아에 의해 적갈색의 NH_2I가 침전된다.

• **조사** : 마이어 시약, 드라겐도르프 시약

(5) 기타 착이온

가) thiocyanato 착이온

$[Fe(SCN)_6]^{3-}$: 혈적색으로 Fe^{3+} 또는 SCN^-의 확인에 응용된다.

$NH_4[Cr(SCN)_4(NH_3)_2] \cdot \frac{2}{3}H_2O$: Reinecke염이라고도 하며 알칼로이드와 반응하여 침전을 형성하므로 이것의 분리 및 확인에 응용된다.

나) iodine-iodo 착이온

$[I_3]^-$: triiod ion으로 요오드적정의 표준액으로 사용된다.

다) thiosulfato 착이온

$[Ag(S_2O_3)_2]^{3-}$: 필름현상 후 남아 있는 할로겐화은을 $(NH_4)_2S_2O_3$로 가용성 착화합물인 $[Ag(S_2O_3)_2]^{3-}$로 만든 후 제거한다 (사진정착).

$[Bi(S_2O_3)_3]^{4-}$: Carnot 시약, K^+ 침전 시약

8-7 킬레이트

금속이온이 전자 주게(electron donor)로 작용하는 배위자(配位子, ligand)와 결합하여 생성된 배위 화합물을 착화합물이라고 한다는 것은 이미 다룬 바 있다. 이때 배위자에 전자를 내놓을 수 있는 작용기, 즉 배위기(配位基)가 2개 이상 존재하면 금속 원소와 두 곳 이상에서 결합하게 되어 환상(環狀, cyclic)의 화합물이 생기게 된다. 배위자가 중심 금속 원소와 두 곳 이상에서 결합하여 생성된 환상의 착화합물을 특별히 킬레이트(chelate)라고 한다.

> chelate의 어원은 그리스어로 게의 발(crab's claw)에서 온 것이다. 배위자가 중심 금속 원소와 결합한 모양이 마치 게가 먹이를 잡고 있는 것과 비슷하다 하여 붙여진 이름이다.

배위자가 1개의 배위기를 가지고 있는 배위자를 한 자리(또는 단좌; 單座, unidentate) 배위자, 2, 3개의 배위기를 가지고 있는 배위자를 각각 두 자리(또는 2좌; 二座, bidentate), 세 자리(또는 3좌; 三座, terdentate) 배위자라고 한다. 두 자리 이상의 배위자를 총칭하여 여러 자리(또는 다좌; 多座, multidentate) 배위자라고 하며 킬레이트를 형성하는 배위자, 즉 여러 자리 배위자를 킬레이트 시약(chelating agent)이라고 한다. 따라서 킬레이트는 여러 자리 배위자(또는 킬레이트 시약)와 금속이온이 결합하여 생성된 착화합물이라고 말할 수 있다.

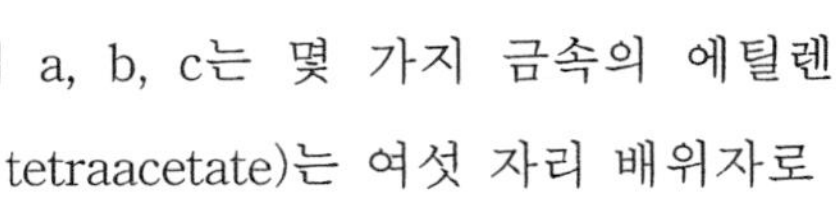

EDTA의 분자구조

에틸렌디아민(ethylenediamine, $H_2NCH_2CH_2NH_2$)은 두 자리 배위자의 대표적인 예인데 그림 8-3의 a, b, c는 몇 가지 금속의 에틸렌디아민 착화합물의 구조이다. EDTA(ethylenediamine tetraacetate)는 여섯 자리 배위자로 금속과 결합력이 매우 크므로 킬레이트 적정에 많이 이용된다. EDTA가 배위수 6인 Fe(Ⅲ)과 결합한 모습을 그림 8-3에 나타내었다.

한편 하나의 금속에 2개 이상의 서로 다른 배위자가 결합하여 생성된 킬레이트 화합물을 혼합 킬레이트(mixed chelate)라고 한다. 그림 8-3의 (e)는 1분자의 *o*-oxy-*p*-methoxyacetophenone과 2분자의 ethylenediamine이 코발트에 결합하여 생성된 혼합 킬레이트를 나타낸 것이다.

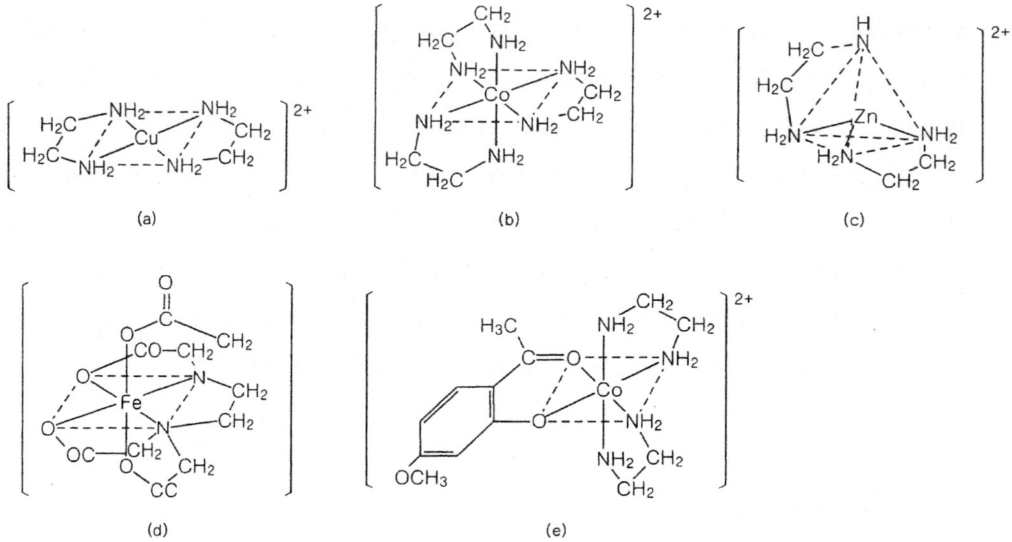

그림 8-3 여러 가지 킬레이트 화합물

킬레이트는 단좌 배위자에 의해 생성된 무기 착화합물에 비하여 대체로 안정하다. 킬레이트의 안정성을 결정짓는 요소에는 다음과 같은 것이 있다.

가) 일반적으로 유기화합물은 6원환 화합물이 가장 안정하나 킬레이트는 5원환이 가장 안정하고, 4원환, 6원환, 7원환은 5원환보다 불안정하다. 이것은 킬레이트가 금속 원소를 중심으로 좁은 공간에 여러 개의 환이 배치되어 있으므로 5원환이 6원환보다 입체 장애를 적게 받기 때문이다. 또한 4원환은 공간적 입체 장애는 5원환보다 적게 받으나 환 자체에서 ring strain을 많이 받기 때문에 5원환보다 덜 안정하다.

나) 배위기의 염기성이 강할수록 킬레이트는 안정하다. 이것은 킬레이트가 착화합물의 일종으로 루이스의 산(Lewis acid)인 금속 원소와 루이스의 염기(Lewis base)인 배위자가 산-염기 반응에 의하여 생성된 화합물이라는 것을 생각하면 쉽게 이해할 수 있을 것이다.

다) 같은 계열의 화합물의 경우 분자내 배위기의 수가 많은 화합물일수록 더 안정한 착화합물을 생성한다. 예를 들면 암모니아, 에틸렌디아민, 디에틸렌트리아민은 분자내 배위기의 수가 각각 1, 2, 3개인데 이들 화합물과 금속 착화합물의 안정도는 배위기의 수에 따라 증가한다.

라) 배위자의 입체구조도 킬레이트의 안정에 중요한 영향을 미친다. 입체 장애가 적은 배위자가 더 안정한 킬레이트를 만들 것은 당연하다.

마) 킬레이트환 내에 공명이 일어날 수 있는 공액 이중결합이 있으면 더욱 안정해진다.

바) 킬레이트 시약 자체의 관능기나 결합 상태 등은 킬레이트 화합물의 용해성과 직접적인 관련이 있다. 킬레이트에 전하가 남아 있어 양이온 또는 음이온으로 존재하면 킬레이트는 수용성이 된다. 또한 금속의 배위수가 배위자에 의하여 완전히 채워지지 않고 남아 있을 때, 배위자의 배위기가 금속의 배위수보다 더 많아 남아 있을 때, 배위자에 친수성기가 있을 때 킬레이트 화합물은 수용성이 되기 쉽고, 그 반대의 경우는 지용성이 되기 쉽다. 지용성 킬레이트를 만드는 시약은 침전 시약으로 사용된다. 예를 들면 dimethylglyoxime이나 dithizone은 금속의 침전 시약으로 사용되며, 이 침전들은 유기 용매에는 녹기 때문에 유기 용매로 추출이 가능하다.

8-8 가림(masking)

여러 성분이 공존하는 계에서 분석에 방해가 되는 성분을 착화합물로 만들어 분석에 방해가 되지 않도록 할 수 있다. 예를 들면 Mg^{2+}, Al^{3+}이 공존하는 용액에 F^-을 가하면 Al^{3+}만 $[AlF_6]^{3-}$의 착이온이 된다. 이 용액을 EDTA로 적정하면 Mg^{2+}만이 EDTA와 반응을 하므로 Al^{3+}의 방해 없이 Mg^{2+}의 선택적인 정량이 가능하다. 이때 Al^{3+}는 F^-에 의해 "가려졌다"고 하고 F^-를 가림제(masking agent)라고 한다. 친수성이면서 안정한 킬레이트 화합물을 생성하는 시약은 가림제로 사용할 수 있다. Fehling 시약의 구리-주석산 착화합물, 세제에 들어 있는 인산 화합물 등이 그 예이다.

> 가림: 은폐(隱蔽), 차폐(遮蔽)
> 가림제: 은폐제, 차폐제

• **조사** : Fehling 시약

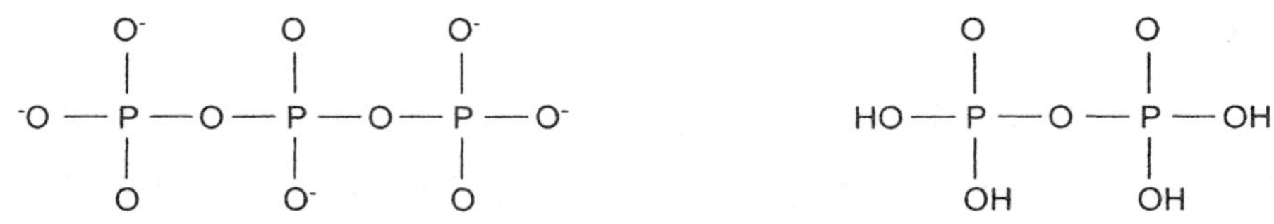

sodium triphosphate(STTP, $Na_5P_3O_{10}$) Diphosporic acid($H_4P_2O_7$)

그림 8-4 합성 세제에 들어 있는 인산 화합물

물 속의 Ca^{2+}, Mg^{2+} 등과 결합하여 세탁력을 높여 준다.

8-9 킬레이트 시약의 응용

킬레이트 시약을 이용한 착화합물의 생성반응은 각종 금속, 비금속의 검출과 확인 방법으로 사용될 뿐만 아니라 중량분석, 용량분석, 분광학적 분석 등 여러 방면에 활용되고 있다. 예를 들면 난용성 착화합물을 형성하는 킬레이트를 이용한 중량 분석법은 선택성이 뛰어나고, 칭량(秤量)오차도 작다. 킬레이트 적정법은 간편하고 신속하여 각종 이온의 정량법으로 약전을 비롯한 각종 공정 시험서에 채택되고 있다. 착색 킬레이트를 이용한 용매추출 분리법, 흡광 광도법은 물질의 분석에 많이 이용되고 있다.

가) ethylenediamine계 화합물

여러 종류의 금속이온과 안정한 킬레이트 화합물을 형성하므로 적정 표준액으로 사용된다.

나) dimethylglyoxime

중성 및 알칼리성에서 Ni^{2+}과 반응하여 홍색침전을 형성하므로 이것의 확인에 사용된다.

다) α, α'-dipyridyl, α, α'-phenanthroline

Fe^{2+}과 농적색 용해성의 킬레이트 화합물을 형성하므로 철의 확인에 사용된다.

라) benzoinoxime

Cu^{2+}과 적색침전을 생성하므로 구리의 정성 및 정량에 사용된다.

마) 8-hydroxyquinoline(oxine)

여러 가지 금속이온과 황색의 난용성 침전을 형성한다. 특히, Fe^{3+}와는 녹흑색, Fe^{2+}와는 적색침전을 형성한다.

바) dithizone

여러 금속이온과 반응하여 $CHCl_3$에 녹는 착색성 착화합물을 형성한다. 특히, Zn^{2+}과 적자색을 나타낸다.

사) dimercaprol 또는 BAL(British Anti-Lewisite)

이것을 근육주사하면 비소, 수은, 안티몬, 금 등의 중금속과 착화합물을 형성하여 빨리 배설되므로 이들 금속의 해독제로 사용된다.

이온운반물질 (ionophore) : nonactin, valinomycin, gramicidin, nigericin 등의 항생물질은 환상 구조를 갖고 있으며 안쪽에 금속이온을 내포시킬 수 있다. 이러한 물질은 친수성 금속이온을 소수성이 큰 막을 쉽게 통과 시킬 수 있으므로 특히, 박테리아 세포의 침투성을 변화시켜 박테리아의 신진대사를 교란시킨다.

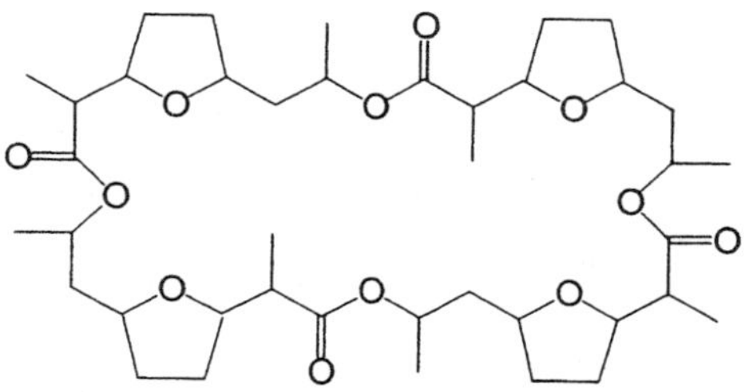

논악틴의 분자구조

그림 8-5

• **조사** : 여러 가지 킬레이트 시약의 구조 및 특징과 의약품으로 사용되는 킬레이트 시약

◇◇ 연습문제 ◇◇

8-1. 다음을 설명하라.

① Werner의 배위설

② masking

③ ammine complex의 특성

④ ionophore

8-2. Cu^{2+} 0.02 M 용액 1 L에 KCN 0.1 mol을 녹였다. 이 용액 중의 Cu^{2+}의 농도를 구하라. 단, $[Cu(CN)_4]^{2-}$의 K_f는 2.0×10^{27}

8-3. 물 1 L에 0.1 mol의 $AgNO_3$와 1.0 moL의 $Na_2S_2O_3$를 녹였다. 이 용액 중의 Ag^+의 농도를 구하라. 단, $Ag^+ + 2S_2O_3^{2-} \rightleftarrows [Ag(S_2O_3)_2]^{3-}$: $K_f=1.0\times10^{21}$

이것은 티오황산나트륨을 이용하여 사진 필름으로부터 Ag염을 녹여내는 원리이다.

8-4. 0.1 M NH_3 용액중에서 AgCl의 몰 용해도를 구하라.

AgCl : $K_{sp}=1.0\times10^{-10}$, $Ag(NH_3)_2^+$: $K_f=1.5\times10^7$

8-5. 0.01 M $AgNO_3$ 용액에 SCN^-의 농도를 1.0×10^{-6} M이 되도록 하려고 한다. 이 용액 중에서 AgSCN의 침전을 방지하기 위해서는 용액 1 L당 최소한 몇 mol 이상의 NH_3를 가해야 하는지를 구하라.

AgSCN : $K_{sp}=2.0\times10^{-13}$, $Ag(NH_3)_2^+$: $K_f=1.0\times10^7$

답 9.07×10^{-2} mol 이상

8-6. $[Cu^{2+}]=10^{-2}$ M인 용액 1 L가 있다. 이 용액에 고체 KCN을 가하여 $[Cu^{2+}]$를 10^{-22} M 이하로 하려고 한다. 필요한 KCN(MW=65)의 양은 몇 g 이상인가?

$[Cu(CN)_4]^{2-}$: $K_f=2.0\times10^{27}$

답 0.04+0.015=0.055 mol=3.575 g 이상

8-7. 0.2 M Br^- 용액과 0.2 M Cu^+ 용액 각각 500 mL씩을 합한 용액에서 CuBr의 침전을 방지하는 데 필요한 NaCN(MW=49)의 양을 구하라.

$[Cu(CN)_2]^-$: $K_i=5.0\times10^{-23}$, CuBr : $K_{sp}=5.0\times10^{-9}$

답 0.3 mol=14.7 g

8-8. 1 L에 0.1 mol의 $ZnCl_2$와 0.4 mol의 NH_3가 녹아 있다. 이 용액 중의 Zn^{2+}의 농도를 구

하라.

$Zn(NH_3)_4^{2+}$: $K_f=3.8\times10^9$

답 2.53×10^{-3} M

8-9. 물 1 L에 0.01 mol의 $AgNO_3$와 0.01 mol의 NaCl을 녹이는 데 NH_3를 가하여 AgCl의 침전이 생기지 않도록 하고 싶다. NH_3를 몇 mol 이상 가하여야 하는지를 구하라.

AgCl : $K_{sp}=1.2\times10^{-10}$, $Ag(NH_3)_2^+$: $K_f=1.5\times10^7$

답 0.256 mol

$Ag(NH_3)^{2+}$ 0.01 mol을 생성시키는 데 0.02 mol

용액 중에 남아 있어야 할 암모니아 0.236 mol

8-10. 0.1 M $AgNO_3$ 용액 1 L에 NaCl을 가하여 NaCl의 농도가 0.03 mol/L가 될 때까지 AgCl의 침전이 생성되지 않게 하려면 몇 mol 이상의 NH_3가 필요한지를 구하라.

AgCl : $K_{sp}=1.2\times10^{-10}$, $Ag(NH_3)_2^+$: $K_f=1.5\times10^7$

답 1.5 mol

8-11. NH_3 0.2 mol, HNO_3 0.1 mol, $Zn(NO_3)_2$ 10^{-4} mol을 물에 녹여 1 L로 한 용액 중에 존재하는 Zn^{2+}의 농도를 구하라.

$[Zn(NH_3)_4]^{2+}$: $K_f=4.0\times10^9$

답 $[Zn^{2+}]=2.5\times10^{-10}$ M

8-12. 1893년 Werner는 다음 화합물들을 연구한 끝에 배위설을 발표하였다. 현재까지 배위설이 발표되지 않았고, 여러분의 머리에는 배위설의 심증이 있다고 가정하자. 여러분의 배위설을 증명할 수 있는 가능한 모든 실험의 방법과 예상되는 결과, 그 결과로부터 여러분이 주장할 수 있는 바를 설명하라.

$[Co(NH_3)_6]Cl_3$(luteo-salt), $[Co(NH_3)_5Cl]Cl_2$(purpureo-salt),

trans-$[Co(NH_3)_4Cl_2]Cl$(praseo-salt), *cis*-$[Co(NH_3)_4Cl_2]Cl$(violeo-salt),

$[Co(NH_3)_5H_2O]Cl_3$(roseo-salt)

제 9 장

산화와 환원

산화-환원 반응(oxidation-reduction reaction, 또는 redox reaction)은 전자가 한 화학종으로부터 다른 화학종으로 이동하는 반응이다. 어떤 화학종이 전자를 잃었을 때 산화되었다고 하며, 반대로 전자를 얻게 되면 환원되었다고 한다. 산화 반응과 환원 반응은 항상 동시에 진행되는데, 전자의 이동을 수반하므로 전지에서 일어나는 반응과 같다. 이 장에서는 산화-환원 반응을 전지 반응으로 보아 그것의 기전력과 산화-환원 평형 관계를 살펴본다.

9-1 전극 전위(electrode potential)

금속은 금속이온과 전자로 이루어져 있다고 생각할 수 있다. 지금 금속 아연(Zn)을 아연이온(Zn^{2+})을 함유하고 있는 용액에 넣었다고 하자. 이때 금속에 있는 아연이온과 용액 안에 있는 아연이온의 활동도는 다를 것이다. 따라서 Zn^{2+}은 금속과 용액 사이에서 평형이 될 때까지 분포될 것이다.

이때 만약 금속으로부터 아연이온이 용액으로 녹아 나오는 속도가 용액 중의 아연이온이 금속으로 석출되는 속도보다 더 빠르다면 금속은 음(−)의 전하를 띠고, 용액은 양(+)의 전하를 띠게 될 것이다. 실제 양(+)전하와 음(−)전하 사이에는 강한 쿨롱의 힘(coulomb force) 때문에 양쪽의 전하는 금속 표면에 매우 가깝게 붙어 있게 되어 전기적인 이중막을 형성하게 된다. 따라서 금속과 용액 사이의 실질적인 전하의 이동은 거의 없으나 결과적으로 전체 금속과 전체 용액 사이에는 전위의 차이가 있게 된다. 이 전위의 차이를 **전극 전위**(electrode potential)이라고 한다.

실제 전극 전위의 절대값은 측정할 수 없다. 단지 다른 전극과의 차이를 측정할 수 있을 뿐이다. 전지는 전극 전위가 서로 다른 2개의 전극을 조합해야만 되는데, 이때 하나의 전극은 전지의 반쪽이 되므로 **반쪽 전지**(half cell)라고 한다.

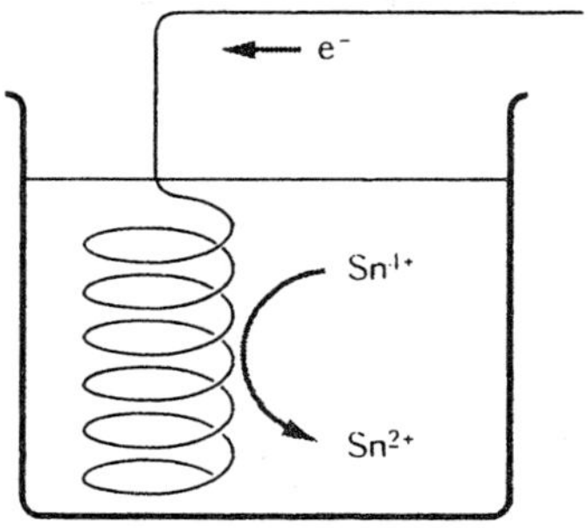

그림 9-1 반전지-전자가 백금선을 따라 흐르면 Sn^{4+}는 Sn^{2+}로 환원된다.

9-2 갈바니 전지

2개의 반쪽 전지를 연결하여 자발적인 화학반응에 의하여 전류가 흐르도록 구성한 전지를 **갈바니 전지**(galvanic cell) 또는 **전기 화학적 전지**(electrochemical cell)라고 한다. 이때 1개의 반쪽 전지에서는 산화가 일어나고, 다른 반쪽 전지에서는 환원이 일어난다. 산화가 일어나는 쪽을 **산화 전극**(anode), 환원이 일어나는 쪽을 **환원 전극**(cathode)이라고 한다.

지금 금속 Zn과 Zn^{2+} 용액으로 이루어진 반쪽 전지와 금속 Cu와 Cu^{2+}으로 이루어진 반쪽 전지를 연결하여 갈바니 전지를 만들어 보자. Zn^{2+}과 Cu^{2+}의 활동도가 각각 1이라고 하면 아연 전극이 산화 전극(anode)이 되고 구리 전극이 환원 전극(cathode)이 되어 양쪽 전극에서 일어나는 반응은 다음과 같다.

$$\text{산화 전극 : } Zn \rightleftarrows Zn^{2+} + 2e^- \qquad (9\text{-}1)$$

$$\text{환원 전극 : } Cu^{2+} + 2e^- \rightleftarrows Cu \qquad (9\text{-}2)$$

$$\text{알짜 반응 : } Zn + Cu^{2+} \rightleftarrows Zn^{2+} + Cu \qquad (9\text{-}3)$$

2개의 전극으로 전지를 구성할 때, 그림 9-2처럼 전지를 구성하면 반응 (9-3)이 일어나긴 하지만 Cu^{2+}이 금속 Zn의 표면에서 직접 반응을 하므로 회로에 전류가 흐르지 않는다. 한편 그림 9-3처럼 전지를 연결하면 잠시 동안은 반응이 일어나 Zn 전극으로부터 Cu 전극으로 회로를 통하여 전자가 움직인다. 그러나 곧 오른쪽 전극이 음전하를 띄게 되어 회로를 통하여 들어오는 전자를 밀어낸다. 이 반발력이 화학반응의 추진력과 같아져서 상쇄되면 더 이상의 반응은 일어나지 않고 전류는 흐르지 않는다.

이 전지는 그림 9-4처럼 염다리(salt bridge)를 설치해 주어야만 한다. 염다리는 보통 KCl을 포함하는 겔로 만들어진 U자관으로 갈바니 전지에서 반응이 진행될 때 이온들의 이동 경로가 되어 전하의 축적을 상쇄해 준다. 이 전지에서 전자는 산화 전극(Zn)으로부터 환원 전극(Cu)으로 외부 회로를 타고 이동한다. 이때 전류는 환원 전극으로부터 산화 전극으로 흐르게 된다.[9)]

그림 9-4의 전지를 간단히 다음과 같이 표시한다.

$$\mathrm{Zn} \mid \mathrm{Zn^{2+}}(aq,\ A=1) \parallel \mathrm{Cu^{2+}}(aq,\ A=1) \mid \mathrm{Cu} \qquad (9\text{-}4)$$

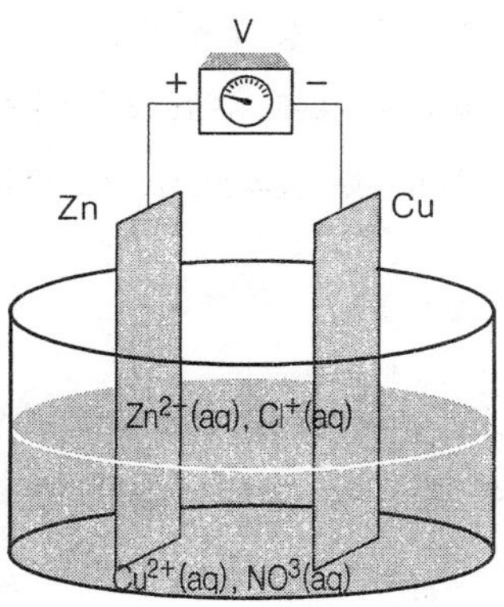

그림 9-2 작동하지 않는 전지(1)

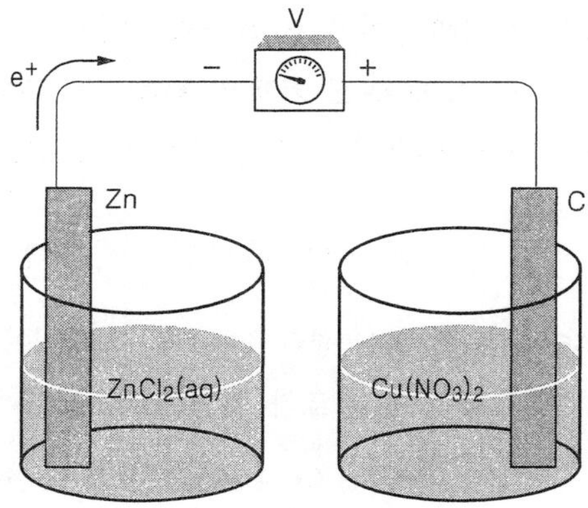

그림 9-3 작동하지 않는 전지(2)

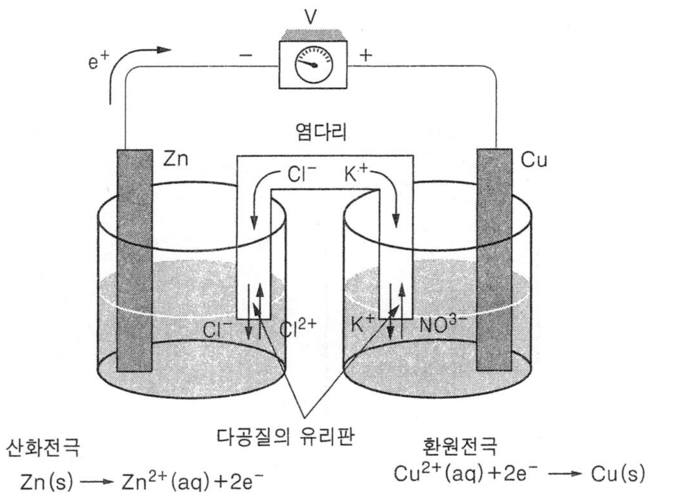

그림 9-4 작동하는 전지, 산화-환원 반응이 일어나고 회로에 전류가 흐른다.

9) 갈바니 전지에서는 환원 전극이 양극이 되고 산화 전극이 음극이 된다.

여기에서 | 는 상의 경계면을 표시하는데 전위차가 나타나는 곳이며, ‖ 는 염다리를 뜻하는데 전위차는 없다.[10] 여기에서 염다리의 왼쪽에 산화 전극반응을 쓰고 오른쪽에 환원 전극반응을 쓴다.

9-3 표준 전극 전위

전극 전위(electrode potential)의 값을 측정하기 위해서는 기준이 되는 전극이 필요하다. 여기에 사용되는 전극이 **표준 수소 전극**(standard hydrogen electrode; SHE)이다. 표준 수소 전극은 표준 상태에서의 수소 전극으로서 수소이온의 활동도가 1인 용액에 백금 전극을 담그고 여기에 1기압의 수소 기체를 통과시켜 주는 반쪽 전지이다. 표준 수소 전극에서 일어나는 반쪽 반응은 다음과 같은데 국제적으로 이 전극의 전위(E°)를 임의로 0으로 정하였다.

$$H^+(aq,\ A=1) + e^- \rightleftarrows \frac{1}{2}H_2(g,\ A=1) \qquad E^\circ = 0\ V \qquad (9\text{-}5)$$

그림 9-5에 표준 수소 전극을 나타내었다. 여기에서 Pt은 산화-환원 반응에는 관여하지 않고 단지 전자의 이동 경로가 될 뿐이다. 표준 수소 전극은 다음과 같이 나타낼 수도 있다.

$$Pt \mid H_2(g,\ 1\ atm) \mid H^+(aq,\ A=1) \quad \text{또는} \quad SHE \qquad (9\text{-}6)$$

여기에서 그림 9-4의 구리 전극과 표준 수소 전극으로 다음과 같은 전지를 구성해 보자.

$$SHE \parallel Cu^{2+}(aq,\ A=1) \mid Cu \qquad (9\text{-}7)$$

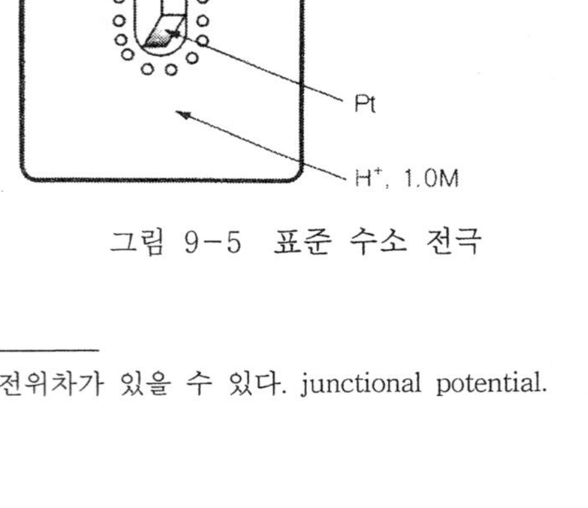

그림 9-5 표준 수소 전극

10) 실제로는 경계면에 약간의 전위차가 있을 수 있다. junctional potential.

이 전지의 기전력(electromotive force; emf)은 두 전극 전위의 차이로 오른쪽 전극의 환원 전위로부터 왼쪽 전극의 환원 전위를 뺀 값이다.

$$E_{(\text{전지})} = (\text{오른쪽 전극의 환원 전위}) - (\text{왼쪽 전극의 환원 전위}) \qquad (9\text{-}8)$$

여기에서 왼쪽에 산화 전극, 오른쪽에 환원 전극을 쓰기로 약속하면, 식 (9-8)은 다음과 같이 쓸 수 있다.

$$E_{(\text{전지})} = (\text{양극의 환원 전위}) - (\text{음극의 환원 전위}) \qquad (9\text{-}9)$$

정의에 의하여 표준 수소 전극의 전위는 0이므로 식 (9-7) 전지의 기전력 E는 다음과 같이 계산한다.[11]

$$E_{(\text{전지})} = E_{(Cu^{2+}/Cu)} - E_{(SHE)} = E_{(Cu^{2+}/Cu)} \qquad (9\text{-}10)$$

특히 모든 화학종의 활동도가 1인 반쪽 전지를 표준 수소 전극과 연결하여 측정한 전위를 표준 전위(standard potential)라고 하고 $E°$로 표시한다. 이때, 전지의 반응을 환원반응의 형태로 나타냈을 때의 전위차를 표준 환원 전위(standard reduction potential; SRP), 산화반응으로 나타냈을 때의 전위차를 표준 산화 전위(standard oxidation potential; SOP)라고 한다. 실제 식 (9-7) 전지의 기전력은 +0.339 V이므로 이 전지의 $E°$는 0.339 V이며 이것은 구리 전극의 $E°$와 같다.

$$E°_{(\text{전지})} = E°_{(Cu^{2+}/Cu)} - E°_{(SHE)} = E°_{(Cu^{2+}/Cu)} = +0.339\ \text{V} \qquad (9\text{-}11)$$

기전력이 양의 부호를 갖는 것은 전자가 왼쪽 전극(SHE)으로부터 오른쪽 전극(Cu 전극)으로 이동함을 뜻하는데, 이때 구리 전극은 환원 전극(cathode)으로 $Cu^{2+} + 2e^- \rightleftarrows Cu(s)$와 같은 반응이 일어나며, SHE에서는 산화반응이 일어난다.

한편 SHE와 아연 반쪽 전지로부터 식 (9-9)와 같은 전지를 만들었을 때의 기전력은 −0.762 V이다. 따라서 아연 반쪽 반응의 $E°$는 −0.762 V이다.

$$\text{SHE} \parallel Zn^{2+}(aq,\ A{=}1) \mid Zn \qquad (9\text{-}12)$$

기전력의 부호가 음(−)인 것은 우리의 가정, 즉, 왼쪽 전극이 산화 전극이고 오른쪽 전극이 환원 전극이라는 가정이 틀렸다는 것을 의미한다. 따라서 이 경우 위의 식 (9-7) 전지와는 반대로 전자가 오른쪽 아연 전극으로부터 왼쪽의 SHE로 흐른다는 것을 의미한다. 이때 아연 전극은 산화되어 금속 아연이 아연 이온이 되어 용액 중으로 녹아 나온다.

---

11) $E°_{(Cu^{2+}/Cu)}$는 Cu^{2+}가 Cu로 환원되는 반응의 표준 전위를 뜻하며, $E°_{(Cu/Cu^{2+})}$는 역반응의 표준 준위를 말한다. 따라서 $E°_{(Cu^{2+}/Cu)} = E°_{(Cu/Cu^{2+})}$의 관계가 성립한다.

이와 같이 표준 수소 전극과 대조해 봄으로써 여러 가지 반쪽 전지의 표준 환원 전위를 구할 수 있다. 부록에 여러 가지 환원반응들의 표준 환원 전위를 나타내었는데 역반응(산화반응)의 표준 전위, 즉, 표준 산화 전위는 절대치는 같고 부호만 다르다.

$$Cu^{2+} + 2e \rightleftarrows Cu \qquad E^{\circ} = +0.339 \text{ (SRP)}$$
$$Cu \rightleftarrows Cu^{2+} + 2e \qquad E^{\circ} = -0.339 \text{ (SOP)}$$

표준 환원 전위가 클수록 환원반응이 일어나려는 경향이 더 크며, 반대로 작을수록 산화반응이 일어나려는 경향이 더 크다.

【예제 9-1】 $[Pb^{2+}] = [Zn^{2+}] = 1\,M$인 용액에 금속 납과 아연을 담근 용액에서는 어떤 산화-환원반응이 일어날까?

▮풀이▮

$$Pb^{2+} + 2e^{-} \rightleftarrows Pb_{(s)} \qquad E^{\circ} = -0.126$$
$$Zn^{2+} + 2e^{-} \rightleftarrows Zn_{(s)} \qquad E^{\circ} = -0.762$$

납의 표준 환원 전위가 더 크므로 납이온이 환원되고 아연은 산화된다. 즉, 다음의 반응이 일어날 것이다.

$$Pb^{2+} + Zn \rightleftarrows Pb + Zn^{2+}$$

【예제 9-2】 다음 반응의 E°값을 구하라.

$$Zn + Cu^{2+} \rightleftarrows Zn^{2+} + Cu$$

▮풀이▮ 이 반응의 표준 전위는 부록에 직접 나와 있지 않다. 따라서 알짜 반응을 부록에 나와 있는 2개의 반응으로 나눈다.

산화 : $Zn \rightleftarrows Zn^{2+} + 2e^{-}$ ································· ①

환원 : $Cu^{2+} + 2e^{-} \rightleftarrows Cu$ ··· ②

①번 반응의 역반응의 표준 전위는 $-0.762\,V$이다. 따라서 ①번 반응의 표준 전위는 $+0.762\,V$이다. ②번 반응의 표준 전위는 $+0.339\,V$이다.

산화 : $Zn \rightleftarrows Zn^{2+} + 2e^{-} \qquad E^{\circ} = +0.762\,V$

환원 : $Cu^{2+} + 2e^{-} \rightleftarrows Cu \qquad E^{\circ} = +0.339\,V$

알짜 반응 : $Zn + Cu^{2+} \rightleftarrows Zn^{2+} + Cu \qquad E^{\circ} = +0.762 + 0.339 = +1.091\,V$

E°값이 양수인 것은 표준 상태에서 정반응이 자발적으로 진행함을 나타낸다.

【예제 9-3】 다음 반응의 표준 전위를 구하라.

$$2\,Ag^+ + Zn \rightleftarrows 2Ag + Zn^{2+}$$

| 풀이 | 먼저 부록에서 다음의 값을 찾는다.

$$Ag^+ + e^- \rightleftarrows Ag_{(s)} \qquad E^\circ = +0.799\ V \cdots\cdots ①$$

$$Zn^{2+} + 2e^- \rightleftarrows Zn_{(s)} \qquad E^\circ = -0.762\ V \cdots\cdots ②$$

①번 반응에 계수를 맞추기 위하여 2를 곱한다. 이때 E°는 변하지 않는다는 점을 유의하라. ②번 반응은 역반응으로 쓴다. 이때 E°는 부호가 바뀜을 유의하라.

$$2Ag^+ + 2e^- \rightleftarrows 2Ag_{(s)} \qquad E^\circ = +0.799\ V \cdots\cdots ③$$

$$Zn_{(s)} \rightleftarrows Zn^{2+} + 2e^- \qquad E^\circ = +0.762\ V \cdots\cdots ④$$

$$2Ag^+ + Zn \rightleftarrows 2Ag + Zn^{2+} \quad E^\circ = 0.799 + 0.762 = +1.561\ V$$

또는 이 계산은 ①×2−②로 계산하여도 된다. 이때 $E^\circ = 0.799 - (-0.762) =$ 1.561 V가 된다.

9-4 Nernst식

이제까지 표준 전위, 즉 표준 상태에 있는 반응의 전위에 대해서 다루었다. 표준 상태에 있지 않은 반응의 전위는 어떻게 산출할까?

다음과 같은 산화-환원반응의 전위 E는 식 (9-14)와 같은 Nernst식으로 주어진다.

$$aA + bB \rightleftarrows cC + dD \tag{9-13}$$

$$E = E^\circ - \frac{RT}{nF}\ln Q \tag{9-14}$$

여기에서, E°=표준 전위(즉, 표준 상태에서 반응 9-13의 전위)

R=기체 상수[8.3145(V · C/K · mol)]

T=절대온도

n=반응에 관여하는 전자의 수

F=Faraday의 상수 (9.648×10^4 C/mol)

Q=반응지수$= \dfrac{[C]^c[D]^d}{[A]^a[B]^b}$

반응 지수 Q는 평형 상수와 같은 모양을 하고 있으나 아직 계가 평형에 도달해 있지 않은 한은 평형 상수와는 다른 값이다. 물론 반응지수의 보다 더 정확한 값은 농도의 곱 대신 활동도의 곱으로 표시해 주어야 한다. 여기에서는 농도와 활동도가 같다, 즉 활동도 계수가 1이라고 가정하자.

식 (9-14)에 $T=298.15\,\mathrm{K}(25℃)$를 대입하고 자연 대수를 상용 대수로 바꾸면 다음과 같은 매우 유용한 Nernst식이 된다.

Nernst equation

$$E=E^\circ-\frac{0.0592}{n}\log Q \tag{9-15}$$

【예제 9-4】 0.01 M $CuSO_4$ 용액과 0.05 M $ZnSO_4$ 용액으로 이루어진 다음 전지의 기전력을 계산하라. 단, 각 이온종의 활동도는 농도와 같다고 가정하라.

$$Cu \mid Cu^{2+}(0.01\,M) \parallel Zn^{2+}(0.05\,M) \mid Zn$$

‖풀이‖ 왼쪽의 Cu 전극에서 산화가 일어나고, 오른쪽 Zn 전극에서 환원이 일어난다고 가정하면,

$$\text{산화}: \quad Cu \rightleftarrows Cu^{2+} + 2e \qquad E^\circ=-0.339\,\mathrm{V} \quad \cdots\cdots ①$$
$$\text{환원}: \quad Zn^{2+} + 2e \rightleftarrows Zn \qquad E^\circ=-0.762\,\mathrm{V} \quad \cdots\cdots ②$$
$$\text{알짜 반응}: \quad Cu + Zn^{2+} \rightleftarrows Cu^{2+} + Zn \qquad E^\circ=-1.101\,\mathrm{V} \quad \cdots\cdots ③$$

여기에서 반응지수 $Q=[Cu^{2+}]/[Zn^{2+}]=0.01/0.05=0.2$이고 이 반응에 관여하는 전자의 수 $n=2$이다. 따라서, 식 (9-15)로부터,

$$E_{(\text{전지})}=E^\circ_{(\text{전지})}-\frac{0.0592}{n}\log Q=-1.101-\frac{0.0592}{2}\log 0.2=-1.08\,(\mathrm{V})$$

기전력이 음의 부호인 것은 왼쪽 전극이 환원 전극이 된다는 것을 뜻한다. 물론 이때 전자는 오른쪽 전극에서 왼쪽 전극으로 이동한다. 즉, 실제 전지에서는 위의 ③번 알짜 반응의 역반응이 진행된다.

$$Cu^{2+} + Zn \rightleftarrows Cu + Zn^{2+}$$

【예제 9-5】 다음 전지의 기전력을 계산하라. 단, 각 이온종의 활동도는 농도와 같은 것으로 간주하라.

$$Zn \mid Zn^{2+}(aq,\ 0.2\,M) \parallel Ag^{+}(aq,\ 0.01\,M) \mid Ag$$

‖풀이‖ 왼쪽 전극반응을 산화반응, 오른쪽 전극반응을 환원반응으로 하면 전지반응은 다음과 같다.

$$
\begin{array}{llll}
\text{환원 :} & 2Ag^{+} + 2e^{-} \rightleftarrows 2Ag & & E^{\circ}=0.799\,V \\
\text{산화 :} & Zn \rightleftarrows Zn^{2+} + 2e^{-} & & E^{\circ}=0.762\,V \\
\hline
\text{알짜 반응 :} & 2\,Ag^{+} + Zn \rightleftarrows 2Ag + Zn^{2+} & & E^{\circ}=1.561\,V
\end{array}
$$

Nernst의 식 (9-15)로부터,

$$E = 1.561 - \frac{0.0592}{2}\log\frac{[Zn^{2+}]}{[Ag^{+}]^{2}} = 1.463\,V$$

【예제 9-6】 다음 전지의 기전력을 계산하라. 단, 각 이온들의 활동도는 농도와 같은 것으로 간주하라.

$$Pt \mid Ce^{4+}(1\,M),\ Ce^{3+}(1\,M) \parallel Sn^{4+}(1\,M),\ Sn^{2+}(1\,M) \mid Pt$$

‖풀이‖ 왼쪽에서 산화, 오른쪽에서 환원 반응이 일어난다고 가정하면,

$$
\begin{array}{llll}
\text{산화 :} & Ce^{3+} \rightleftarrows Ce^{4+} + e & & E^{\circ}=-1.61\,V \\
\text{환원 :} & Sn^{4+} + 2e^{-} \rightleftarrows Sn^{2+} & & E^{\circ}=0.14\,V \\
\hline
\text{알짜 반응 :} & 2Ce^{3+} + Sn^{4+} \rightleftarrows 2Ce^{4+} + Sn^{2+} & & E^{\circ}=-1.47\,V
\end{array}
$$

모든 화학종의 농도가 1이므로 $E=E^{\circ}=-1.47$ V이다. 여기에서 기전력이 음수인 것은 우리의 예상과는 반대로 왼쪽 전극에서 환원반응이, 오른쪽 전극에서는 산화반응이 일어나 알짜 반응이 우리의 가정과는 반대 방향으로 일어남을 의미한다.

【예제 9-7】 다음 전지의 기전력을 계산하라. 단, 각 이온들의 활동도는 농도와 같은 것으로 간주하라.

$$Pt \mid Ce^{4+}(10^{-20}\,M),\ Ce^{3+}(1\,M) \parallel Sn^{4+}(1\,M),\ Sn^{2+}(10^{-20}\,M) \mid Pt$$

‖풀이‖ 전지의 알짜 반응은 다음과 같으며, 위 예제에서 계산한 바와 같이 E°는 -1.47 V이다.

$$2Ce^{3+} + Sn^{4+} \rightleftarrows 2Ce^{4+} + Sn^{2+} \qquad E^{\circ}=-1.47\,V$$

여기에서 반응에 관계하는 전자의 개수는 2개이다. 따라서 식 (9-15)로부터

$$E = E^{\circ} - \frac{0.0592}{2}\log\frac{[Ce^{4+}]^{2}[Sn^{2+}]}{[Ce^{3+}]^{2}[Sn^{4+}]} = -1.47 - 0.0296\cdot\log 10^{-60}$$

$$= 0.306\,V$$

여기에서 위의 【예제 9-6】과는 달리 기전력이 양수이므로 왼쪽 전극에서 산화반응이, 오른쪽 전극에서 환원반응이 일어난다는 우리의 가정이 성립된다.

9-5 표준 전위와 평형 상수

갈바니 전지에서 전기가 생성되는 것은 반응이 아직 평형 상태에 도달하지 않았기 때문이다. 만약 갈바니 전지의 두 전극을 도선으로 연결하면 산화 환원반응이 일어나서 회로에 전류가 흐르다가 이윽고 반응이 평형 상태에 이르면 전류가 더 이상 발생하지 않게 되어 $E=0$이 될 것이다.

$E=0$이면 반응은 평형 상태에 있으며 이때 반응지수 Q는 평형 상수 K와 같게 된다. 이때 식 (9-15)로부터 다음의 관계식이 나온다.

$$0 = E^\circ - \frac{0.0592}{n}\log K$$

이 식을 다시 정리하면,

$$E^\circ = \frac{0.0592}{n}\log K \text{(25℃)} \qquad (9\text{-}16)$$

또는,

$$K = 10^{nE^\circ/0.0592} \text{(25℃)} \qquad (9\text{-}17)$$

식 (9-16) 또는 (9-17)로부터 어떤 반응의 표준 전위를 알면 평형 상수를 계산할 수 있고, 반대로 평형 상수를 알면 표준 전위를 계산할 수 있다.

【예제 9-8】 다음 반응의 평형 상수를 구하라.

$$2Fe^{3+} + Sn^{2+} \rightleftarrows 2Fe^{2+} + Sn^{4+}$$

▮풀이▮ 부록으로부터 다음 두 반쪽 반응의 표준 환원 전위를 찾는다.

$$Fe^{3+} + e^- \rightleftarrows Fe^{2+} \qquad E^\circ=0.77 \cdots\cdots ①$$

$$Sn^{4+} + 2e^- \rightleftarrows Sn^{2+} \qquad E^\circ=0.15 \cdots\cdots ②$$

①×2−② 하면

$$2Fe^{3+} + Sn^{2+} \rightleftarrows 2Fe^{2+} + Sn^{4+} \qquad E^\circ=0.77-0.15=0.62\text{ V}$$

식 (9-17)로부터

$$K=10^{2\times 0.62/0.0592}=10^{21}$$

【예제 9-9】 다음 표준 환원 전위를 이용하여 AgCl의 K_{sp}를 구하라.

$$AgCl_{(s)} + e^- \rightleftarrows Ag_{(s)} + Cl^- \qquad E^\circ = 0.222\text{ V} \cdots\cdots ①$$

$$Ag^+ + e^- \rightleftarrows Ag_{(s)} \qquad E^\circ = 0.799\text{ V} \cdots\cdots ②$$

|풀이| ①－②하면,

$$AgCl \rightleftarrows Ag^+ + Cl^- \qquad E^\circ = 0.222 - 0.799 = -0.577\text{ V}$$

식 (9-17)로부터

$$K_{sp} = 10^{-0.577/0.0592} = 10^{-9.75} = 1.78 \times 10^{-10}$$

9-6 전극과 pH의 측정

(1) 일반적인 기준 전극

앞서 반쪽 전지의 전위차를 측정하기 위하여 표준 수소 전극을 대조로 사용한다고 하였다. 그러나 실제 표준 수소 전극은 만들기가 복잡하기 때문에 실용적이지 못하다. 따라서 실제 기준 전극은 만들기가 비교적 간단한 은-염화은 전극, 또는 칼로멜 전극을 사용한다.

1) 은-염화은 전극

은-염화은 전극은 그림 9-6과 같이 KCl과 AgCl로 포화된 용액 속에 AgCl 고체가 담겨 있는 형태의 반쪽 전지로 실제 분석하고자 하는 용액에 담글 수 있도록 유리관 안에 싸여

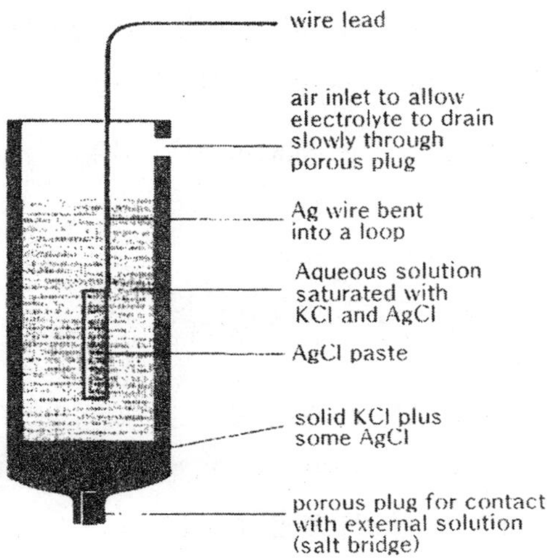

그림 9-6 은-염화은 전극

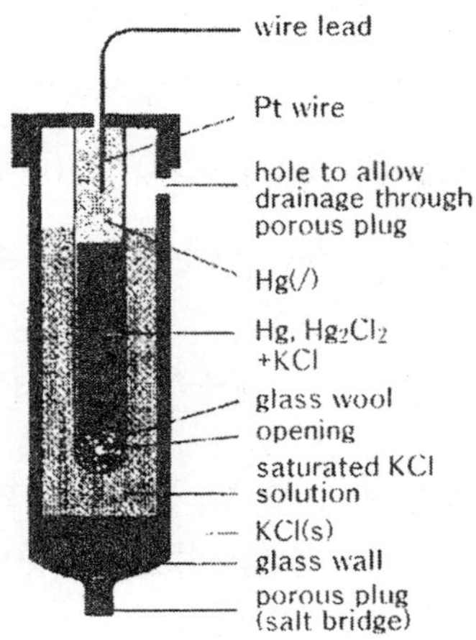

그림 9-7 칼로멜 전극

있으며, 전극 내부와 외부 용액과의 접촉을 위한 염다리가 포함되어 있다. 이 전극에서 일어나는 반응은 다음과 같으며, 이 반응의 E^o는 +0.222 V이다. 이 값은 염소이온의 활동도가 1일 때의 값이며, 실제로는 포화 KCl 용액을 사용하는데 이때의 전극 전위는 25℃에서 +0.197 V이다.

$$AgCl_{(s)} + e^- \rightleftarrows Ag_{(s)} + Cl^- \qquad E^o = +0.222\ V$$

$$\text{포화 KCl 용액에서} \qquad E = +0.197\ V$$

2) 칼로멜 전극

칼로멜(calomel) 전극은 그림 9-7과 같이 수은과 칼로멜[mercury(I) chloride, Hg_2Cl_2]의 혼합물이 포화 KCl 용액 중에 담겨 있는 형태로 앞의 은-염화은 전극과 마찬가지로 분석하고자 하는 용액에 담글 수 있도록 되어 있다. 이 전극에서 일어나는 반응은 다음과 같은데 이 반응의 E^o는 +0.268 V이다. 25℃에서 포화 KCl 용액을 사용하면 전극전위는 +0.241 V가 된다.

$$Hg_2Cl_{2(s)} + 2e^- \rightleftarrows 2\ Hg_{(l)} + 2Cl^- \qquad E^o = +0.268\ V$$

$$\text{포화 KCl 용액에서} \qquad E = +0.241\ V$$

이러한 기준 전극의 전위는 염소이온의 농도에 따라 달라진다. KCl의 용해도는 온도에 따라 달라지므로 전극 전위도 온도에 따라 달라지게 된다. 따라서 전극을 사용할 때는 온도차를 보정해 주어야 한다.

(2) pH의 측정

우리가 사용하는 pH 측정기의 유리 전극은 특히 수소이온에 선택적으로 감응한다. pH 측정기의 유리 전극은 그림 9-8과 같으며, 다음과 같은 반전지 식으로 나타낼 수 있다.

$$Ag(s) \mid AgCl(\text{포화}),\ Cl^-(\text{내부}),\ H^+(\text{내부}) \mid \text{glass membrane} \mid H^+(\text{외부}) \qquad (9\text{-}18)$$

이 전극의 전위는 다음과 같은 식으로 표현된다

$$E = E^o_{(AgCl/Ag)} - \frac{0.0592}{1}\log[Cl^-] + \frac{0.0592}{1}\log\frac{[H^+]_{\text{외부}}}{[H^+]_{\text{내부}}} \qquad (9\text{-}19)$$

여기에서 Cl^-, $[H^+]_{\text{내부}}$는 일정하므로 전극 전위는 $[H^+]_{\text{외부}}$의 함수가 된다. 따라서 이 전극은 외부 시료 용액의 수소이온농도에 따라 전극전위가 달라진다. 이 반쪽 전지를 이용하여 pH를 측정하기 위해서는 기준 전극이 필요하다. 실제 pH 측정기에서는 그림 9-9와 같은 유리 전극과 기준 전극을 하나로 묶은 결합 전극을 사용한다. 은-염화은 전극을 기준 전극

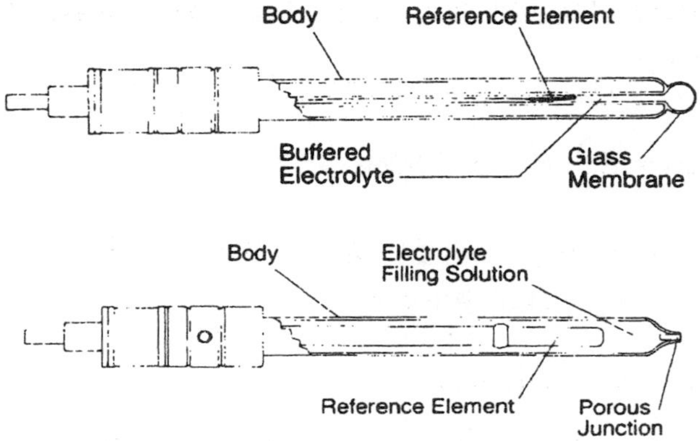

그림 9-8 pH 측정용 유리전극(위) 및 기준전극(아래)의 모식도

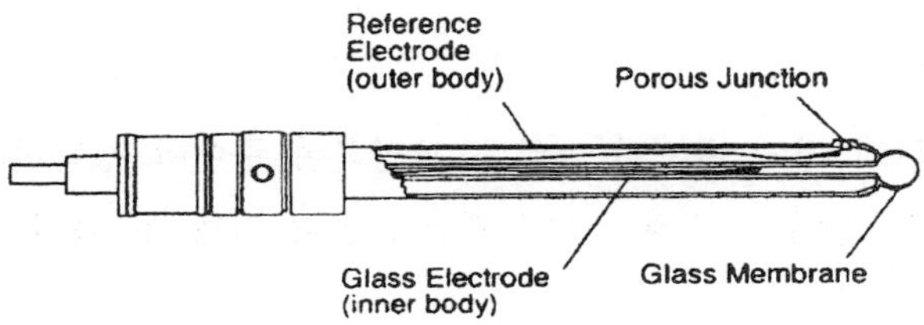

그림 9-9 pH 측정용 복합전극의 모식도

으로 사용하는 결합전극은 다음과 같이 표시할 수 있다.

$$Ag(s) \mid AgCl(s) \mid Cl^-(aq) \parallel H^+(aq,\ outside) \vdots H^+(aq,\ inside),\ Cl^-(aq) \mid AgCl(s) \mid Ag(s) \quad (9\text{-}20)$$

외부기준 전극 유리막 내부기준 전극

실제 유리 전극의 유리막은 다음과 같이 내부의 건조 유리층 바깥쪽은 수화된 겔로 되어 있다. 이 유리막은 기본적으로 음전하를 띄고 있는데 Na^+이 포함되어 있다.

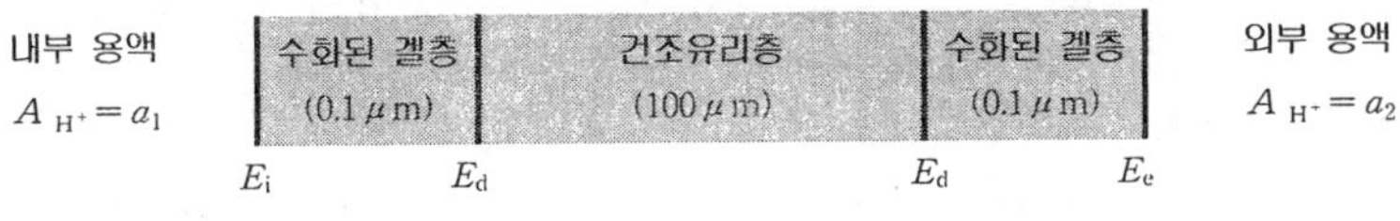

그림 9-10 유리 전극의 구조

전극을 수소이온을 함유한 용액에 접촉시키면 수화된 겔층에서 다음과 같은 이온교환 반응이 일어난다.

$$H^+_{(aq)} + Na^+Gl^-_{(s)} \rightleftarrows Na^+_{(aq)} + H^+Gl^-_{(s)} \quad (9\text{-}21)$$

이때 겔과 용액 사이에서 수소이온이 활동도가 높은 쪽에서 낮은 쪽으로 이동하게 되어 막의 안과 밖의 경계면에 각각 E_i와 E_e의 전위차가 발생한다. 이 유리막 안과 밖의 전위차 E_b는 다음과 같이 주어진다.

$$E_b = E_e - E_i = 0.0592 \log \frac{a_2}{a_1} \quad (9\text{-}22)$$

여기에서 전극 내부의 수소이온의 활동도 a_1은 일정하므로, 전위차는 외부 시료 용액 중의 수소이온의 활동도(a_2)에 의하여 결정된다.

$$E_b = k + 0.0592 \log\, a_2 \quad (9\text{-}23)$$

여기에서 건조 유리층과 수화된 겔층 사이에도 수소이온의 확산에 의한 E_d의 전위차가 발생하나 내부와 외부의 수화된 겔층에서 서로 부호가 반대이기 때문에 상쇄되어 전체 전극의 전위차에는 거의 영향을 미치지 않는다.

1) 전극의 보정

pH 측정기를 사용하기 전에 반드시 전극을 보정하여 주어야 정확한 수소이온농도를 측정할 수 있다. 전극의 보정에는 대개 pH를 정확히 알고 있는 두 가지의 표준 완충 용액을 사용한다.

예를 들면, 먼저 pH가 7에 가까운 표준 완충 용액에 전극을 담그고 평형에 이를 때까지 기다린다. pH 측정기의 사용 설명서에 따라 **보정**(calibration) 또는 **등전위점**(isopotential point)의 조절장치를 이용하여 눈금이 정확히 표준 완충 용액의 pH가 되도록 맞춘다. 전극을 씻어 가볍게 닦은 뒤, 두 번째의 표준 완충 용액에 담그고 기울기라고 표시된 조절장치를 이용하여 눈금이 두 번째 표준 완충 용액의 pH가 되도록 조절한다. 이 과정을 다시 반복하여 pH 측정기가 정확히 보정된 것을 확인한 후, 시료 용액의 pH를 측정한다. 이때 시료 용액의 pH가 두 가지 표준 완충 용액의 pH의 사이에 들도록 하는 것이 좋다. 표준 완충 용액은 시약을 이용하여 제조하거나 또는 시판되는 것을 구입하여 사용한다.

2) pH 측정시 주의

pH 측정기를 올바로 사용하려면 측정시의 주의 사항을 숙지하고 pH 측정기가 갖는 한계를 이해해야 한다.

1. 시료 용액의 pH는 pH 측정기를 보정하는 데 사용한 표준 완충 용액의 pH보다 더 정확할 수는 없다. 이 오차는 약 ±0.01 pH 단위이다.
2. 일반적으로 시료 용액의 조성은 표준 완충 용액의 조성과는 다르다. 이 경우 전극의 염다리에서 발생하는 접촉 전위가 다르다. 따라서 두 용액의 pH가 같다고 하더라도 pH 측정기의 눈금은 같지 않게 된다. 이로 인하여 약 ±0.01 pH 단위의 오차가 생길

수 있다.

3. pH 측정기에 사용되는 유리 전극은 H^+에 매우 선택적으로 감응하지만 미약하나마 Na^+에도 감응을 한다. 따라서 Na^+의 농도가 매우 높은 경우 실제 pH보다 낮은 값을 나타내게 된다. 이것을 **알칼리 오차**(alkaline error) 또는 **나트륨 오차**(sodium error)라고 하는데 전극의 제조에 사용된 유리의 재질에 따라 그 크기가 다르다.
4. 강산성 용액에서는 실제 pH보다 크게 나타난다. 그 이유는 강산성 용액에서 물의 활동도가 떨어지는 것과 관계가 있는 것으로 생각되고 있다.
5. pH 측정기의 보정에 사용된 표준 완충 용액과 시료 용액의 온도가 다르면 오차가 발생한다.
6. 전극과 용액 사이에 충분히 평형이 이루어질 수 있도록 용액을 잘 저어주는 것이 좋다.
7. pH 측정기의 유리 전극은 오랫동안 사용하지 않는 경우를 제외하고는 수화된 겔층이 마르지 않도록 항상 수용액에 담가 두어야 한다. 말라버린 전극은 충분히 물에 담가 두어 전극의 표면이 활성화된 후 사용해야 한다.

(3) 이온 선택성 전극

이온 선택성 전극은 용액 내의 어떤 특정한 이온에 대해서만 선택적으로 감응하는 전극이다. 이러한 전극을 이용하면 여러 가지 물질의 혼합물 중에서 어떤 특정 화학종만 매우 빠르면서도 선택적으로 검출해 낼 수 있다. 이온 선택성 전극의 전극 내부에는 일정한 농도의 특정 이온이 있고, 전극과 외부를 구분하는 막을 가지고 있다. 이 막 사이의 전위차는 막의 내부와 외부 시료 사이의 특정 이온의 활동도의 차이에 의해서 결정된다. 이온 선택성 전극에 사용되는 막은 유리, 폴리머, 결정 등을 이용하여 제조한다.

1) 유리 전극

pH 측정기에서 사용되는 유리 전극은 가장 널리 사용되는 이온 선택성 전극으로 수소이온에 매우 선택적이다. 일반적으로 전극의 제조에 사용되는 유리는 약 60~70%의 SiO_2를 함유하며 그 밖에 CaO, BaO, Li_2O, Na_2O, Al_2O_3 등을 함유하는데 그 조성에 따라 이온 선택성이 달라진다.

Li^+, Na^+, Ag^+, K^+, NH_4^+ 등에 선택적인 유리 전극이 개발되어 있는데 유리 전극은 수소 이온에도 감응을 하므로 시료 용액 중의 수소이온농도를 최대한 낮게 해주는 것이 중요하다. 또한 유리 전극은 다른 양이온에도 어느 정도 감응을 한다.

◇◇ 연습문제 ◇◇

9-1. 다음을 설명하라.

① electrode potential ② 표준 수소 전극 ③ galvanic cell

9-2. 다음 전지의 전압(emf)을 계산하라. 단, $E^\circ_{(Cu^{2+}/Cu)}=0.337$, $E^\circ_{(Fe^{2+}/Fe)}=-0.44$

$$Cu \mid Cu^{2+}(0.02\,M) \parallel Fe^{2+}(0.05\,M) \mid Fe$$

9-3. Nernst equation을 이용하여 다음 반응의 $\log K$를 구하는 식을 유도하라. K는 이 반응의 평형상수이다.

단, $Fe^{3+} + e \rightleftarrows Fe^{2+}$의 표준 환원 전위는 $E^\circ_{(Fe)}=0.77$

$Sn^{4+} + 2e \rightleftarrows Sn^{2+}$의 표준 환원 전위는 $E^\circ_{(Sn)}=0.15$

$$Sn^{2+} + 2Fe^{3+} \rightleftarrows Sn^{4+} + 2Fe^{2+}$$

9-4. 다음 갈바니 전지의 cathode와 anode를 지적하고 각각에서 일어나는 반전지반응을 적어라. 또한 이 전지의 전압(emf)을 계산하라.

$Zn \mid Zn^{2+}(0.01\,M) \parallel Ag^{+}(0.05\,M) \mid Ag$

$E^\circ_{(Ag^+/Ag)}=0.7996$, $E^\circ_{(Zn^{2+}/Zn)}=-0.1262$

9-5. 다음 갈바니 전지에서 어느 쪽이 cathode이고 어느 쪽이 anode인가? 또 이 전지의 전압을 계산하라.

$Cu_{(s)} \mid Cu^{2+}(0.03\,M) \parallel KAg(CN)_2(0.01\,M)$, $HCN(0.1\,M)$, buffer to pH=8.21 $\mid Ag_{(s)}$

$Cu^{2+} + 2e \rightleftarrows Cu_{(s)}$ $E^\circ=0.339$ V

$Ag(CN)_2^- + e \rightleftarrows Ag_{(s)} + 2CN^-$ $E^\circ=-0.310$ V

$HCN \rightleftarrows H^+ + CN^-$ $pK_a=9.21$

답 Cu극 cathode, Ag극 anode, emf=0.481 V

9-6. 다음 표준전위를 참조하여 $Mg(OH)_2$의 용해도곱을 구하라.

$Mg^{2+} + 2e \rightleftarrows Mg_{(s)}$ $E^\circ=-2.360$ V

$Mg(OH)_2 + 2e \rightleftarrows Mg_{(s)} + 2OH^-$ $E^\circ=-2.690$ V

답 $K_{sp}=6.52\times10^{-12}$

9-7. 다음 전지의 전압(emf)을 계산하라. 단, $E^\circ_{(Cu^{2+}/Cu)}=0.337$, $E^\circ_{(Fe^{2+}/Fe)}=-0.44$

$$Cu \mid Cu^{2+}(0.02\,M) \parallel Fe^{2+}(0.05\,M) \mid Fe$$

9-8. 다음 산화 환원반응의 $\log K$를 $E^{\circ}_{(Fe)}$, $E^{\circ}_{(Sn)}$으로 표시하는 식을 유도하라. 단, K는 평형 상수이다.

$$2Fe^{2+} + Sn^{4+} \rightleftarrows 2Fe^{3+} + Sn^{2+}$$

9-9. 다음 전지에서, 1) cathode와 anode에서 일어나는 반응을 쓰고, 2) 두 전극의 전위차를 계산하라. 단, $E^{\circ}_{(Ce)}=1.61$, $E^{\circ}_{(Sn)}=0.73$

$$Pt \mid Ce^{4+}(10^{-10}\,M),\ Ce^{3+}(0.1\,M) \parallel Sn^{4+}(0.1\,M),\ Sn^{2+}(10^{-10}\,M) \mid Pt$$

답 cathode : $Ce^{4+}+e \rightleftarrows Ce^{3+}$, anode : $Sn^{2+} \rightleftarrows Sn^{4+}+2e$, 전위차 : 0.07 V

9-10. 다음 전지에서 cathode와 anode를 구분하고 electromotive force(emf, 기전력)를 구하라.

$$Ce^{4+} + e \rightleftarrows Ce^{3+} \qquad E^{\circ}=1.61$$

$$Fe^{3+} + e \rightleftarrows Fe^{2+} \qquad E^{\circ}=0.77$$

$$Pt \mid Ce^{4+}(0.1\,M),\ Ce^{3+}(0.5\,M) \parallel Fe^{3+}(0.1\,M),\ Fe^{2+}(0.2\,M) \mid Pt$$

답 0.817 V

9-11. 미량의 수은을 분석하는 데는 수은을 이온 상태로 만든 후 다음과 같이 Sn^{2+} 이온으로 수은 이온을 환원시켜 원자 상태의 수은으로 만든 다음 원자흡광광도계를 이용하는데, 이 방법은 수 ppb 이하의 수은을 검출할 수 있다. 다음 반응의 평형 상수를 계산하라.
단, $Hg^{2+}+2e \rightleftarrows Hg$, $E^{\circ}=0.852$
$Sn^{4+}+2e \rightleftarrows Sn^{2+}$, $E^{\circ}=0.139$

$$Hg^{2+} + Sn^{2+} \rightleftarrows Hg + Sn^{4+}$$

답 $K=1.48\times10^{24}$

9-12. 다음 전지에 대한 전압은 0.490 V이다. 이로부터 염기 RNH_2의 K_b값을 구하라(힌트 : 왼쪽 반전지의 수소이온농도).

$$Pt \mid H_2(1\ atm) \mid RNH_2(0.1\,M),\ RNH_3^+Cl^-(0.05\,M) \parallel S.H.E.$$

답 $K_b=1.02\times10^{-6}$

9-13. 다음을 이용하여 AgI의 용해도곱을 구하라.

$$Ag^{+} + e \rightleftarrows Ag \qquad E^{\circ}=0.799$$

$$AgI_{(s)} + e \rightleftarrows Ag + I^{-} \qquad E^{\circ}=-0.152$$

답 8.41×10^{-17}

제 10 장

무기이온의 분석

10-1 무기이온의 분리 및 검출

분석 대상 시료에 함유되어 있는 어떤 특정한 이온들을 확인하는 조작을 이온의 **검출**(detection) 또는 **확인**이라고 하는데, 이를 위해서 일반적으로 시료 용액에 시약을 가했을 때 특정 이온에 의해 색깔을 나타낸다거나, 또는 침전을 생성하거나, 가스를 발생하는 등의 화학반응을 이용하고 있다. 이때 어떤 시약이 단지 한 가지 이온하고만 반응하는 **특이반응**(specific reaction)을 이용하면 공존 물질에 의한 영향 없이 목적이온을 선택적으로 검출할 수 있다. 그러나 실제로 이와 같이 특이반응을 나타내는 시약은 매우 드물고, 비교적 적은 수의 이온과 반응하는 시약은 더러 있다. 이런 경우의 반응을 **선택반응**(selective reaction)이라고 하며, 선택반응이라도 pH를 조절한다든지, 가림(masking; 은폐)을 이용하여 특이반응이 되도록 하는 경우도 있으나, 매우 제한된 범위에서만 응용이 가능하다.

따라서 이온을 검출할 때는, 미리 유사반응을 일으키는 목적 이외의 이온을 제거하기 위해, 검출반응의 전처리로 이온의 분리 과정을 거치는 경우가 많으며, 일반적으로 이온의 분리는 침전의 생성 및 용해의 조작을 반복함으로써 이루어진다. 예를 들어 양이온에 NaOH, NH_3, Na_2S을 소량 가하면 수산화물 또는 황화물이 생성되는데, 어떤 종류의 양이온은 과잉의 시약을 더 가하면 일단 생겼던 침전이 다시 용해하므로 이러한 반응을 잘 응용하면 여러 가지 양이온을 따로따로 분리할 수 있다. 예를 들면 Fe^{3+}, Al^{3+} 및 Cu^{2+}은 그림 10-1에 나타낸 것과 같은 방법으로 분리할 수 있다.

대개 음이온의 완전한 분리는 매우 어렵지만, Ba^{2+}, Ag^{+}, Zn^{2+} 등의 염 형태로 침전시키

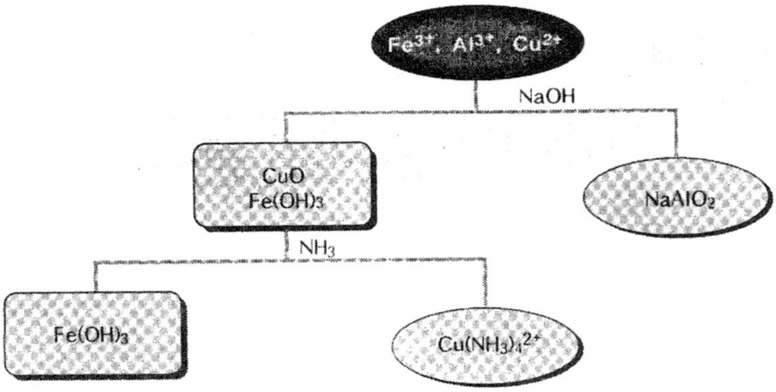

그림 10-1 Fe^{3+}, Al^{3+}, Cu^{2+}의 분리(□ : 침전, ○ : 용액)

면 어느 정도 분리가 가능하다.

한편 이온의 함량이 매우 낮은 경우는 침전의 생성량이 적으므로 침전 분리가 곤란하다. 이와 같은 경우에는 용매 추출법을 사용하는 것이 좋다. 목적이온을 무기 착화합물, 킬레이트 또는 이온쌍 등의 형태로 한 후, 이것을 적당한 용매를 사용하여 추출 분리한다. 예를 들어 $FeCl_4^-$ 이온은 6 M HCl 용액 중에서 전하가 없어지는 $FeCl_4^- \cdot H^+$를 형성하므로 에텔로 추출할 수 있다. 킬레이트 생성반응도 널리 쓰이는데, 디티존, β-디케톤류, 디에틸디치오카르바민산 등이 금속이온의 추출에 사용된다. 그림 10-2는 pH의 변화에 따라서 각종 금속이온들이 디티존과 반응한 것을 CCl_4 용매로 추출할 때의 추출률을 백분율로 나타낸 것이다. pH를 적절하게 변화시키면서 디티존을 이용하면 공존하는 이온들을 선택적으로 추출 분리할 수 있다.

추출액은 그대로 흡광 광도법으로 정량을 하든지 아니면 다른 분석법, 예를 들면 원자 흡

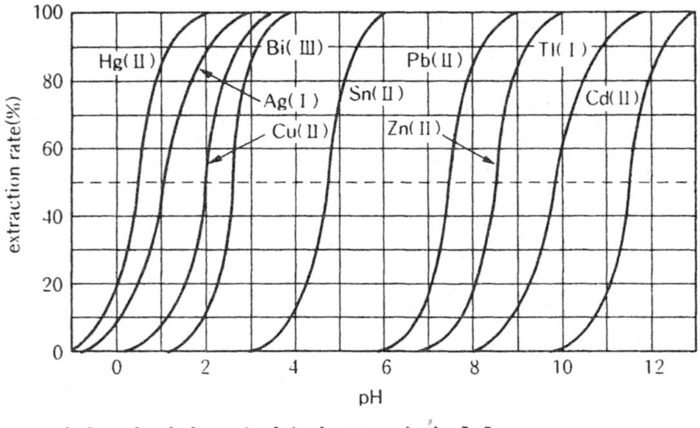

그림 10-2 디티존에 의한 금속이온의 CCl_4 용매 추출
[Morrison and Freiser, Comprehensive Analytical Chemistry(1959)]

광 분석법, 발광 분광 분석법 등으로 정량을 한다.

10-2 계통 분석표

계통 분석표란 시료 중의 이온들을 계통적으로 분리하여 검출하는 방법을 체계화해 놓은 표로 성질이 비슷한 이온끼리 묶어 하나의 족(group)으로 하는데, 우선 전체이온을 분류 시약(group reagent)을 이용하여 몇 가지의 족으로 나누고, 그 다음에 같은 족에 속해 있는 이온들을 침전과 용해를 반복하여 세분하고, 마지막으로 각 이온의 개별적인 확인반응에 의해 각개 이온의 유무를 조사한다. 계통 분석법은 기기 분석이 발달한 현재로는 실용적 분석법으로서의 가치가 높지는 않지만, 이를 통하여 이온의 성질을 배우고 분석의 기법을 포함하여 전반적인 화학실험의 조작에 익숙해지게 되며, 연구자로서 필요한 주의력, 관찰력 등을 양성할 수 있으므로 교육적 의의가 크기 때문에 지금도 약학 교육의 초기 과정에서 이를 학습하도록 하고 있다.

10-3 양이온의 분석

양이온의 분석은 분류 시약으로 H_2S를 사용하는 방법이 일반적이나 Na_2S을 사용하는 방법도 있다. H_2S법은 황화물을 침전시킬 때에 pH를 조절하는 데 상당한 주의가 필요하고, 공존 이온에 의한 방해도 많으며, 또한 H_2S 가스에 의한 실험실의 오염 등의 문제점이 있지만, 분류 시약의 순도가 높다는 장점을 지니고 있다. 한편 Na_2S법은 H_2S법보다 문제점이 적고 특히 집단으로 행하는 학생 실습에 적합하기는 하지만 분류 시약의 순도가 낮아 시약으로부터 불순물이 혼입될 우려가 있다.

그림 10-3은 H_2S법을 이용한 분석표의 개요를 도시한 것이다. H_2S 분석법은 분족 시약을 가하여 다섯 가지의 족으로 나눈 다음, 각 족에 속한 이온들을 선택적으로 검출할 수 있는 시약(specific reagent)을 가하여 각 구성 원소들을 검출 확인한다. 이 분석방법에 대하여 Noyes법을 기준으로 자세히 살펴보기로 한다.

(1) 제1족 이온(은족 : Ag^+, Pb^{2+}, Hg_2^{2+})

분류 시약은 HCl 혹은 NH_4Cl을 사용하며, 제1족 이온들의 염화물이 물 또는 묽은 산 용액에 녹지 않는 것을 이용하여, 다른 금속이온들로부터 원심분리하여 분리한다. 이때 묽은 염산을 사용하여 침전을 씻어 주어야 하는데 이는 Bi, Sb 등의 염이 가수분해하여 BiOCl와 SbOCl 같은 침전이 생성되어 혼입될 가능성이 있기 때문이다. 그러나 산 용액이 너무 진하면 1족 이온들이 H_2PbCl_4, H_2AgCl_3, $H_2Hg_2Cl_4$ 등을 형성하여 용해할 가능성이 있다.

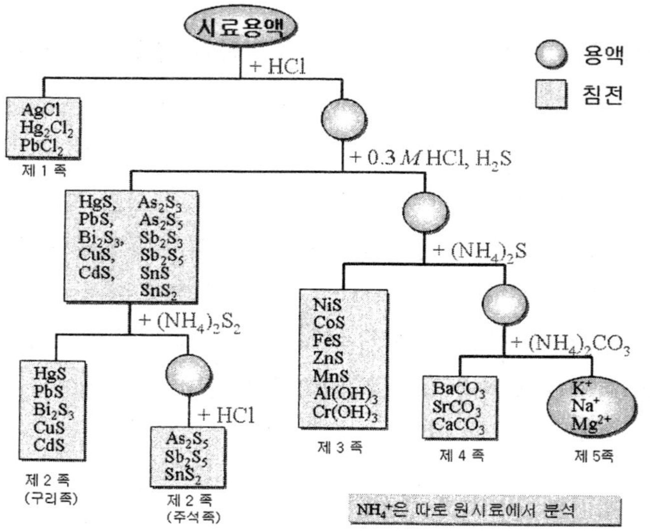

그림 10-3 H_2S법 분석표의 개요

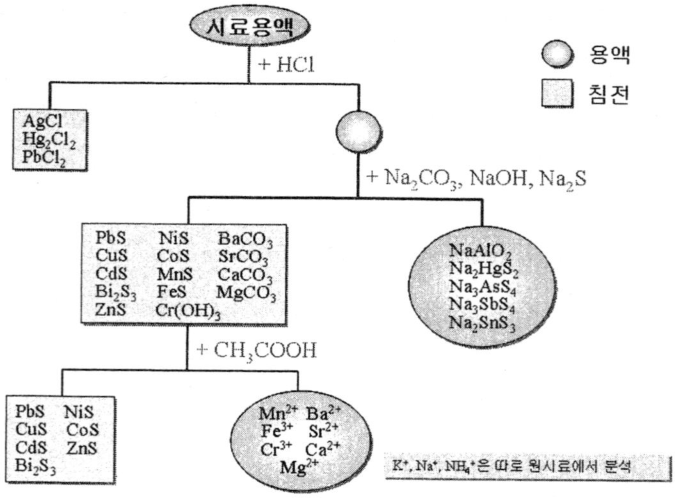

그림 10-4 Na_2S법 분석표의 개요

이들 이온들간의 분리는 다음과 같은 과정으로 행한다. $PbCl_2$은 온수에 상당량 녹으므로 이 현상을 이용하여 분리하고, 침전에 NH_3를 가하면 AgCl은 용해하는 반면 Hg_2Cl_2은 검게 변한다.

$$AgCl + 2NH_3 \rightleftarrows [Ag(NH_3)_2]^+ + Cl^-$$

$$Hg_2Cl_2 + 2NH_3 \rightleftarrows Hg\downarrow(\text{검은색}) + Hg(NH_2)Cl\downarrow(\text{흰색}) + NH_4Cl$$

이렇게 분리시킨 각각의 이온들은 개별적인 선택반응을 이용하여 확인한다.

(2) 제2족 이온(구리족 : Hg^{2+}, Pb^{2+}, Bi^{3+}, Cu^{2+}, Cd^{2+}, 주석족 : As^{3+}, As^{5+}, Sb^{3+}, Sb^{5+}, Sn^{2+}, Sn^{4+})

분류 시약으로 H_2S를 사용하는데, 이때 용액은 1% HCl 산성이 되도록 한다. 이들 2족 이온들의 염화물은 물에 녹지만, 1% 염산 산성에서 H_2S를 가하면 황화물 형태로 침전하므로 다른 족 이온들로부터 분리된다. 다시 이들은 황화물이 $(NH_4)_2S_2$에 의해 티오 착이온(thio complex ion) 형태로 녹는 주석족과 녹지 않는 구리족으로 나눈다. 주석족 이온들의 티오 착이온 생성반응은 다음과 같다.

$$As_2S_5 + 3(NH_4)_2S_2 \rightleftarrows 2(NH_4)_3AsS_4 + 3S$$

$$Sb_2S_5 + 3(NH_4)_2S_2 \rightleftarrows 2(NH_4)_3SbS_4 + 3S$$

$$SnS_2 + (NH_4)_2S_2 \rightleftarrows (NH_4)_2SnS_3 + S$$

구리족 원소의 황화물 중 HgS을 제외하고는 $3\,M$ HNO_3 용액 중에서 가온하면 녹고, 이 용액을 황산 환경으로 바꾸면 PbS만 $PbSO_4$ 형태로 침전한다. 용액을 다시 NH_3 알칼리성으로 바꾸면 Bi^{3+}은 $Bi(OH)_3$로 침전하는 반면, Cu^{2+}과 Cd^{2+}은 암모니아 착이온을 형성한다.

$$Bi_2(SO_4)_3 + 6NH_3 + 6H_2O \rightleftarrows 2Bi(OH)_3 + 3(NH_4)_2SO_4$$

$$CuSO_4 + 2NH_3 + 2H_2O \rightleftarrows Cu(OH)_2 + (NH_4)_2SO_4$$

$$Cu(OH)_2 + 4NH_3 \rightleftarrows Cu(NH_3)_4(OH)_2$$

티오 착이온 형태의 주석족 원소들의 용액의 액성을 산성으로 바꾸면 황화물 침전이 생성되고, 계속하여 진한 염산을 가해 주면 Sb_2S_5과 SnS_2은 녹고 As_2S_5는 황색 침전으로 남는다.

$$Sb_2S_5 + 6HCl \rightleftarrows 3H_2S + 2S + 2SbCl_3$$

$$SbCl_3 + 2HCl \rightleftarrows [SbCl_5]H_2$$

$$SnS_2 + 4HCl \rightleftarrows 2H_2S + SnCl_4$$

$$SnCl_4 + 2HCl \rightleftarrows [SnCl_6]H_2$$

(3) 제3족 이온(황화암몬족 : Mn^{2+}, Zn^{2+}, Ni^{2+}, Co^{2+}, Fe^{2+}, Cr^{3+}, Al^{3+})

분류 시약은 H_2S(암모니아 알칼리성에서)를 사용하는데, 이들 이온들의 염화물은 물에 녹고 산성에서는 H_2S로 침전이 형성되지 않지만, NH_4Cl 존재하의 NH_3 알칼리성에서 Al^{3+}, Cr^{3+} 이온은 수산화물로 침전하고, 계속하여 H_2S로 포화하면 Co^{2+}, Ni^{2+}, Zn^{2+}, Fe^{2+}, Mn^{2+}은 황화물로 침전한다. 침전에 HAc을 가한 후 가열하면 Mn^{2+}, Fe^{2+}, Cr^{2+}, Al^{2+}는 녹는다.

$$MnS + 2HAc \rightleftarrows MnAc_2 + H_2S$$

이 용액을 NaOH으로 중화한 후 과량의 NaOH을 가하면 Al, Cr 등의 양성 수산화물은 녹고, Mn^{2+}, Fe^{2+}은 수산화물로 침전한다. 한편 NiS, CoS, ZnS 침전을 HNO_3을 이용하여 질산염으로 녹인 후 NaOH 알칼리성으로 하면 Ni^{2+}, Co^{2+}은 수산화물로 침전하고, 양성인 $Zn(OH)_2$은 과량의 알칼리에 녹는다.

$$Ni(NO_3)_2 + 2NaOH \rightleftarrows Ni(OH)_2 + 2NaNO_3$$
$$Zn(NO_3)_2 + 2NaOH \rightleftarrows Zn(OH)_2 + 2NaNO_3$$
$$Zn(OH)_2 + 2NaOH \rightleftarrows Na_2ZnO_2 + 2H_2O$$

(4) 제4족 이온(탄산 암몬족: Ba^{2+}, Ca^{2+}, Sr^{2+})

분류 시약은 $(NH_4)_2CO_3$이며, 제4족 이온은 NH_3 알칼리성에서 $(NH_4)_2CO_3$에 의해 탄산염 침전을 형성하는 반면, Mg^{2+}, Na^+, K^+는 용존한다. 이들 이온의 탄산염 침전을 초산염형으로 변형시킨 후 NaAc 존재 하에 $K_2Cr_2O_7$을 가하면 Ba^{2+}만이 $BaCrO_4$으로 침전한다.

(5) 제5족 이온(Mg^{2+}, K^+, Na^+, NH_4^+)

분류 시약은 없으며 Mg^{2+}의 수산화물 및 탄산염은 NH_4^+염을 포함한 용액에 가용이고, 그 외의 5족 이온의 염화물, 황화물, 수산화물 및 탄산염은 전부 가용성이다.

10-4 음이온의 분석

음이온은 적당한 족 분류 시약이 없어 전체이온을 계통적으로 분리시켜 분석할 수는 없고 일부를 족 분류 시약으로 분류하고 나머지는 원 시료로부터 각 이온의 특이한 각개 반응으로 확인 분석한다. 각 이온의 각개 반응은 관련참고서적을 참조하기 바란다.

(1) 제1족 이온(SO_4^{2-}, SO_3^{2-}, CrO_4^{2-}, $C_2O_4^{2-}$)

분류 시약은 $Ba(NO_3)_2$ 또는 $Ca(NO_3)_2$를 사용하며 1족의 Ba염은 난용성인 반면, 2, 3, 4족의 Ba염은 가용성이다.

(2) 제2족 이온[S^{2-}, $Fe(CN)_6^{3-}$, $Fe(CN)_6^{4-}$, CN^-]

분류 시약은 $ZnAc_2$이며 2족의 Zn염은 난용성이고 제3, 4족의 Zn염은 가용성이다. 침전을 Na_2CO_3과 같이 가온하면 ZnS은 불변이나 다른 침전들은 녹는다.

$$Zn_2Fe(CN)_6 + 2Na_2CO_3 \rightleftarrows 2ZnCO_3 + Na_4Fe(CN)_6$$

(3) 제3족 이온(Cl^-, Br^-, I^-, NCS^-, $S_2O_3^{2-}$)

분류 시약은 $AgNO_3$이며 3족 이온의 Ag염은 난용성이고, 4족의 Ag염은 가용성이다. 침전에 NH_3를 가하면 AgI 이외의 은염은 암민 착이온으로 녹는다. $S_2O_3^-$이온은 각개 반응으로 확인한다.

$$AgCl + 2NH_3 \rightleftarrows Ag(NH_3)_2Cl$$

(4) 제4족 이온(NO_2^-, ClO^-, ClO_3^-)

제1, 2, 3족 이온을 제거한 상징액으로부터 각개 반응으로 확인한다.

(5) 제5족 이온(AsO_3^{3-}, AsO_4^{3-}, PO_4^{3-})

중성 상태의 검액에 Mg-mixture를 가한 다음 유리봉으로 긁어 주면 AsO_4^-, PO_4^{3-}은 백색으로 침전되다. 이들 이온들은 각개 반응으로 확인한다.

(6) 제6족 이온(NO_3^-, BO_3^{3-}, SiO_3^{2-}, CO_3^{2-}, Ac^-)

각개 반응으로 확인한다.

10-5 무기이온의 반응

무기이온을 분리하여 정확히 확인하려면 무기이온의 성질을 잘 이해할 필요가 있다. 다음 표는 여러 가지 무기 양이온과 음이온의 확인을 위한 반응을 요약한 것이다.

(1) 무기 양이온의 반응

표 10-1 무기 양이온의 반응(1)

	$NaOH$	NH_3	Na_2CO_3	$0.25M$ HCl H_2S	$(NH_4)_2S$	Na_2S	주요 확인반응
Ag^+	↓흑갈 Ag_2O	↓흑갈 Ag_2O ⊙$Ag(NH_3)^{2+}$	↓백 Ag_2CO_3	↓흑 Ag_2S	↓흑 Ag_2S	↓흑 Ag_2S	HCl → ↓백 $AgCl$ K_2CrO_4 → ↓적갈 Ag_2CrO_4
Hg_2^{2+}	↓흑 $HgO+Hg$	↓흑 $Hg+$ $Hg(NH_2)NO_3$	↓흑 $HgO+Hg$	↓흑 $HgS+Hg$	↓흑 $HgS+Hg$	↓흑 $HgS+Hg$	$NaOH$ → ↓흑 $HgO+Hg$ HCl → ↓백 Hg_2Cl_2
Hg^{2+}	↓황 HgO	↓백 △	↓황 HgO	↓흑 HgS	↓흑 HgS	↓흑 HgS ⊙Na_2HgS_2	$NaOH$, Na_2S에 의한 반응 diphenylcarbazid→↓적자
Pb^{2+}	↓백 $Pb(OH)_2$ ⊙Na_2PbO_2	↓백 $Pb(OH)_2$	↓백 △	↓흑 PbS	↓흑 PbS	↓흑 PbS	Na_2SO_4 → ↓백 $PbSO_4$ K_2CrO_4 → ↓황 $PbCrO_4$
Bi^{3+}	↓백 $Bi(OH)_3$ 가열하면 담황	↓백 △	↓백 △	↓흑갈 Bi_2S_3	↓흑갈 Bi_2S_3	↓흑갈 Bi_2S_3	Thiourea → 황 Cinchonine·KI → ↓등적
Cu^{2+}	↓흑 CuO	↓청록 $Cu(OH)NO_3$ ⊙청$Cu(NH_3)_4^{2+}$	↓청록 △	↓흑 CuS	↓흑 CuS	↓흑 CuS	$K_4Fe(CN)_6$ → ↓적갈 α-Bezoinoxime → ↓록
Cd^{2+}	↓백 Cd(OH)2	↓백 $Cd(OH)_2$ ⊙$Cd(NH_3)_6^{2+}$	↓백 △	↓황 CdS	↓황 CdS	↓황 CdS	CdS는 KCN에 녹지 않음
As^{3+}	–	–	–	↓황 As_2S_3	– AsS_3^{3-}	– AsS_3^{3-}	$AgNO_3$ → ↓황 Marsh 시험
As^{5+}	–	–	–	황(천천히) As_2S_3	– AsS_4^{3-}	– AsS_4^{3-}	마그네시아 혼액 → ↓백 NH_4MgAsO_4
Sb^{3+}	↓백 $HSbO_2$ ⊙SbO_2^-	↓백 $HSbO_2$	↓백 $HSbO_2$ ⊙열시	↓등적 Sb2S3	↓등적 Sb_2S_3 ⊙SbS_3^{3-}	↓등적 Sb_2S_3 ⊙SbS_3^{3-}	금속 Sn으로 Sb(흑색)석출
Sb^{5+}	↓백 △ ⊙SbO_3^-	↓백 △	↓백 △	↓등적 Sb_2S_5	↓등적 Sb_2S_5 ⊙SbS_4^{3-}	↓등적 Sb_2S_5 ⊙SbS_4^{3-}	계Rhodamine B → 紫
Sn^{2+}	↓백 $Sn(OH)_2$ ⊙$HSnO_2^-$	↓백 $Sn(OH)_2$	↓백 $Sn(OH)_2$	↓흑갈 SnS	↓흑갈 SnS	↓흑갈 SnS	$MgCl_2$ → ↓백~회 Zn → 해면상의 Sn석출
Sn^{4+}	↓백 $Sn(OH)_4$ ⊙SnO_3^{2-}	↓백 $Sn(OH)_4$ ⊙SnO_3^{2-}	↓백 $Sn(OH)_4$ ⊙SnO_3^{2-}	↓황 SnS_2	↓황 SnS_2 ⊙SnS_3^{2-}	↓황 SnS_2 ⊙SnS_3^{2-}	Zn → 해면상의 Sn석출
Ni^{2+}	↓록 $Ni(OH)_2$	↓록 $Ni(OH)_2$ ⊙$Ni(NH_3)_6^{2+}$	↓담록 △	–	↓흑 NiS	↓흑 NiS	Dimethylglyoxime→↓홍
Co^{2+}	↓홍 $Co(OH)_2$	↓청* $Co(OH)NO_3$	↓홍 △	–	↓흑 CoS	↓흑 CoS	α-nitroso-β-naphthol→↓적 *NH_4^+염 공존 ⊙$Co(NH_3)_6^{3+}$
Zn^{2+}	↓백 $Zn(OH)_2$ ⊙ ZnO_2^{2-}	↓백 $Zn(OH)_2$ ⊙$Zn(NH_3)_6^{2+}$	↓백 △	–	↓백 ZnS	↓백 ZnS	$K_4Fe(CN)_6$ → ↓백 $Zn_2Fe(CN)_6$
Mn^{2+}	↓백$Mn(OH)_2$ ↓ $MnO(OH)_2$	↓백 $Mn(OH)_2$ 불완전	↓백 $MnCO_3$ ↓ $MnO(OH)_2$	–	↓桃 MnS	↓桃 MnS	$NaBiO_3$ → 紫赤 MnO_4^-

표 10-1 무기 양이온의 반응(2)

	NaOH	NH_3	Na_2CO_3	0.25*M* HCl H_2S	$(NH_4)_2S$	Na_2S	주요 확인반응
Fe^{2+}	↓綠白 $Fe(OH)_2$	↓綠白 $Fe(OH)_2$ 불완전	↓백$FeCO_3$ ↓ $Fe(OH)_3$	–	↓흑 FeS	↓흑 FeS	$K_3Fe(CN)_6$ → ↓농청 (Turnbull's blue)
Fe^{3+}	↓적갈 $Fe(OH)_3$	↓적갈 $Fe(OH)_3$	↓적갈 $Fe(OH)_3$	–	↓흑 Fe_2S_3	↓흑 Fe_2S_3	NH_4SCN → 혈적 $K_4Fe(CN)_6$ → ↓농청 (Berlin blue)
Al^{3+}	↓백 $Al(OH)_3$ ⊙AlO_2^-	↓백 $Al(OH)_3$	↓백 $Al(OH)_3$	–	↓백 $Al(OH)_3$	↓백 Al(OH) ⊙AlO_2^-	Alizarin S → ↓적
Cr^{3+}	↓汚綠 $Cr(OH)_3$ ⊙냉시	↓오록 $Cr(OH)_3$	↓오록 $Cr(OH)_3$	–	↓오록 $Cr(OH)_3$	↓오록 Cr(OH)□□	$NaBiO_3$ → 등적 $Cr_2O_7^{2-}$
Ba^{2+}	–	–	↓백 $BaCO_3$	–	–	–	K_2CrO_4 → ↓황 $BaCrO_4$ H_2SO_4 → ↓백 $BaSO_4$
Sr^{2+}	–	–	↓백 $SrCO_3$	–	–	–	H_2SO_4 → ↓백 $SrSO_4$ 불꽃반응 농적색
Ca^{2+}	↓백 $Ca(OH)_2$ 농후용액	–	↓백 $CaCO_3$	–	–	–	$(NH_4)_2C_2O_4$ → ↓백 CaC_2O_4 불꽃반응 적색
Mg^{2+}	↓백 $Mg(OH)_2$	↓백 $Mg(OH)_2$	↓백 △	–	–	↓백 $Mg(OH)_2$	Na_2HPO_4 → ↓백 $MgNH_4PO_4$
Na^+	–	–	–	–	–	–	$KSb(OH)_6$ → ↓백 불꽃반응 황색
K^+	–	–	–	–	–	–	Dipicrylamine → ↓황 불꽃반응 담자색
NH_4^+	–	–	–	–	–	–	NaOH → ↑NH_3

비고 : ↓흑 / Ag_2S 는 흑색의 Ag_2S를 생성함을 의미한다.
–는 침전을 생성하지 않음, △는 침전의 조성 일정하지 않음,
⊙ $Ag(NH_3)_2^+$는 시약을 과잉 가하면 $Ag(NH_3)_2^+$을 생성하며 녹는다는 뜻.
Na_2SO_4 →↓백$PbSO_4$는 Na_2SO_4를 가하면 $PbSO_4$의 백침을 생성.
thiourea → 황은 thiourea에 의해 황색을 띠는 것을 뜻함.

(2) 무기 음이온의 반응

표 10-2 무기 음이온의 반응(1)

	$Ba(NO_3)_2$	$AgNO_3$	묽은 H_2SO_4	주요 확인반응
SO_4^{2-}	↓백 HNO_3 불용)	–	–	$BaCl_2$ → ↓백 $BaSO_4$ $Pb(Ac)_2$ → ↓백 $PbSO_4$
F^-	↓백 HAc 불용 HNO_3 가용	–	–	유리 부식시험

표 10-2 무기 음이온의 반응(2)

	$Ba(NO_3)_2$	$AgNO_3$	묽은 H_2SO_4	주요 확인반응
SO_3^{2-}	↓백	↓백 (끓이면회색)	↑SO_2 (자극적인 냄새 $KMnO_4$탈색)	I_2를 탈색 환원성
$S_2O_3^{2-}$	↓백	↓백 (방치하면 흑)	↑SO_2 (액은 백탁)	I_2를 탈색 환원성
CrO_4^{2-}	↓황	↓적갈 (NH_3 가용)	–	$Pb(Ac)_2$→↓황$PbCrO_4$ 액은 황색, 산화성
PO_4^{3-}	↓백	↓황 (NH_3 가용)	–	마그네시아혼액→↓백 $MgNH_4PO_4$ $(NH_4)_2MoO_4$→↓황
AsO_4^{3-}	↓백	↓적갈	–	마그네시아혼액→↓백$MgNH_4AsO_4$ Na_2S+HCl→↓황 As_2S_5
AsO_3^{3-}	↓백	↓황 (NH_3 가용)	–	Na_2S+HCl→↓황 As_2S_3 발생기수소 →↑AsH_3
CO_3^{2-}	↓백	↓백	↑CO_2 (무색무취)	P.P으로 홍색 $MgSO_4$→↓백 $MgCO_3$
BO_3^{3-}	↓백 (농후용액)	↓백 (농후용액)	–	Curcuma시험지 반응 綠炎반응
SiO_3^{2-}	↓백	↓황	↓백 $H_2SiO_3 \cdot xH_2O$	$H_2SiO_3 \cdot xH_2O$는 Methylene Blue에 의해 염색된다.

Ba, Ag에 의한 침전은 모두 HNO_3에 녹는다.

표 10-2 무기 음이온의 반응(3)

	$Ba(NO_3)_2$	$AgNO_3$	묽은 H_2SO_4	주요 확인반응
Cl^-	–	↓백 (NH_3 가용)	+산화제 ↑Cl_2	chromyl chloride 반응 (CrO_2Cl_2)
Br^-	–	↓담황 (NH_3 약간 난용)	+산화제 ↑Br_2	Cl_2수 → Br_2 을 유리 ($CHCl_3$으로 적갈)
I^-	–	↓백 (NH_3 불용)	+산화제 ↑I_2	Cl_2수 → I_2 를 유리 환원성 ($CHCl_3$으로 紫)
SCN^-	–	↓백 (NH_3 약간난용)	–	$FeCl_3$ → 적 환원성
CN^-	–	↓백 (NH_3 가용)	↑HCN (특이한 냄새, 맹독!)	Berlin Blue 반응 치오시안산철 반응
$Fe(CN)_6^{4-}$	–	↓백 (NH_3 불용)	–	$FeCl_3$ → 농청 (Berlin Blue) 환원성
$Fe(CN)_6^{3-}$	–	↓등 (NH_3 가용)	–	$FeSO_4$ →↓농청(Turnbull's blue) 환원성
ClO^-	–	↓백 (AgCl)	$+Cl^-$ ↑Cl_2	산화성
S^{2-}	–	↓흑 (NH_3 불용)	↑H_2S (계란 썩는 냄새)	환원성

Ag에 의한 침전은 모두 HNO_3에 녹는다.

표 10-2 무기 음이온의 반응(4)

	$Ba(NO_3)_2$	$AgNO_3$	묽은 H_2SO_4	주요 확인반응
ClO_3^-	–	–		$AgNO_3+SO_2$水→↓백 AgCl
NO_2^-	–	– (농후시 백침)	↑NO, NO_2 (갈색)	Thiourea→SCN^-(Fe^{3+}으로 적) 산화성.환원성, $KMnO_4$를 탈색
NO_3^-	–	–		Brown ring reaction Diphenylamine(농황산)→청

Ba 및 Ag에 의한 시험은 CO_3^{2-}의 검출 이외는 시료를 초산 산성에서 CO_2를 제거한 후 NaOH로 중화(alkali성이 되지 않도록 할 것)한 액에 대하여 실시한다.

10-6 무기약품의 감정

계통 분석표는 이온이 혼합된 시료를 계통적으로 분리하여 검출하는 것으로 분석표에 따라 충실한 조작을 하면 반드시 결과를 얻을 수 있기는 하지만, 다양한 시약 용액을 준비할 필요가 있는 데다 조작도 상당히 번거롭다. 그렇기 때문에 실제적으로는 시약병의 표시가 올바른지 아닌지를 시험한다든가, label이 훼손된 시약병의 내용이 무엇인지를 조사한다든가 하는 등 각각의 시약에 대해서 분석할 필요가 있는 경우가 대부분이다. 이와 같은 무기약품의 감정의 경우에는 굳이 계통 분석표로 분석할 필요는 없더라도 단기간에 결과를 얻으려면 역시 계통적인 사고방식으로 분석하는 것이 바람직하다. 다음은 무기약품의 감정법에 대해 요약한 것이다.

(1) 시료 용액의 조제

시료에 물을 가하여 용해하는지 여부를 알아본다. 용해하는 경우는 수용액의 색깔 및 액성을 살핀다. 일반적으로 물에 잘 녹는 것은 질산염의 거의 전부와 대부분의 염화물 및 황산염이다. 그리고 염을 생성하는 산과 염기의 강약에 따라 수용액의 액성이 결정되므로 수용액의 액성으로부터 어떠한 형태의 염인가를 추정할 수 있다. 물에 녹지 않는 경우는 묽은 HNO_3, 왕수에 차례대로 용해시켜 보고, 왕수에 녹지 않으면 Na_2CO_3 용융을 행한다. 물에 녹지 않으면서 묽은 HNO_3에 녹는 것은, 대부분 금속의 산화물, 수산화물 및 탄산염이다. Hg_2Cl_2, HgS, $PbCrO_4$ 등은 묽은 HNO_3에 난용이지만 왕수에는 녹는다. 왕수에도 녹지 않는 것으로는 $BaSO_4$이 있다.

(2) 음이온의 분석

시료 용액에 Ba^{2+} 및 Ag^{+}을 가하여 침전이 생성하는지 여부를 알아본다. 침전이 생성되는 경우는 그 침전이 산이나 암모니아수에 녹는지를 알아본다. 그리고 묽은 H_2SO_4을 가하면 가스를 발생하는지 또 가스를 발생한다면 어떤 특징이 있는지 살펴본다. 이들 시약에 대한 음이온의 반응에 대해 표 10-2에 정리해 놓았다. 이 두 가지 방법을 종합적으로 판단하면 음이온을 추정할 수 있다. 만약에 필요가 있다면 이온의 확인반응을 해본다.

(3) 양이온의 분석

시료 용액에 NaOH를 소량 가하여 침전 생성의 유무를 알아본다. 침전이 생기면 그 색깔을 관찰하고 다시 침전이 과잉의 시약을 가했을 때 녹는지 여부를 살펴본다. NH_3, Na_2S에 대해서도 같은 시험을 행한다. 이 시약들에 대한 각 이온의 반응을 표 10-1에 정리해 놓았다. 이 세 가지의 시험으로 중금속 및 Mg^{2+}은 거의 예측할 수 있다. 예를 들면 세 가지 시약을 소량씩 가했을 때 전부 백색 침전을 생성하는 것으로는 Al^{3+}, Zn^{2+} 및 Mg^{2+}이 있는데, Al^{3+}의 침전은 NaOH과 Na_2S의 과잉을 가하면 녹고, Zn^{2+}의 침전은 NaOH과 NH_3의 과잉을 가하면 녹으나 Mg^{2+}의 침전은 어느 시약을 과잉으로 가해도 녹지 않으므로 이 세 가지를 쉽게 구별할 수 있다. As^{3+}, As^{5+}은 이들 시약으로는 침전을 생성하지 않지만 Na_2S을 가한 액을 산성으로 하면, 황색의 황화물을 침전한다. 이상의 시약으로는 반응이 없으나 Na_2CO_3을 가하면 침전을 생성하는 것은 Ba^{2+}, Ca^{2+}, Sr^{2+}이며, 그래도 침전을 생성하지 않는 것은 Na^{+}, K^{+}, NH_4^{+}이다. 이 금속들은 불꽃반응으로 예측할 수 있다. 이상과 같은 시험으로 양이온은 대략적으로 추정할 수 있으며, 필요한 경우에는 다시 확인시험을 한다.

(4) 분석결과의 종합 판단

양이온과 음이온의 양쪽을 다 추정하였으면 이들의 짝을 맞추어 예상할 수 있는 화합물에 대해 그 성질을 상수표 등을 조사하여 기재내용과 시료의 성질이 일치하는지 여부를 확인하여 최종적인 판단을 내린다.

◇◇ 연습문제 ◇◇

10-1. 다음의 이온 분리에 대해 설명하라.

① Ag^+, Pb^{2+}, Hg_2^{2+}과 다른 모든 양이온들과의 분리

② Pb^{2+}과 Ag^+, Hg_2^{2+}과의 분리

③ Ag^+과 Hg_2^{2+}과의 분리

10-2. 다음 반응의 화학방정식을 써라.

① K_2CrO_4으로 황색 침전이 형성되는 예

② AgCl을 NH_3로 용해시킬 때

③ Hg_2Cl_2에 NH_3를 가할 때

10-3. 다음 화합물을 분리시킬 수 있는 시약에 대해 설명하라.

용액 : ① $AgNO_3$과 $Zn(NO_3)_2$ ② K_2CrO_4과 KNO_3
③ $Pb(NO_3)_2$과 $Hg(NO_3)_2$ ④ $Hg(NO_3)_2$과 $Hg_2(NO_3)_2$

고체 : ① Hg_2Cl_2과 $HgCl_2$ ② AgCl과 $CdCl_2$
③ $PbSO_4$과 $Pb(NO_3)_2$ ④ Ag과 Hg

제 11 장

유기정성분석(관능기의 정성분석)

유기 화합물에 대한 정성 또는 정량분석을 수행하기 위해, 관능기(functional group)를 이용할 수 있다. 즉, 관능기에 의한 정색반응(color reaction), 형광반응(fluorescence reaction), 유도체화(derivatization) 등의 화학반응 등을 이용하는데, 관능기의 분석법은 화합물의 화학구조 결정이라든가 동정(identification)의 과정에서 필요 불가결한 단계로서 분석화학의 전반에 그 응용범위가 넓어 개량되며 발전이 거듭되어 왔다. 그러나 오늘날 수많은 물리화학적 방법(적외선 흡수 스펙트럼법, 질량 분석법, 핵자기 공명법 및 X선 회절법)이 일반화됨에 따라 관능기 자체의 분석을 정성분석의 수단으로 하는 경우는 흔치 않다. 그러나 각종 크로마토그래피법에서 측정 대상 화합물의 관능기를 이용하여 여러 가지 유도체를 만들면 고감도 검출이 가능하게 되는 경우가 많으므로, 생리활성 물질의 분석, 대사물의 분석, 약물의 혈중 농도의 측정 등에 활발히 쓰이고 있는데, 바로 여기에 관능기의 화학적 분석의 종래의 성과가 활용되고 있다.

이 장에서는 관능기의 반응을 이용하여 유기 화합물을 분석하는 방법을 대한약전의 확인시험(약전에서 말하는 확인시험은 그 의약품에 대한 완전한 확인 증명시험은 아니다)을 예로 설명하였다. 반응 예를 참조하여 화합물의 화학구조와 그 화합물이 일으키는 반응과정을 확인함으로써 비슷한 계열 화합물에로의 응용 및 크로마토그래피의 적당한 검출방법에로의 응용도 가능할 것이다. 여기서는 관능기의 정색, 형광, 침전반응 등의 원리를 설명하는데 그치므로, 상세한 실험 방법은 다른 참고서를 참조하기 바란다.

11-1 알코올성 수산기

(1) 질산세륨암모늄에 의한 정색(제1, 제2 및 제3급 알코올)

질산 산성에서 알코올은 질산세륨암모늄과 반응하여 적색을 나타낸다.

$$ROH + [Ce(NO_3)_6]^{2-} + H_2O \rightarrow [Ce(OR)(NO_3)_5]^{2-} + NO_3^- + H_3O^+$$

이 방법은 감도가 낮아, 알코올 수 mg~수십 mg일 때 정색하며, 페놀류는 갈색의 침전을 생성한다. 엔올(enol) 및 아민도 정색하므로 주의를 요한다.

(2) 요오도포름 반응($CH_3CH(OH)$-, CH_3CO-)

편의상 이 반응을 알코올성 수산기의 항에 넣었으나, NaIO(I_2와 NaOH에 의해 생성)에 의한 산화로 CH_3CO-를 생성하는 알킬메틸카르비놀[$CH_3CH(OH)-$] 및 CH_3CO-를 갖는 알데히드, 케톤에 공통인 반응이다.

요오도포름을 생성하며, 그 특이한 냄새로 검출한다. 다음에 보이는 에탄올의 반응은 'Lieben의 요오도포름 반응'이라고 부른다.

$$I_2 + 2NaOH \rightarrow NaIO + NaI + H_2O$$

$$C_2H_5OH + NaIO \rightarrow CH_3CHO + NaI + H_2O$$

$$CH_3CHO + 3NaIO \rightarrow CI_3CHO + 3NaOH$$

$$CI_3CHO + NaOH \rightarrow CHI_3 + HCOONa$$

이 반응은 메탄올에 대해서는 일어나지 않으므로 두 가지를 서로 판별하는 데 쓰인다. 약전에서는 에탄올, 이소프로판올의 확인시험에 이용하고 있으며, 에틸탄산퀴닌과 같이 NaOH에 의해 에탄올이 생성되는 화합물에도 적용할 수 있다.

(3) 크산토겐산 알칼리 반응(제1 및 제2급 알코올)

이황화탄소와 수산화알칼리에 의해 제1 및 제2급 알코올은 크산토겐산 알칼리를 생성한다. 여기에 몰리브덴산암모늄 용액을 가하고, 황산 산성으로 하면 적자색의 몰리브덴산 크산토게네이트를 생성한다.

$$ROH + CS_2 + NaOH \rightarrow CS(OR)(SNa) + H_2O$$

$$CS(OR)(SNa) + H_2SO_4 + (NH_4)_6Mo_7O_{24} \rightarrow MoO_3 \cdot 2CS(OR)SH$$

알코올류 외에 $-CH_2COCH_2-$를 가진 아세톤이나 알데히드도 양성으로 반응하므로 주의를 요한다.

(4) Lucus 반응(제3급 알코올)

알코올에 Lucus 시약(진한 염산-염화아연)을 넣고, 세게 흔든 다음 방치하면 제3급 알코올, 알릴 및 벤질 알코올은 곧 두 층으로 분리된다. 제2급 알코올은 층이 분리되는 데 시간이 걸리고 제1급 알코올은 거의 반응하지 않는다. 이 반응은 알코올의 급수 판별에 쓰이는데, 클로로알킬의 생성 속도의 차를 이용하는 것이다.

$$R_3C-OH + ZnCl_2 \rightleftharpoons R_3C-\underset{H}{\overset{\delta^+}{O}}\cdots\overset{\delta^-}{ZnCl_2} \xrightarrow{-[HOZnCl_2]^-} R_3C^+ \xrightarrow{Cl^-} R_3CCl$$

(5) 과요오드산에 의한 산화(다가 알코올)

과요오드산은 인접 OH 화합물의 말단 CH_2OH를 포름알데히드로, 내부 CHOH를 개미산으로 산화 분해한다. 생성된 포름알데히드를 푸크신아황산으로 검출하며[11-3 (1) 참조], Hantzsch 반응[11-3 (8) 참조]과 함께 사용하기도 한다.

$$\begin{matrix} CH_2OH \\ | \\ (CHOH)_{n-1} \\ | \\ CH_2OH \end{matrix} + nHIO_4 \rightarrow 2HCHO + (n-1)HCOOH + nHIO_3 + H_2O$$

과요오드산에 의해 포름알데히드를 생성하는 화합물이 많으므로 주의를 요한다.

11-2 페놀성 수산기

(1) 염화제이철 반응

페놀류는 염화제이철의 Fe^{3+}과 착체를 만들어 자색 · 청색 · 녹색 등의 색깔을 띤다. 정색은 *o*-치환 페놀 쪽이 *m*-치환 페놀보다 대체로 강하다. *p*-위치에 카르복실기가 있으면 음성이 된다. 페놀의 경우에 생성되는 착체는 $[Fe(H_2O)_5(C_6H_5O)]^{2+}$라고 생각된다.

그림 11-1

페놀성 수산기가 아세틸화된 것이라든가, 페닐에테르는 가수분해되면 페놀을 생성하므로 염화제이철 반응에 양성을 나타낸다. 약전에서는 아세트아미노펜, 에피네프린, 염산피리독신, 염산페닐레프린, 노르에피네프린, 크레졸 및 치몰(모두 페놀성 수산기를 가짐)의 확인시험에 쓰이고 있다. 그리고 아스피린(C_6H_5-$OCOCH_3$를 가짐) 및 페나세틴(C_6H_5-OC_2H_5를 가짐)의 가수분해 후, 클로르족사존의 알칼리 분해 후(*o*-아미노페놀을 생성)에 쓰이고 있다.

(2) Millon 반응에 의한 정색

페놀류는 Millon 시약(아질산이 들어 있는 질산수은의 질산용액)과 질산 중에서 반응하여 적색의 착체를 생성한다.

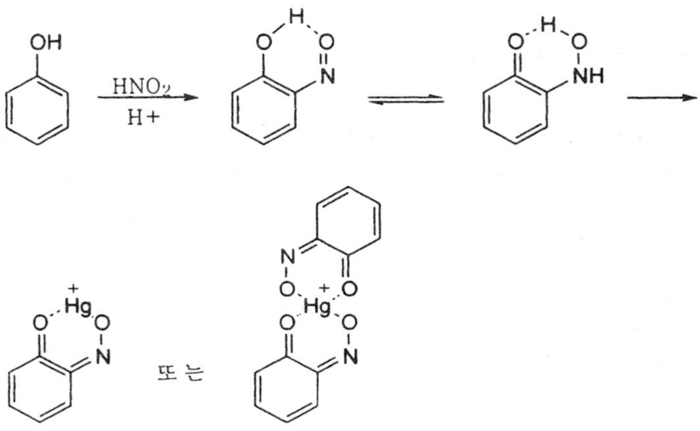

그림 11-2

페놀의 아세테이트(및 에테르) 그리고 아닐린은 시약과 반응하여 양성을 나타낸다. 이 반응에 의한 각종 페놀류의 확인 한계는 0.5～10 μg이다.

약전에서는 파라옥시안식향산에틸(그 밖에 부틸, 프로필 및 메틸에테르)의 확인시험에 쓰이고 있다. 이 반응은 *p*-치환 페놀도 양성을 나타내며 티로신의 비색정량 및 TLC상의 검출에도 이용되고 있다[11-8 (1) 참조].

(3) 아질산과 황산에 의한 정색(Liebermann 반응)

아질산과 진한 황산 존재하에서 페놀류는 니트로소 화합물을 거쳐 인도페놀(I)을 생성하여 청색・녹색・암적색 등으로 정색을 하며, 알칼리성으로 하면 색조가 변한다.

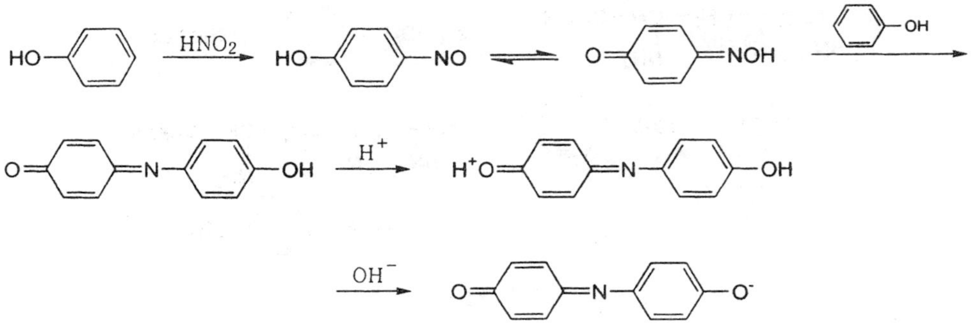

그림 11-3

p-치환기가 없는 페놀류와의 반응이며, 확인 한계는 1~10 μg 정도이다. 티오펜이나 페놀에테르(황산에 의해 페놀 생성)도 양성이다.

벤젠핵에 전자 흡인성기(-NO_2, -CHO, -COOH, -$COCH_3$)나 -OH, -NH_2, -OCH_3가 있으면 음성인 경우가 많다.

(4) 디아조벤젠설폰산에 의한 정색(Ehrlich의 디아조 반응)

디아조벤젠설폰산(설파닐산에 아질산나트륨과 염산의 작용으로 생성)은 알칼리성에서 페놀과 축합하여 아조 색소를 생성하고 황~갈색을 띤다.

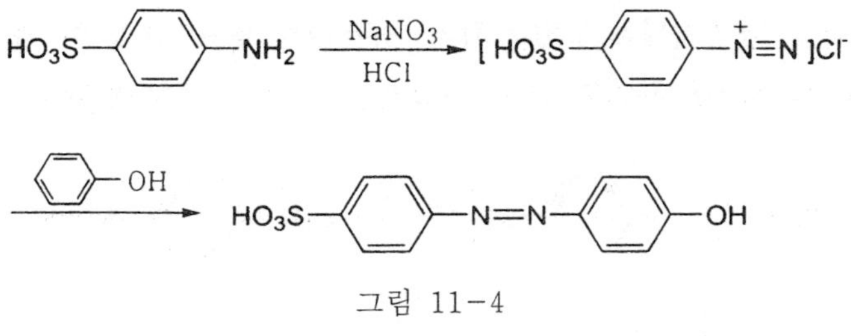

그림 11-4

페놀과 방향족 아민에 공통인 반응이다. 페놀류의 p-위치에 축합이 일어나는데, p-위치에 치환기가 있으면 o-위치에서 일어난다. 방향족 제1급 아민의 경우도 똑같이 반응하고 정색한다.

약전에서는 수산화나트륨 용액 중에서 가열하면 페놀성 수산기를 유리하는 크로모글리크산나트륨의 및 메칠황산네오스티그민의 확인시험에 사용하고 있다. 그리고 히스티딘이나 티로신과 아조 색소를 형성한다[Pauly 반응 11-8(1) 참조]. 히스티딘과의 반응은 다음과 같다.

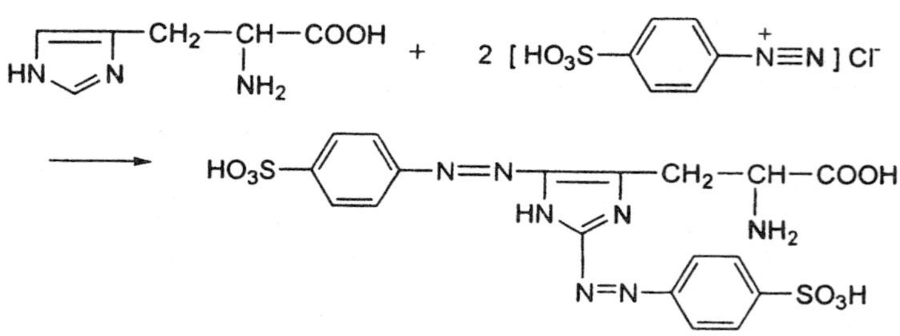

그림 11-5

(5) *p*-니트로벤젠디아조늄플루오로보레이트에 의한 정색

o- 또는 *p*-위치에 치환기가 없는 페놀류와의 디아조커플링에 의한 정색이다.

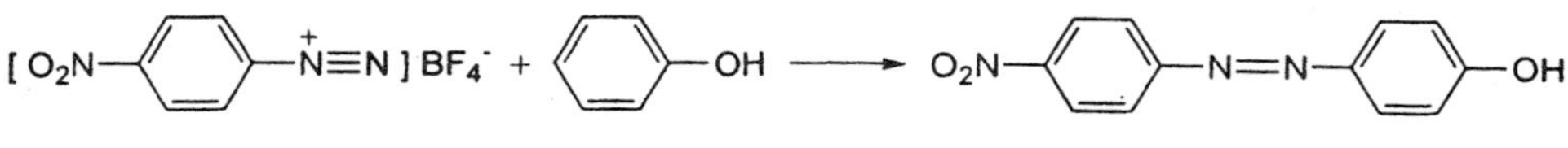

그림 11-6

반응은 통상 알칼리성에서 하는데, 이 시약은 이미 디아조늄염으로 되어 있으므로, 앞에서 설명한 설파닐산을 쓰는 Ehrlich의 디아조 반응처럼, 디아조늄염을 아질산을 써서 만들 필요가 없다.

이 반응은 약전에서 염산에틸레프린(*p*-위치 치환기가 없는 페놀)의 확인시험에 쓰이고 있다. 방향족 제1급 및 제2급 아민도 같은 방법으로 반응하여 정색한다.

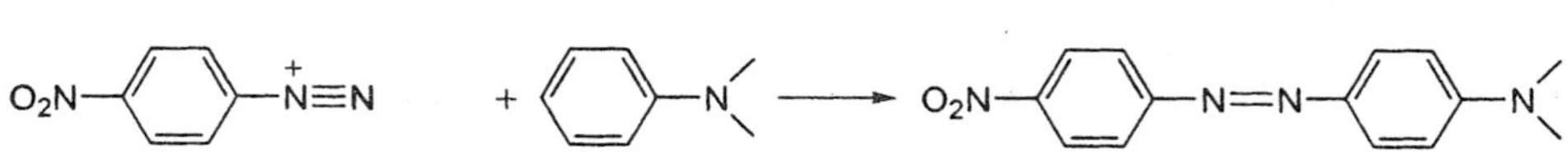

그림 11-7

지방족 제1급 아민도 반응 양식은 다르지만 다음과 같이 반응하여 정색한다.

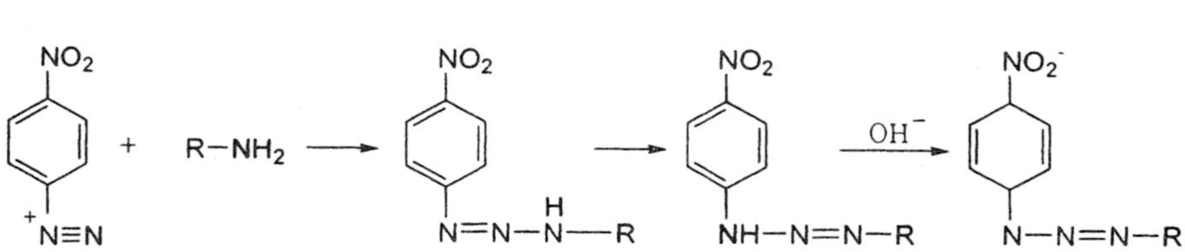

그림 11-8

(6) 2,6-디클로로퀴논클로르이미드에 의한 정색(Gibbs의 반응)

페놀은 2,6-디클로로퀴논클로로이미드와 약알칼리성에서 인도페놀계 색소를 생성하고 청색을 나타낸다. 페놀의 p-위치에 치환기가 없어야 하며, 그리고 o-위치에 -CHO, -COOH, -NO, $-NO_2$, $-SO_3H$가 있으면 안 된다.

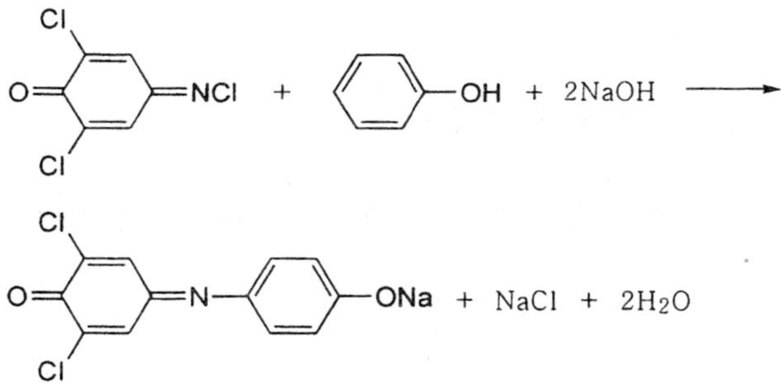

그림 11-9

약전에서는 2,6-디브로모퀴논클로로이미드를 사용하여 염산에틸레프린, 염산피리독신 등의 확인시험에 쓰고 있다. 이들 2,6-디할로게노퀴논클로로이미드는 티올과도 반응하므로 주의를 요한다[11-10 (1) 참조].

(7) 4-아미노안티피린과 산화제에 의한 정색

페놀에 4-아미노안티피린을 가하고 알칼리성하에서 페리시안화칼륨으로 산화시키면 인도페놀 색소를 생성한다. 정색은 다양(적등색 · 녹색 · 청자색)하다.

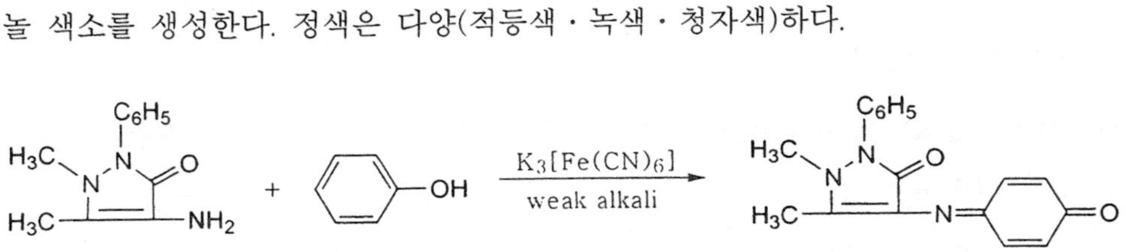

그림 11-10

페놀의 p-치환기가 할로겐, 카르복실, 설포닐, 히드록실, 메톡실의 경우에는 정색하지만 알릴, 알킬, 니트로, 벤조일, 니트로소, 카르보닐 등으로 치환된 페놀류는 정색하지 않는다. 페놀의 o-위치에서 축합이 일어나는 경우가 있다. 그리고 산화제로서 과산화수소와 퍼옥시다아제의 조합(임상 화학분석에서 과산화수소의 정량에 널리 이용되고 있다) 또는 요오드산나트륨도 쓰인다.

약전에서는 레보도파(카테콜을 갖는)의 확인시험에 쓰이고 있다. 일본 위생 시험법에서는 페놀류의 비색 정량에, 그리고 임상 화학분석에서는 페놀을 유리하는 반응계에 있어서의 관련 물질의 측정(예를 들면 페닐인산을 기질로 하는 혈청 포스파타아제 활성의 측정 : King-Kind법)에 널리 이용되고 있다.

11-3 알데히드

(1) 푸크신아황산(Shiff 시약)에 의한 정색

푸크신아황산은 알데히드와 청색 또는 적자색의 퀴노이드형의 화합물을 생성한다.

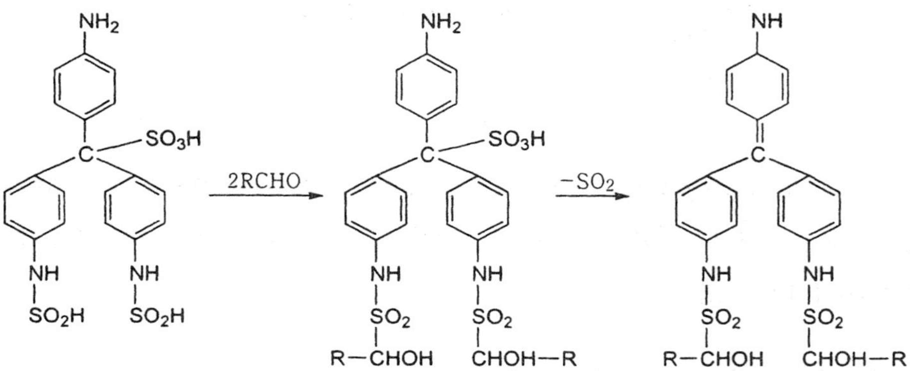

그림 11-11

(2) 은경반응(Tollens 반응)

알데히드가 $Ag(NH_3)_2OH$[Tollens 시약 : $AgNO_3$-$NH_3(aq)$]를 환원하여 Ag을 석출시키는 반응은 널리 알려져 있다.

$$RCHO + 2Ag(NH_3)_2OH \rightarrow 2Ag\downarrow + RCOONH_4 + H_2O + 3NH_3$$

이 반응은 예민하기는 하지만, 환원당이나 히드라진과 같은 알데히드 이외의 환원성 물질에도 공통적으로 진행되는 반응이다.

약전에서는 파라포름알데히드, 이소니코틴산히드라진 및 염산히드라진의 확인시험에 쓰이고 있다.

(3) *p*-페닐렌디아민과 과산화수소에 의한 검출

p-페닐렌디아민은 과산화수소에 의해 산화될 때 그 반응속도가 매우 느린데 알데히드는 이 산화반응을 촉진시켜 흑색의 Bandrowski 염기를 신속히 생성한다.

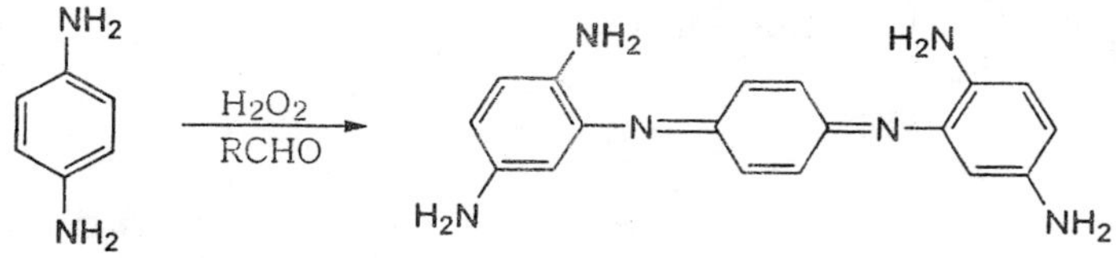

그림 11-12

중성에서는 지방족과 방향족 알데히드 모두가 촉매 역할을 하지만 산성에서는 지방족 알데히드만이 촉매작용을 하므로 지방족과 방향족 알데히드를 구별하는 방법으로서 이 반응의 가치가 있다.

(4) 4-아미노-3-히드라지노-5-메르캅토-1,2,4-트리아졸(AHMT)에 의한 정색

알칼리성하에서 AHMT는 알데히드와 축합하며, 공기 산화에 의해 지방족 알데히드는 적자색, 방향족 알데히드는 자색을 나타낸다.

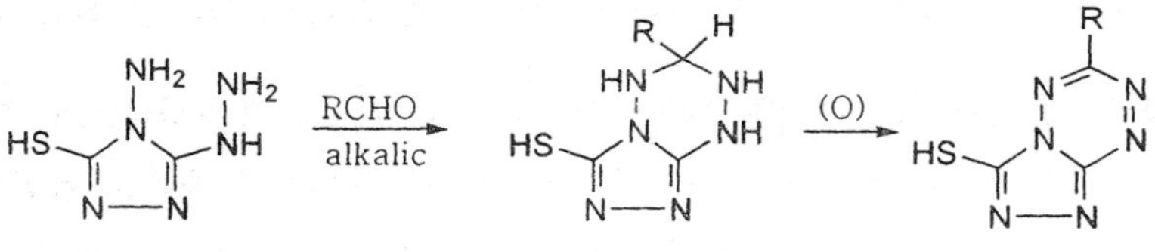

그림 11-13

이 반응은 예민하며, 공기 중에 존재하는 포름알데히드의 정량에 이용되는데, 오염 대기 중에 공존하는 NO_2^-나 SO_3^{2-}에 의해 방해를 받지 않는 특징이 있다.

(5) 3-메틸-2-벤조치아졸론히드라존(MBTH)과 염화제이철에 의한 정색

지방족 알데히드는 산성에서 산화제(Fe^{3+})의 존재 하에 MBTH(I)와 축합하며, 히드라존(II)을 거쳐, 과량의 MBTH가 산화되어 생긴 디아조늄염의 양이온(III)과 축합함으로써 포르마잔형 색소의 양이온을 생성하여 청색을 나타낸다.

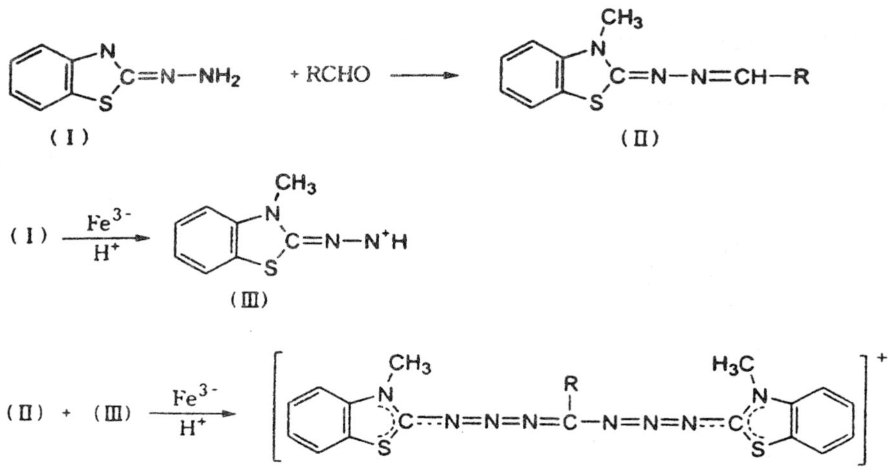

그림 11-14

포름알데히드에 가장 예민하며, 0.1 μg까지 확인할 수 있다. 다른 지방족 알데히드에 대해서도 예민하다. 방향족 알데히드에 대해서도 반응하는데 벤즈알데히드, 아니스알데히드, 살리실알데히드에 대해서는 반응이 미약하다. 풀푸랄이나 바닐린에는 정색하지 않는다. 아닐린, N,N-디알킬아닐린, 다환방향족 아민 및 인돌도 청색 또는 녹색을 나타내므로 주의를 요한다.

(6) 페닐히드라진과 니트로프루싯나트륨에 의한 포름알데히드의 정색(Rimini 반응)

포름알데히드 수용액에 염산페닐히드라진 용액(4%)과 니트로프루싯나트륨 수용액(0.5%)을 넣고 흔든 다음 수산화나트륨을 가하면 청색~남색을 띤다. 이 반응은 법화학에 있어서 시체 장기 중의 포름알데히드를 검출하거나 또는 메탄올(구리를 촉매로 하여 메탄올을 포름알데히드로 산화)을 검출하는 데 쓰인다.

(7) 크로모트로프산에 의한 포름알데히드의 정색

포름알데히드는 진한 황산 중에서 크로모트로프산(Ⅰ)과 반응하여 자색의 색소를 생성한다. (II)가 이 반응의 생성물로 알려져 왔으나, 최근에는 생성물이 벤조크산틸륨형의 색소(III)라고 생각하고 있다.

이 반응은 포름알데히드에 선택적이라고 알려져 있으나, 포름알데히드 이외의 알데히드도 정색하므로 주의를 요한다.

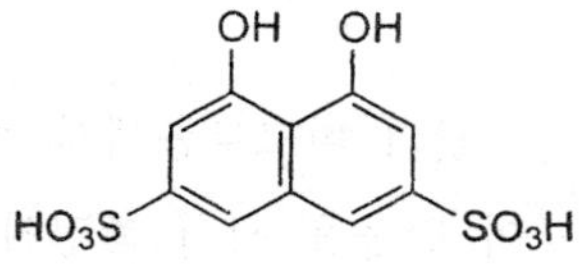

(I)

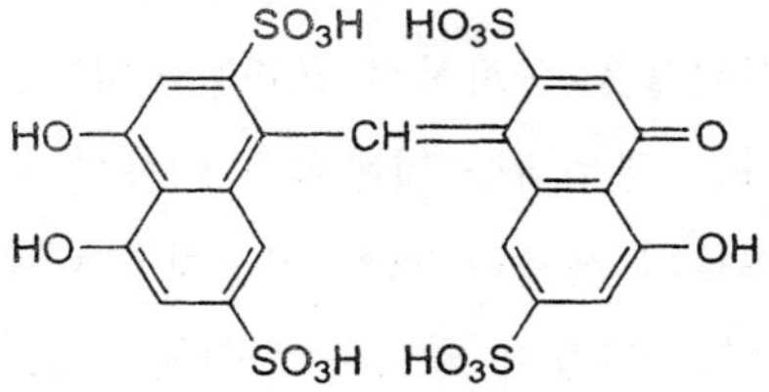

(Ⅱ)

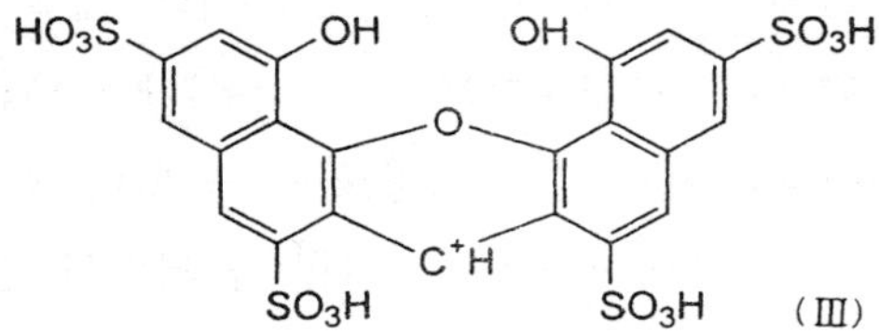

(Ⅲ)

그림 11-15

황산에 의해 포름알데히드를 생성하는 메틸렌디옥시(-O-CH_2-O) 화합물이나 헥소스의 정량 등에도 쓰인다.

약전에서는 노스카핀(메틸렌디옥시 화합물) 또는 히드로클로로치아짓, 아미노초산(모두 황산과 가열하면 포름알데히드 생성)의 확인 시험에 쓰이고 있다.

(8) Hantzsch 반응에 의한 포름알데히드의 정색과 형광

포름알데히드, 아세틸아세톤(I) 및 암모늄염과의 축합반응이다.

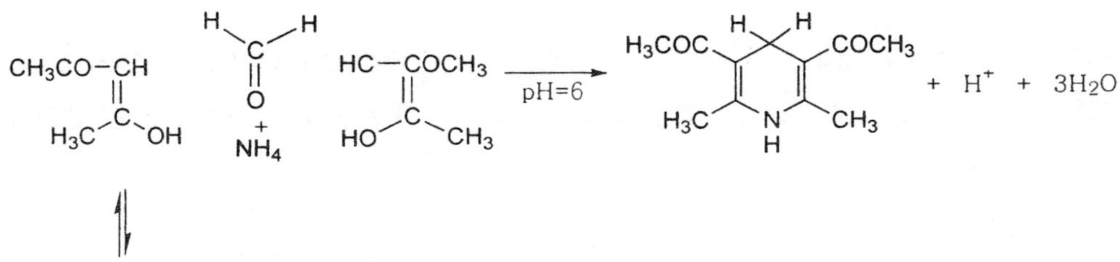

$CH_3COCH_2COCH_3$ (I) (Ⅱ)

그림 11-16

3,5-디아세틸-1,4-디히드로루티딘(Ⅱ)을 생성하여 황색을 띤다. 이 루티딘 유도체는 자외선을 조사하면 황록색의 형광을 낸다.

이 반응은 식품 중의 포름알데히드의 검출 및 비색 정량에 사용되고 임상 화학분석에도 쓰인다. 예를 들면 산화 효소에 의해 과산화수소를 생성하는 물질(요산, 콜린, 각종 당, 콜레

스테롤 등)은, 카탈라제 존재하에서 과산화수소를 생성시키도록 한 다음 이때 생성된 과산화수소로 메탄올을 산화시켜 포름알데히드로 만든 후에, 이 반응으로 정량한다. 특별히 고감도를 요하는 경우에는 형광법을 이용한다.

그리고 약물의 생체내 대사 연구에도 이용되고 있다. 즉 간의 미크로좀에서 P-450에 의해 N-탈메틸화 반응이 일어나 생성되는 포름알데히드는 이 반응을 써서 측정하고 있다.

아세틸아세톤 대신에 아세토초산에틸도 쓰인다. 이 경우 포름알데히드를 특이적으로 형광 정량할 수 있다(정색은 하지 않는다). 생성물은 (Ⅲ)이다. 포름알데히드 이외의 지방족 알데히드를 측정 대상으로 할 때는 시클로헥산-1,3-디온이나 디메돈이 쓰인다.

한편 Hantzsch 반응으로 지방족 제1아민의 정량도 할 수 있다. 즉 아세틸아세톤과 포름알데히드를 시약으로, 지방족 제1아민과 반응시키면 (Ⅳ)가 되면서 정색하는 것을 이용한다.

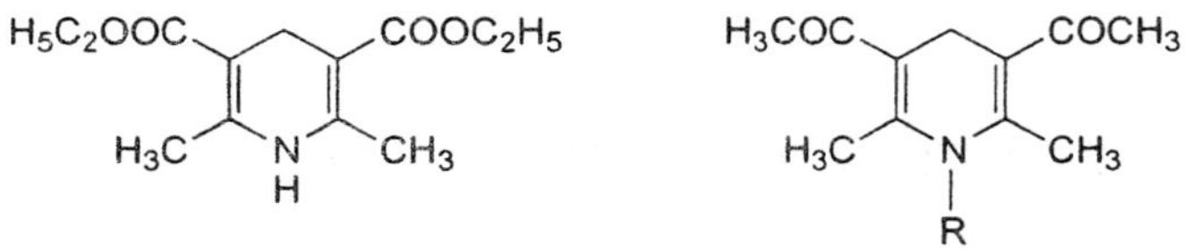

(Ⅲ) (Ⅳ)

그림 11-17

11-4 알데히드, 케톤 및 활성 수소 화합물

(1) 2,4-디니트로페닐히드라진에 의한 정색

알데히드 및 케톤은 2,4-디니트로페닐히드라진과 산성에서 2,4-디니트로페닐히드라존을 생성한다. 이 히드라존은 알칼리성에서 적갈색~포도주 적색의 퀴노이달 이온을 만든다.

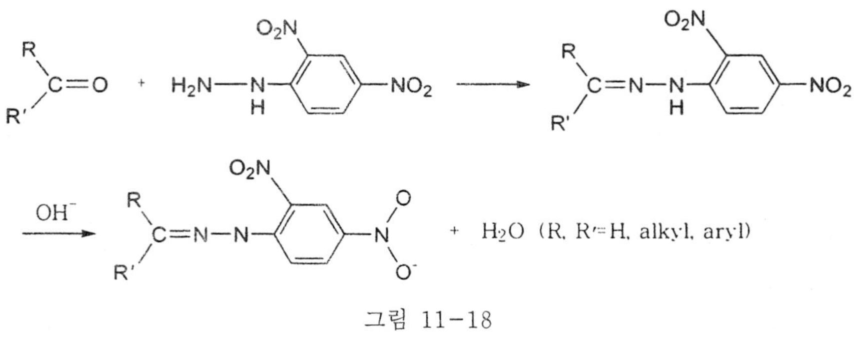

그림 11-18

약전에서는 >C=O를 갖고 있는 아세토헥사미드, *d*-캄파 및 $KMnO_4$으로 벤즈알데히드를 생성하는 벤질알코올의 확인시험에 쓰이고 있다. 임상 화학분석에서는 혈중 피루빈산의 정량이나 α-케토산이 관여하는 혈중 효소(젖산 탈수소효소나 글루타민산-옥살로초산트랜스아미나아제 등) 활성의 측정에 쓰이고 있다.

(2) 아조벤젠-*p*-페닐히드라진설폰산에 의한 정색

알데히드 및 케톤은 아조벤젠-*p*-페닐히드라진설폰산과 산성하에서 용이하게 축합되어 히드라존을 생성하며 지방족 알데히드는 청색, 방향족 알데히드는 적색을 나타내는데, 알데히드는 수 μg, 케톤의 경우는 수십 μg까지 검출할 수 있다.

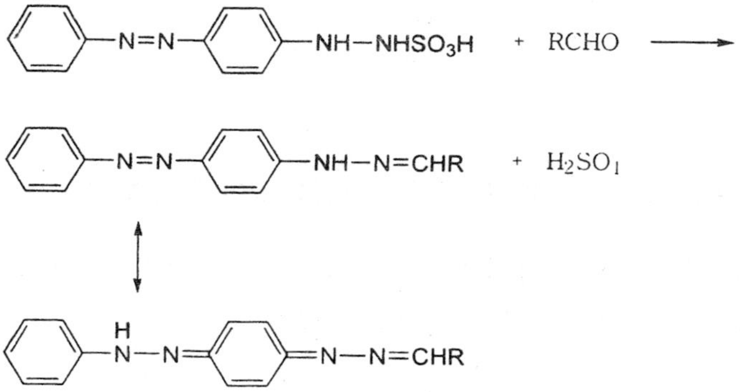

그림 11-19

(3) 1,2-디케톤의 *o*-페닐렌디아민에 의한 검출

1,2-디케톤은 *o*-페닐렌디아민과 가열하면, 일반적으로 난용성인 퀴녹살린 유도체(황색~적색)를 생성한다.

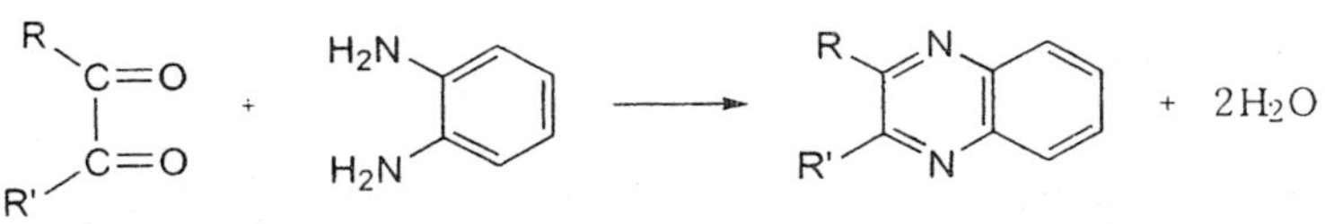

그림 11-20

이 반응은 피루빈산과 같은 α-케토산의 검출 정량에 사용한다. 고감도를 필요로 할 때는 그 유도체의 형광성을 이용하여 형광 정량할 수도 있다.

(4) 지방족 1,2-디케톤의 히드록실아민과 Ni^{2+}에 의한 정색

지방족 1,2-디케톤은 히드록실아민과 용이하게 1,2-디옥심을 생성한다. 1,2-디옥심은 Ni^{2+}과 착체를 생성하며 알칼리성 하에서 황색~적색을 띤다. 디아세틸의 경우는 다음과 같은 반응이 일어난다.

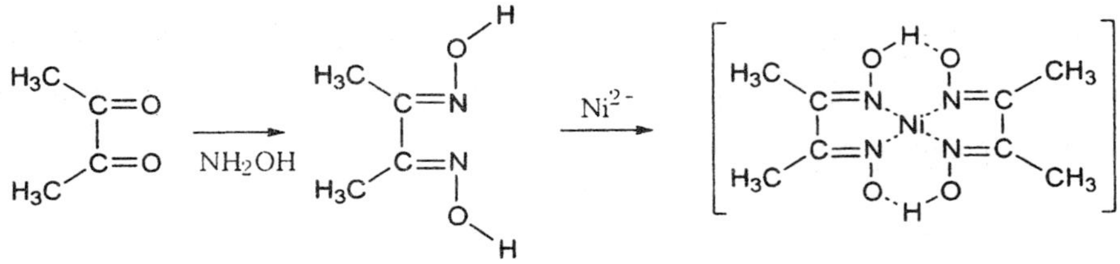

그림 11-21

(5) 2,6-디-*tert*-부틸-*p*-크레졸에 의한 3-케토스테로이드의 정색

3-케토스테로이드는 NaOH 알칼리성하에서 2,6-디-*tert*-부틸-*p*-크레졸(Ⅰ)과 반응하여 녹색 또는 적자색을 띤다. 반응 기구는 분명하지 않다.

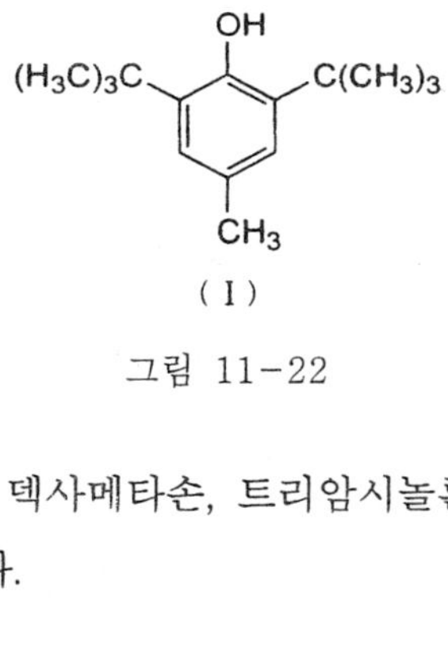

(Ⅰ)

그림 11-22

약전에서는 길초산베타메타손, 덱사메타손, 트리암시놀론, 트리암시놀론아세토니드, 베타메타손의 확인시험에 쓰이고 있다.

(6) 니트로프루싯나트륨과 알칼리에 의한 정색(Legal 반응, 활성 메틸렌)

케톤(또는 알데히드)에 인접한 메틸렌(활성 메틸렌)을 가진 화합물은 수산화나트륨 알칼리성 하에서 니트로프루싯나트륨의 착체내 NO와 반응하여 이소니트로소 착화합물을 생성하고 적색 또는 황색을 띤다. 아세토페논과의 반응은 다음과 같다고 생각하고 있다.

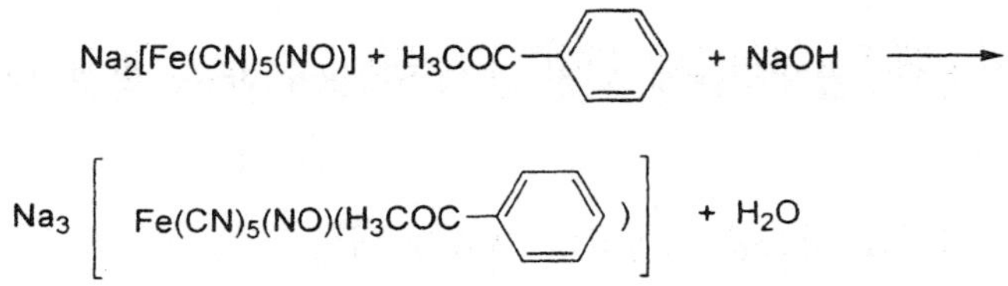

그림 11-23

α-메틸렌케톤($-CH_2-CO-R$)의 경우 정색반응액을 초산 산성으로 하면 R=H 또는 alkyl의 경우는 적색, R=aryl의 경우는 청색으로 정색한다. 레소르신, 피롤, 인돌, 아스코르빈산 등도 정색하므로 주의를 요한다.

그리고 S^{2-} 또는 SH-와 반응하는데, SH 화합물(시스테인, 글루타치온)에 의해서도 정색한다. 메티오닌은 황색으로 정색하고, 염산 산성으로 하면 적색을 띠므로 약전의 L-메티오닌의 확인시험 또는 단백질 가수분해물 중의 메티오닌의 정량에 쓰이고 있다. 또 약전에서 디메르카프롤이나 티아마졸의 확인시험에 쓰이는데 둘 다 활성 메틸렌을 갖는 알데히드 및 케톤과의 반응은 아니다.

(7) *m*-폴리니트로벤젠에 의한 정색(활성 메틸렌)

활성 메틸렌 화합물은 *m*-디니트로벤젠(I)과 알칼리성에서 (II)를 생성하며 과량의 (I)에 의해 산화되어 (III)을 생성하며 적색~자색을 띤다(Zimmermann 반응).

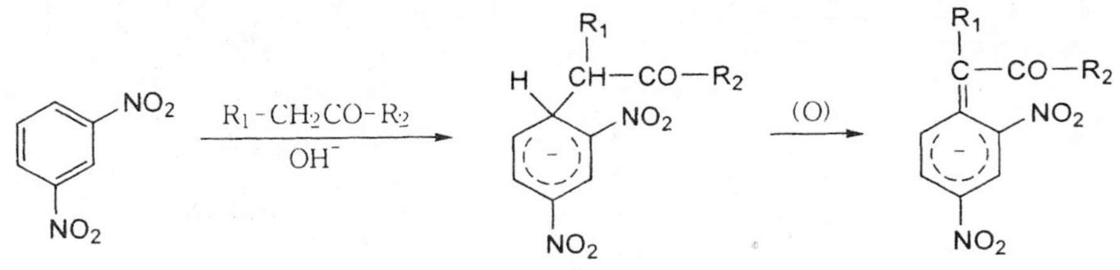

(I) (II) (III)

그림 11-24

m-디니트로벤젠의 유도체인 1,3,5-트리니트로벤젠, 피크린산, 3,5-디니트로안식향산, 2,4-디니트로클로로벤젠도 마찬가지로 활성 메틸렌의 정색 시약으로 널리 쓰이고 있다.

약전에서는 *m*-디니트로벤젠은 데히드로콜산($-CH_2CO-$를 가짐)의 확인시험에 쓰이고 있다. 임상 화학분석에서 *m*-디니트로벤젠은 요 중의 크레아치닌의 비색 정량(Jaffé 반응)에 많이 이용되고 있다.

(8) *p*-디메틸아미노벤즈알데히드에 의한 정색(Ehrlich 반응, 활성 메틸렌, 방향족 제1아민)

활성 메틸렌은 스티릴형 색소를 생성하여 색깔을 띤다.

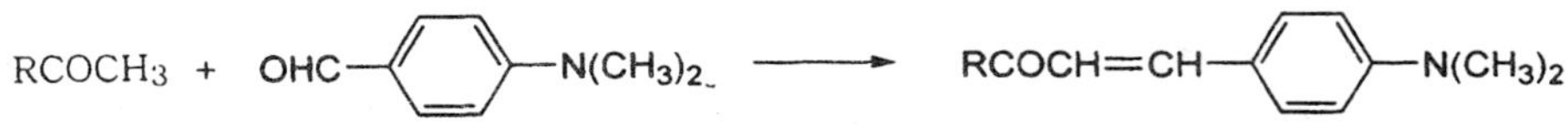

그림 11-25

방향족 제1아민도 아닐형 색소를 생성하여 색깔을 띤다.

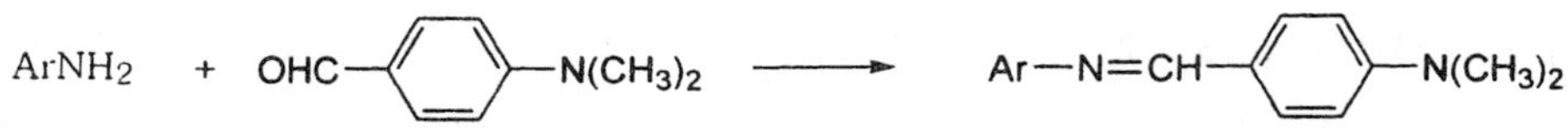

그림 11-26

반응액을 알칼리성으로 하면, 황색~등황색을 띤다. 산성에서 반응할 때도 있다. 인돌 유도체도 정색한다[11-8 (1) 참조].

약전에서는 인돌 핵을 가진 인도메타신, 주석산 에르고타민, 말레인산 에르고메트린의 확인시험에 쓰이고 있다.

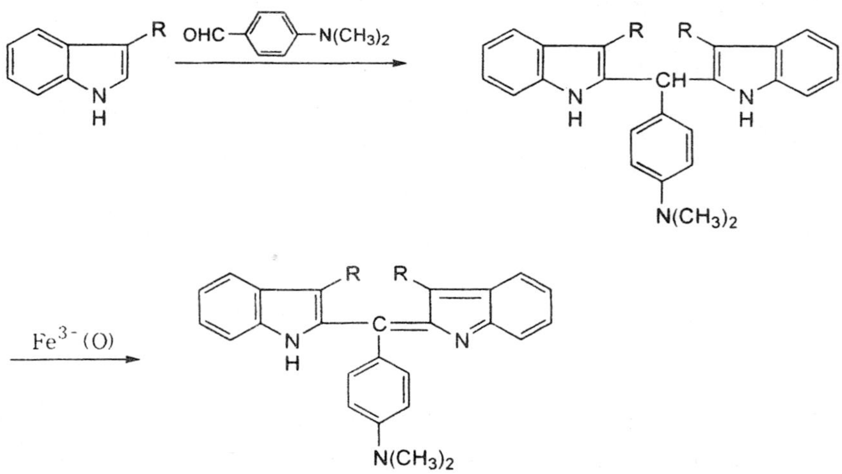

그림 11-27

(9) 1,2-나프토퀴논-4-설폰산칼륨에 의한 정색(활성 메틸렌, 제1, 제2급 아민, 아미노산)

활성 메틸렌 또는 아미노기를 갖는 화합물은 1,2-나프토퀴논-4-설폰산칼륨(I)과 반응하여 (Ⅱ) 또는(및) (Ⅲ)을 생성하고 정색한다.

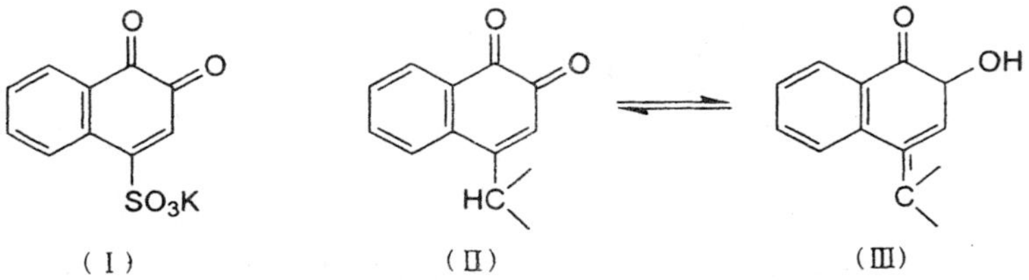

그림 11-28

활성 수소를 가진 제1아민 및 제2아민, 아미노산과도 반응하여 (Ⅳ)를 생성하고 색깔을 나타낸다.

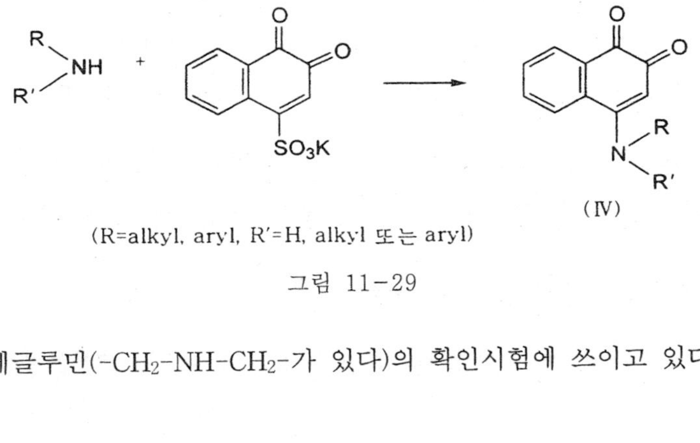

(R=alkyl, aryl, R′=H, alkyl 또는 aryl)

그림 11-29

약전에서는 메글루민(-CH_2-NH-CH_2-가 있다)의 확인시험에 쓰이고 있다.

11-5 카르복실산

(1) 히드록실아민, N,N′-디시클로헥실카르보디이미드와 Fe^{3+}에 의한 정색

카르복실산은 N,N′-디시클로헥실카르보디이미드 존재하에, 히드록실아민과 반응하여 히드록삼산을 생성한다. 히드록삼산의 Fe^{3+}킬레이트는 포도주 적색을 나타낸다. 아미노산, 옥시산을 포함한 다수의 카르복실산이 양성이다.

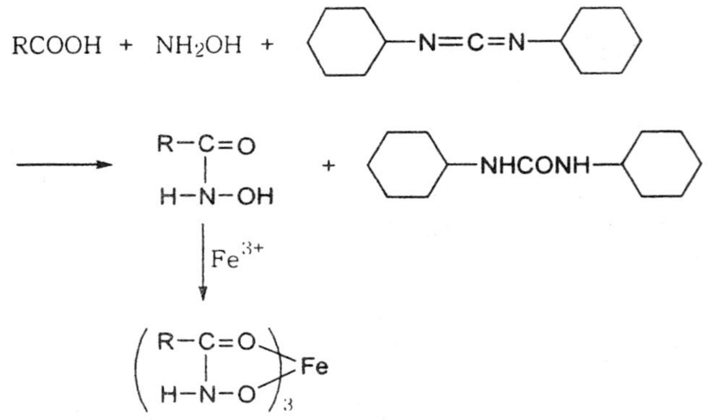

그림 11-30

이 반응은 임상 화학분석에서, 요 중의 카르복실산의 분석에 실제로 쓰이고 있다.

카르복실산을 히드록삼산으로 만드는 별법이 있다. 카르복실산을 산클로리드로 만든 다음, 메탄올 또는 에탄올을 사용하여 에스테르로 만들고, 여기에 히드록실아민을 반응시키는 방법이다.

$$RCOOH + SO_2Cl \rightarrow RCOCl + SO_2 + HCl$$

$$RCOCl + CH_3OH \rightarrow RCOOCH_3 + HCl$$

$$RCOOCH_3 + NH_2OH \rightarrow RCONHOH + CH_3OH$$

약전에서는 이부프로펜의 확인시험에 쓰이는데, 에탄올을 에스테르화 하는 데 사용한다. 그리고 히드록실아민과의 반응은 에스테르의 검출반응으로서도 사용된다.

(2) 레소르신-황산과의 용융에 의한 형광 검출(1,2-디카르복실산)

1,2-디카르복실산은 황산 존재하에, 레소르신과 가열 용융하면 플루오레세인 유도체를 만들며, 그것의 수산화나트륨 알칼리성 용액은 자외선 조사를 하면 녹황색의 형광을 낸다. 호박산의 경우는 다음과 같은 반응이 일어난다고 생각된다.

프탈산은 플루오레세인을 생성한다.

약전에서는 염화 석사메토늄(에스테르의 가수분해에 의해 호박산 생성), 말레인산프로클로르페라딘, 초산프탈산셀룰로오스(카르복시벤조일기의 가수분해로 프탈산 생성)의 확인시험에 쓴다.

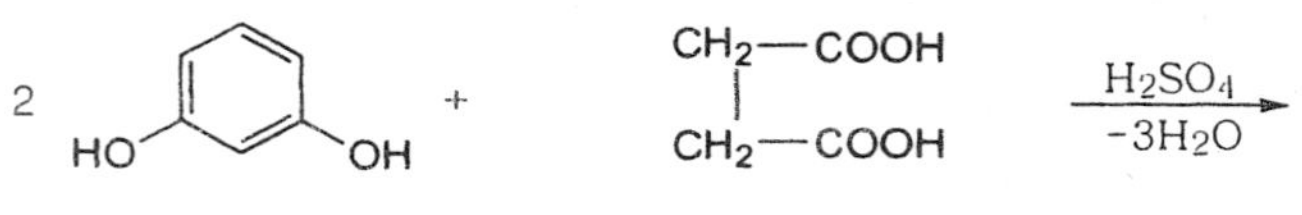

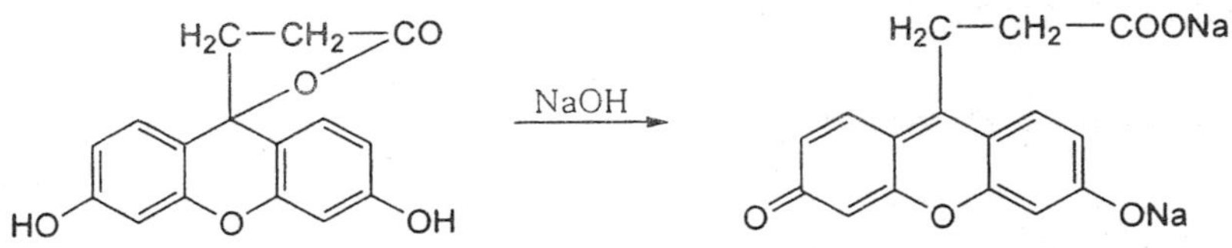

그림 11-31

(3) Griess의 반응에 의한 검출

설파닐산 나트륨은 아질산나트륨과 산의 H^+에 의해 디아조화되어 디아조늄을 생성한다. 이것에 1-나프틸아민을 작용시키면 아조 색소를 생성하여 적색 또는 등색을 띤다. 이 반응은 산의 H^+이 없으면 진행되지 않으므로 카르복실산의 검출에 사용된다.

또한 이 반응은 NO_2^-의 정량에 매우 유용하게 이용되기도 한다.

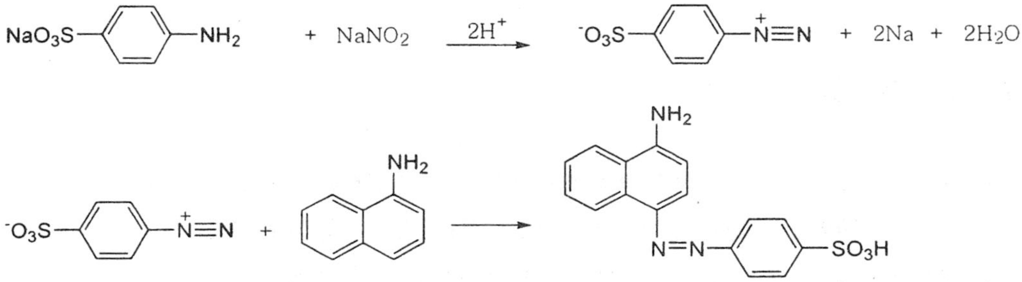

그림 11-32

11-6 시아노 니트릴 , 제1아미드 및 제2아미드

(1) 히드록실아민과 염화제이철에 의한 정색(니트릴, 제1급 아미드, 제2급 아미드)

프로필렌글리콜(bp 188℃) 중에서 히드록실아민은 니트릴과 반응하여 아미독심(I)을 생성하고 카르복실산아미드, 알킬아미드(R-$CONHR^1$), 디알킬아미드($RCONR^1R^2$)와의 반응으로는 히드록삼산(Ⅱ)을 생성한다. (I) 및 (Ⅱ)는 Fe^{3+}과 적색 또는 자색의 킬레이트를 생성한다[11-5 (1) 참조].

제1급 아미드 중에서 아릴알킬아미드와 디아릴아미드는, 위의 방법으로는 반응하지 않으나 수산화 알칼리를 존재시키면 반응이 진행된다. 그리고 *o*- 및 *p*- 위에 NO_2와 같은 전자흡인성기를 갖는 아실화아닐린(RCONH-C_6H_5)의 경우는 메탄올 중에서도 진행된다.

$$R-CN \xrightarrow{NH_2OH} RC(=NH)NHOH \quad (\mathrm{I})$$

$$(\mathrm{I}) \xrightarrow{Fe^{3+}} [RC(=NH)NHO]_3Fe$$

$$RCON(R^1)(R^2) \xrightarrow{NH_2OH} RCONHOH \quad (\mathrm{II})$$

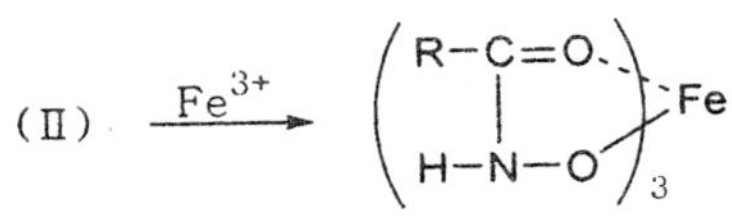

제2급 아미드와 히드록실아민과의 반응은 에테르 중에서 한다. 이때 염화제이철을 넣어 둔다. 에테르를 제거하고 물을 가하면 자색~도색을 띤다.

$$((R, Ar)CO)_2NH \xrightarrow{NH_2OH} (R, Ar)CONHOH + (R, Ar)CONH_2$$

11-7 아 민

아민과 다른 관능기가 공통인 정색반응으로서, 이미 앞에서 설명된 것들은 다음과 같다.

- 디아조벤젠설폰산에 의한 정색(Ehrlich의 디아조 반응)[11-2 (4) 참조]
- *p*-니트로벤젠디아조늄플루오로보레이트에 의한 정색[11-2 (5) 참조]
- *p*-디메틸아미노벤즈알데히드에 의한 정색(Ehrlich 반응)[11-4 (8) 참조]
- 1,2-나프토퀴논-4-설폰산칼륨에 의한 정색[11-4 (9) 참조]

이상 모두 특이 반응은 아니지만, 자주 쓰이는 반응이다.

(1) 니트로프루싯나트륨에 의한 정색

1) 아세톤과 니트로프루싯나트륨에 의한 정색(Rimini 시험, 지방족 제1급 아민)

지방족 제1아민은 아세톤이 들어 있는 니트로프루싯나트륨을 가하면 자적색을 띤다. 확인 한계는 수 μg~1 mg이다.

2) 아세트알데히드와 니트로프루싯나트륨에 의한 정색(Simon 시험, 지방족 제2급 아민)

지방족 제2급 아민은 아세트알데히드가 들어 있는 니트로프루싯나트륨과 탄산나트륨 알칼리성에서 청색 또는 자색을 띤다. 확인한계는 피로리딘, L-프로린, 디에틸아민 0.5~4 μg,

아드레날린은 10 μg이다.

약전에서는 디모르포라민(가수분해에 의해 제2급 아민 $-CH_2-NH-CH_2-$를 생성)의 확인시험에 쓰이고 있다.

(2) 디아조커플링 반응에 의한 정색(방향족 제1급 아민)

방향족 제1급 아민은 산성하에서 아질산나트륨으로 디아조화한 다음 N-(1-나프틸)-N′-디에틸에틸렌디아민과 커플링시킨다. 아조 색소를 생성하여 적자색을 띤다. 커플링 전에 과량의 NO_2^-을 설파민산 암모늄으로 분해하여 둘 필요가 있다. 방향족 제2, 제3급 아민은 아조 색소를 생성하지 않는다.

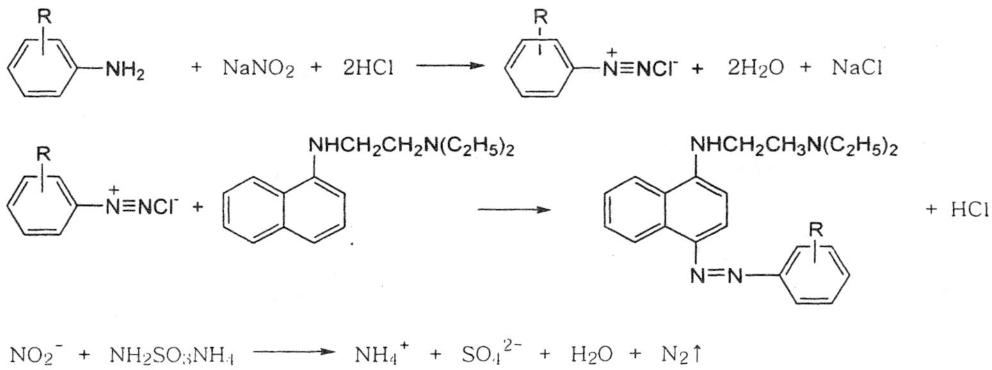

그림 11-33

약전에서는 이 법을 방향족 제1급 아민의 정성시험으로서 채용하여, 설파메티졸 등의 여러 가지 설파제 및 다수의 의약품의 확인시험에 쓰고 있다. N-(1-나프틸)에틸렌디아민(염산염, Bratton-Marshall 시약)도 쓰이며, 이것은 임상 화학분석에서 혈청 로이신아미노펩티다아제 활성 및 혈청 γ-글루타밀트랜스펩티다아제 활성의 측정에 이용하고 있다.

(3) 나트륨펜타시아노아쿠오페리에이트에 의한 정색(방향족 제1급 아민)

방향족 제1급 아민과 나트륨펜타시아노아쿠오페리에이트의 탄산나트륨 용액과를 반응시키면 다음 반응에 의해 녹색 또는 청색을 나타낸다.

$$ArNH_2 + Na_2[Fe(CN)_5H_2O] \rightarrow Na_2[Fe(CN)_5(ArNH_2)] + H_2O$$

p-페닐렌디아민, 아닐린, 벤지딘, 1-나프틸아민 및 p-니트로아닐린의 확인 한계는 각각 다르나 0.1 μg 정도이다.

나트륨펜타시아노아쿠오페리에이트 시액은 1% 니트로프루싯나트륨의 1% 탄산나트륨 용액을 15분간 자외선 조사하여 조제한다.

$$Na_2[Fe(CN)_5NO] + H_2O \xrightarrow{UV} Na_2[Fe(CN)_5H_2O] + NO$$

(4) 글루타콘알데히드에 의한 정색(방향족 제1, 제2급 아민 및 제2급 비닐아민)

4-피리딜필리디늄디클로리드를 알칼리로 분해하여 글루타콘알데히드의 나트륨염으로 한다. 이 염은 산성하에서 방향족 제1급 아민, 제2급 아민 및 제2급 비닐아민과 폴리메친색소를 생성하여 진한 붉은색 혹은 자색을 나타내거나 침전을 생성한다. 방향족 제1급 아민의 경우는 다음과 같다.

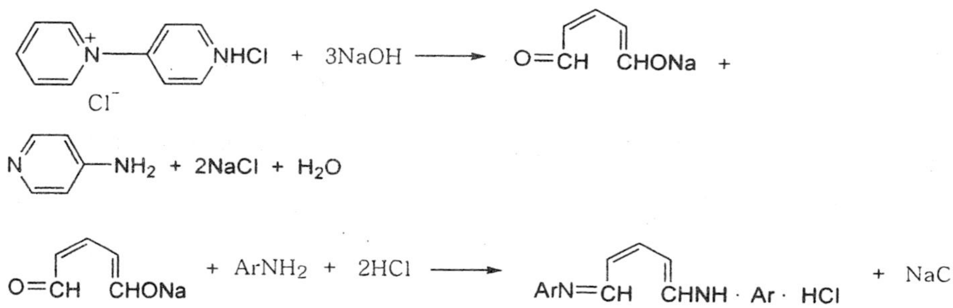

그림 11-34

● **참고** : 방향족 제1급 아민의 검출과는 거꾸로, 피리딘환을 검출하는데 아닐린을 시약으로 사용하여 글루타콘알데히드(피리딘환이 브롬화시안에 의해 개열되어 생성)의 정색반응에 이용한다. 이것은 니코틴산이나 말레인산클로르페니라민의 약전 확인시험법에 쓰이고 있다. 식품 중의 니코틴산이나 니코틴산아미드의 비색 정량에도 쓰인다. 이 반

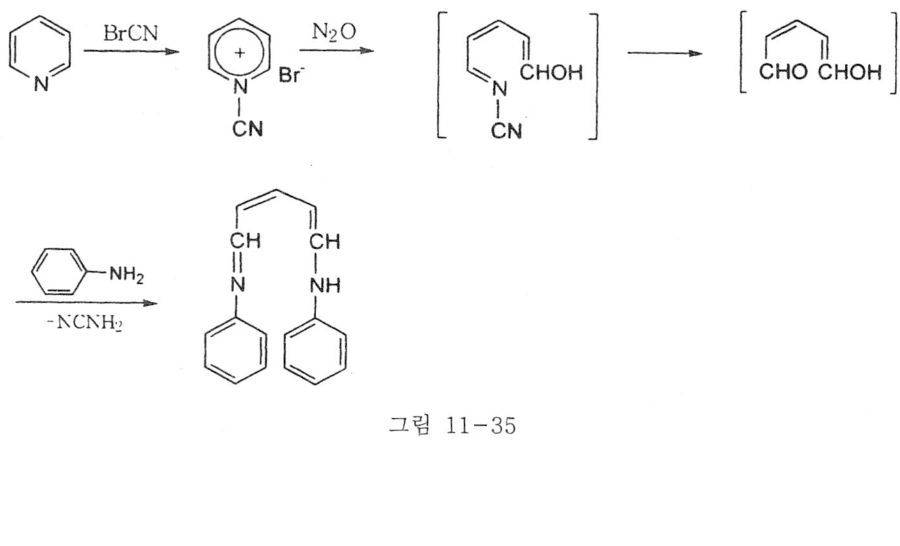

그림 11-35

응은 Kønig 반응이라고 부른다. 피리딘의 경우는 다음과 같은 반응이 일어난다.

(5) 닌히드린에 의한 정색(α-아미노산, 지방족 제1급 아민)

α-아미노산은 약산성, 중성, 약알칼리성에서 닌히드린(트리케토히드린탄수화물)(Ⅰ)과 가열하면 Ruhemann's purple(Ⅱ)이라고 불리우는 청색~자색의 색소를 생성한다.

이 반응은 지방족 제1급 아민, 암모니아 및 암모늄염도 양성을 나타낸다. 그리고 α-이미노산은 황색을 나타낸다.

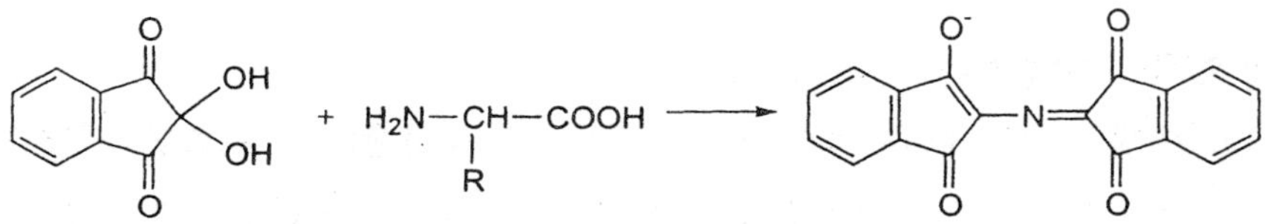

(Ⅰ) (Ⅱ)

그림 11-36

약전에서는 아미노초산, L-발린, L-로이신, L-페닐알라닌, 메틸도파 등의 α-아미노산, α-이미노산인 카이닌산, 지방족 제1급 아민인 트라넥사민산 등의 확인시험에 쓰인다. 아미노산은 0.02~0.05 μg까지도 검출할 수 있어 아주 예민하므로, 박층 크로마토그램상의 아미노산의 검출이나, 또는 자동아미노산 분석계로 아미노산을 검출할 때 일상적으로 사용되고 있다.

(6) 아민 및 아미노산의 형광 분석 시약

1) 5-디메틸아미노나프탈렌-1-설포닐클로리드(DNS-Cl)

DNS-Cl은 제1, 제2급 아민과 반응하여, 자외선을 조사하면 황록색의 형광을 내는 설폰아미드 유도체를 생성한다. DNS-Cl은 아세톤 용액을 쓰며, 반응은 아세토니트릴 등의 유기용매 중에서 약알칼리성하에서 이루어진다.

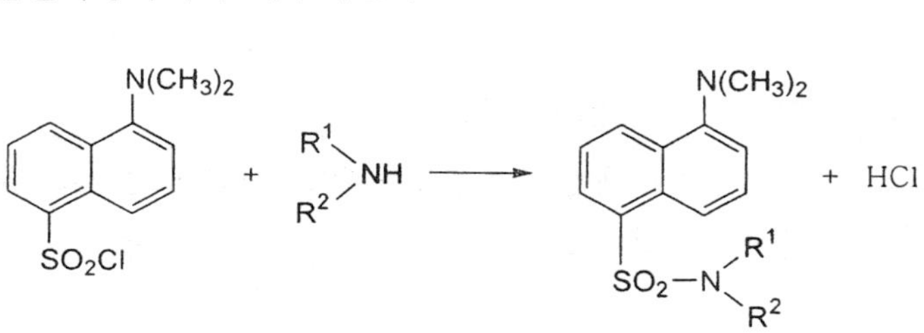

그림 11-37

이 반응은 아미노산(프로린을 포함)에 대해서도 양성이다. 보다 알칼리성 쪽에서 반응을 행하면 페놀류, 아미다졸류와도 반응하고, 그리고 완만하긴 하지만 알코올과도 반응한다.

이 반응은 매우 광범위하게 응용되고 있다. 예를 들면 단백질 또는 폴리펩티드의 N 말단과 반응하므로 반응 후 산 또는 효소로 분해하여 생성시킨 DNS-아미노산을 박층 크로마토그래피로 분리하여 N 말단 아미노산을 확인하는 데 쓴다. 또 고속액체 크로마토그래피/형광 검출에 의한 생체 시료 중의 생리활성 아민의 분석이나 각종의 의약품 분석에도 쓰이고 있다.

2) 플루오레스카민(fluorescamine)

플루오레스카민(Ⅰ)은 제1급 아민 혹은 아미노산, 폴리펩티드, 단백질과 알칼리성(pH 8~10)에서 순식간에 반응하여 pyrrolinone형 형광물질(Ⅱ)을 생성한다. 잠시 후 시약 자신은 가수분해되어 (Ⅲ)의 무형광물질로 된다.

이 시약의 응용범위도 매우 넓으며, 생리활성 아민(카테콜아민, 폴리아민 등)의 정량이나 세포화학, 조직화학, 면역화학 등의 분야에서도 널리 이용되고 있다.

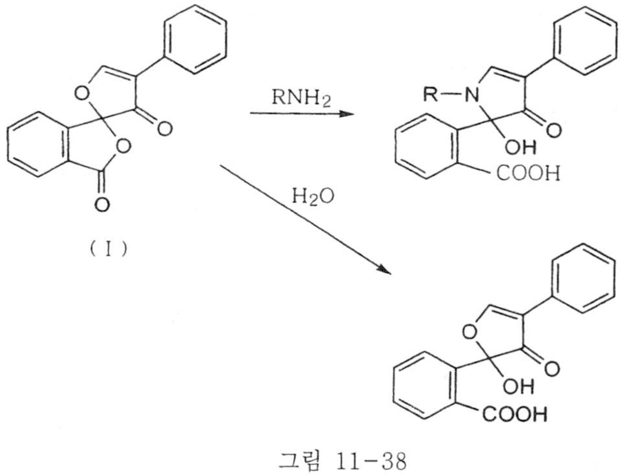

(Ⅰ) (Ⅱ) (Ⅲ)

그림 11-38

3) *o*-프탈알데히드와 2-메르캅토에탄올

o-프탈알데히드(Ⅰ)는 2-메르캅토에탄올의 존재하에서 제1급 아민, 아미노산, 펩티드, 단백질과 신속히 반응하여 발형광성의 이소인돌 유도체(Ⅱ)를 생성한다.

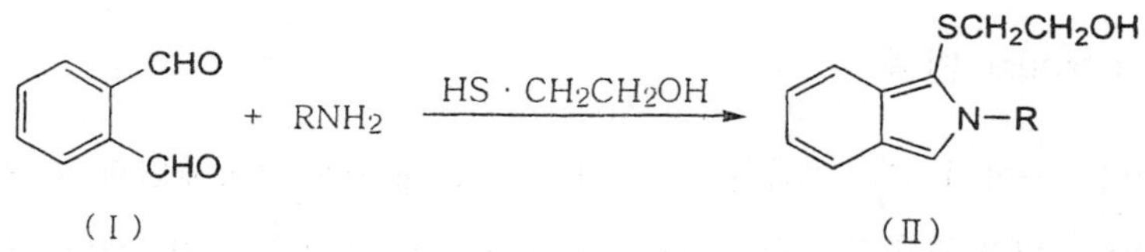

그림 11-39

앞에서 말한 DNS-Cl나 플루오레스카민과는 달리, 수용성이라는 점에서 바람직한 시약이다. 이 반응은 주로 아미노산의 분석에 쓰이며 펩티드나 단백질의 분석에도 즐겨 사용된다. 자동 아미노산 분석계의 시약으로서도 쓰인다.

11-8 구아니디노기

(1) α-나프톨과 차아염소산나트륨에 의한 정색(모노치환 구아니디노 화합물)

알기닌과 같은 모노치환 구아니디노 화합물은 차아염소산나트륨의 존재하에 알칼리성에서 α-나프톨과 반응하여 적색을 띤다. 정색물질은 단일물질이 아니다. 차아염소산나트륨 대신에 차아브롬산나트륨을 쓴 경우, 다음과 같은 반응 기구를 생각할 수 있다.

이 반응은 아미노산의 개별 발색법으로 알기닌의 검출에 이용되고 있다. 약전에서는 황산프로타민(알기닌 함량이 높은 단순 단백질)의 확인시험에 쓰이고 있다. α-나프톨 대신에 1-나프톨-8-설폰산이나 8-히드록시퀴놀린을 쓰는 방법도 있다.

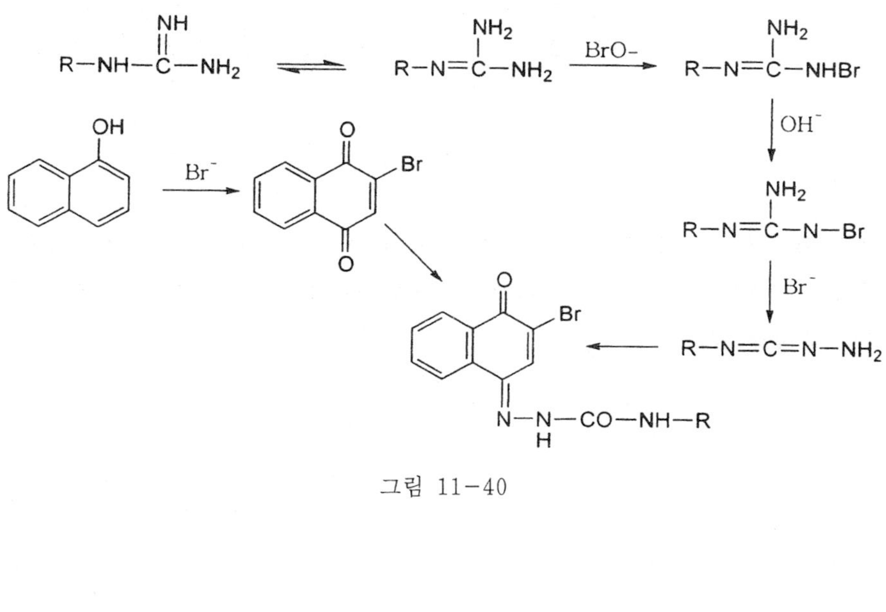

그림 11-40

(2) Voges-Proskauer 반응

모노 및 디치환 구아니디노 화합물은 α-나프톨 존재하에 디아세틸과 같은 α-디케톤류와 강알칼리성에서 반응하여 적색을 띤다. morpholinoamidine과의 반응으로 다음에 나타내는 3종(Ⅰ,Ⅱ,Ⅲ) 이상의 색소를 생성한다.

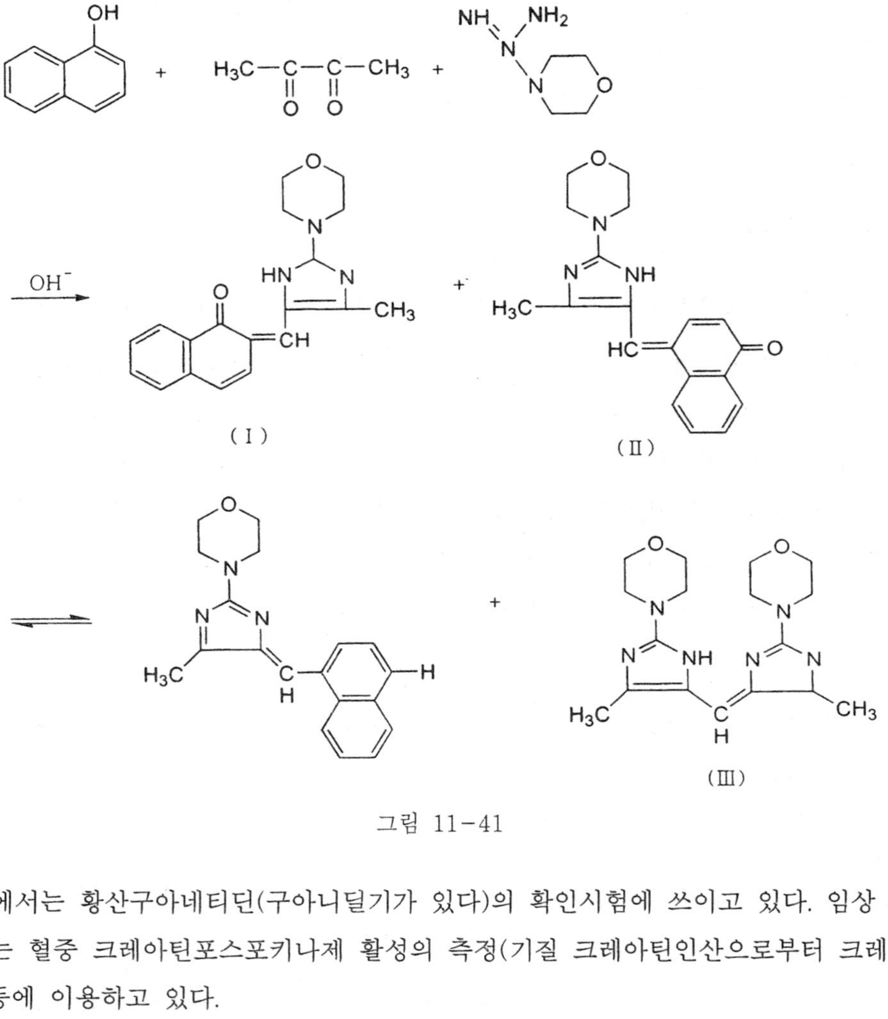

그림 11-41

약전에서는 황산구아네티딘(구아니딜기가 있다)의 확인시험에 쓰이고 있다. 임상 화학분석에서는 혈중 크레아틴포스포키나제 활성의 측정(기질 크레아틴인산으로부터 크레아틴이 생성) 등에 이용하고 있다.

11-9 니트로소 및 니트로

(1) 나트륨펜타시아노암민페로에이트에 의한 정색(니트로소)

이 시약의 착체내 암모니아(암민)는 니트로소 화합물과 치환하여 녹색, 드물게 자색을 띤다.

$$Na_3[Fe(CN)_5NH_3] + RNO \rightarrow Na_3[Fe(CN)_5RNO] + NH_3$$

이 반응은 니트로기의 검출에도 쓰인다. 즉 니트로기를 전해 환원하여 니트로소로 변환시키면 위의 반응으로 검출할 수 있다. 그리고 아연 분말을 써서 환원시키면 히드록실아미노 화합물로 바뀌고 이것은 공기 산화에 의해 니트로소 화합물이 되므로 위의 반응이 일어난다. 방향족 모노니트로, 디니트로 및 트리니트로 화합물 모두에 쓰이며, 수 μg이면 양성 반응을 나타낸다.

일부의 히드라진도 적색 또는 적자색을 나타낸다. 그리고 방향족 치오알데히드나 일종의 치오케톤과 착염을 만들어 청색 또는 녹색으로 정색하므로 주의를 요한다.

약전에서는 프로필치오우라실(티오케톤)의 확인시험에 쓰이고 있다.

(2) Liebermann 반응에 의한 정색(니트로소)

니트로소 화합물(C-NO, N-NO, O-NO)은 페놀과 용융 후 황산을 가하면 아황산을 생성하고, 니트로소 페놀의 생성을 거쳐 암적색의 인도 페놀 색소를 생성한다. 알칼리성으로 하면 진한 적색을 띤다. 반응기전은 11-2 (3)을 참조하라.

(3) 아세톤과 알칼리에 의한 *m*-디니트로벤젠 유도체의 정색(Janovsky 반응)

m-디니트로벤젠의 경우는 수산화나트륨 알칼리성에서 아세톤(활성 메칠렌)과 반응하여 적, 자 또는 등색을 띤다.

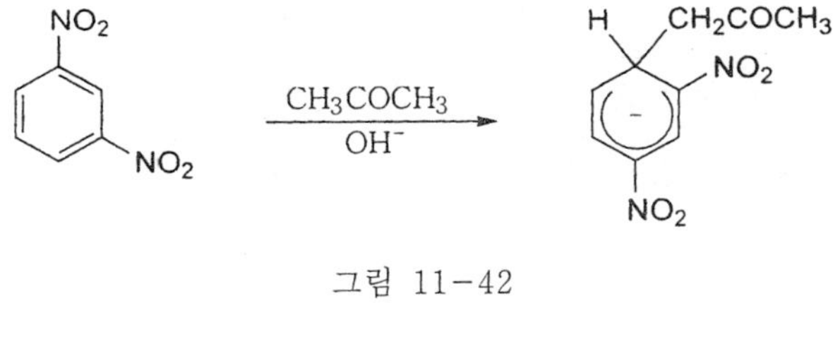

그림 11-42

이 반응에서는 아세톤이 대과량으로 존재하고 있다는 점이, 활성 메틸렌의 검출에 쓰이는 *m*-디니트로벤젠 대과량의 조건[Zimmermann 반응 11-4 (7) 참조]과 다른 점이다.

11-10 치 올

일반적으로 치올, 설피드, 디설피드는 특이한 냄새가 나는 것이 많으므로 이에 의해 다른 화합물과 쉽게 판별할 수 있다. 치올에는 (2)항이나 (4)항에 기술한 것과 같은 특이한 반응이 있으나 설피드, 디설피드에는 없다.

(1) 2,6-디클로로퀴논클로르이미드에 의한 정색(치올)

치올은 알칼리성에서 2,6-디클로로퀴논클로르이미드와 반응하여 디클로로퀴논설펜이민을 생성하고 황색~갈색을 띤다.

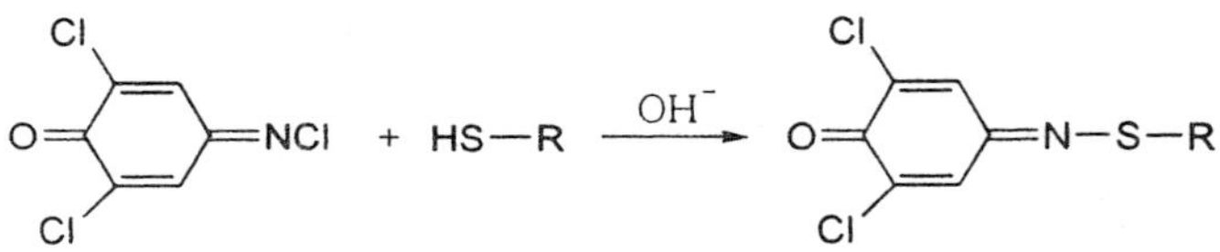

그림 11-43

2,6-디브로모퀴논클로르이미드도 같이 쓰인다. 이들 2,6-디할로게노퀴논클로르이미드는 페놀성 수산기와도 반응하여 정색[Gibbs 반응, 11-2 (6) 참조]하므로 주의를 요한다.

(2) 5,5′-디치오비스(2-니트로안식향산)에 의한 정색(Ellman 시약, 치올)

치올은 5,5′-디치오비스(2-니트로안식향산)(I)을 환원하여 황색의 3-카르복시-4-니트로치오페놀 음이온(II)을 생성한다.

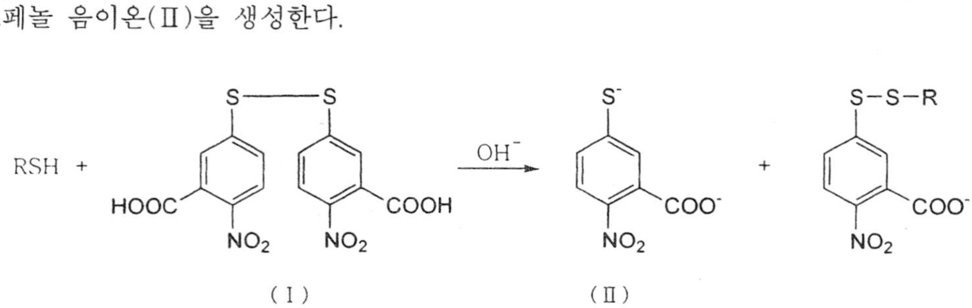

그림 11-44

이 반응은 치올의 비색 정량에도 쓰인다.

(3) 블루테트라조늄에 의한 정색(치올)

치올은 블루테트라조늄(Ⅰ)을 환원하여 암청색의 디포르마잔(Ⅱ)을 생성한다.

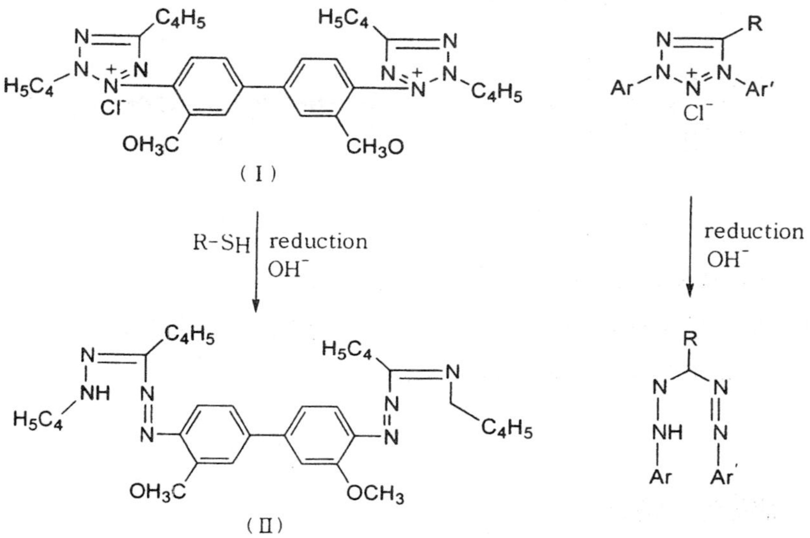

그림 11-45

위의 일반식에서도 나타낸 바와 같이 테트라조늄염을 포르마잔으로 환원시키는 것은 알칼리성에서 행한다.

시약(Ⅰ)은 생화학·조직화학·임상 화학분석 등에서도 자주 사용되며 각종 탈수소효소(호박산, $NADH_2$, 젖산, α-케토글루탈산, 글루타민산, 알코올 등의 탈수소효소) 활성의 측정 등에 쓰인다.

약전에서는 치올 화합물은 아니지만, 덱사메타손, 트리암시놀론, 베타메타손 등의 스테로이드(모두 C-17위에 α-케톨을 가지며 환원성이 있음)의 순도시험에 쓰인다.

(Ⅰ) 외에도 다수의 테트라조늄염이 알려져 있으며, 그것들은 전기영동법에 의한 젖산 탈수소효소(LDH)의 아이소자임의 염색 등, 여러 가지 목적에 쓰이고 있다.

(4) N-[*p*-(2-벤즈이미다졸릴)페닐]말레이미드에 의한 형광(치올)

N-[*p*-(2-벤즈이미다졸릴)페닐]말레이미드(Ⅰ)는 치올과 반응하여 설피드화합물(Ⅱ)과 그 가수분해물(Ⅲ 또는 Ⅲ′)을 형성한다. (Ⅱ) 및 (Ⅲ 또는 Ⅲ′)은 자외선을 조사하면 청색의

형광을 나타낸다.

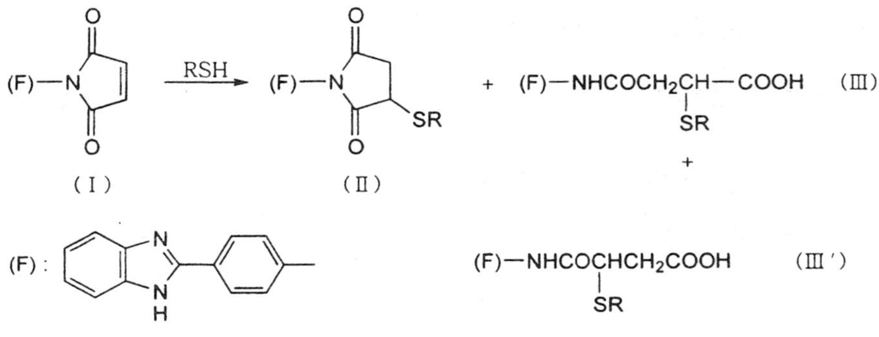

그림 11-46

이 반응은 치올 화합물의 형광 정량에 이용할 수 있다.

(Ⅰ) 외에도 다수의 말레이미드 유도체가 있으며, 단백질이나 효소의 치올기의 형광성 유도체화 시약이나 疎水 영역의 탐색 시약으로도 쓰이고 있다.

11-11 설폰산, 설핀산

(1) 아세트히드록삼산법(설폰산)

설폰산은 치오닐클로리드에 의해 설포닐클로리드로 변하는데 이것에 히드록실아민과 아세트알데히드를 가하면 아세트히드록삼산(Ⅰ) 및 설핀산(Ⅱ)을 생성한다.

$$RSO_3H \xrightarrow{SOCl_2} RSO_2Cl + SO_2 + HCl$$

$$RSO_2Cl \xrightarrow{NH_2OH} RSO_2(NHOH) + HCl$$

$$RSO_2(NHOH) \xrightarrow{CH_3CHO} \underset{(\mathrm{I})}{CH_3CO(NHOH)} + \underset{(\mathrm{II})}{RSO_2H}$$

(Ⅰ)과 (Ⅱ)가 들어 있는 용액을 산성으로 하여 염화제이철을 가하면 (Ⅰ)로부터 적색 가용성 제이철염을, (Ⅱ)로부터 등적색 제이철염을 생성하고 용액은 갈색 또는 자색을 띈다.

$$3CH_3CO(NHOH) \xrightarrow{FeCl_3} Fe[CH_3CO(NHO)]_3 + 3\ HCl$$

$$3RSO_2H \xrightarrow{FeCl_3} Fe(RSO_2)_3 + 3\ HCl$$

(2) *o*-디니트로벤젠과의 반응(방향족 설핀산)

방향족 설핀산의 알칼리 또는 알칼리토류염은 *o*-디니트로벤젠과 반응하여 아질산나트륨을 생성한다. 이것에 설파닐산과 1-나프틸아민이 들어 있는 초산 수용액을 가하고 가온하면, 아조 색소를 생성하여, 적색 또는 등색을 띤다.

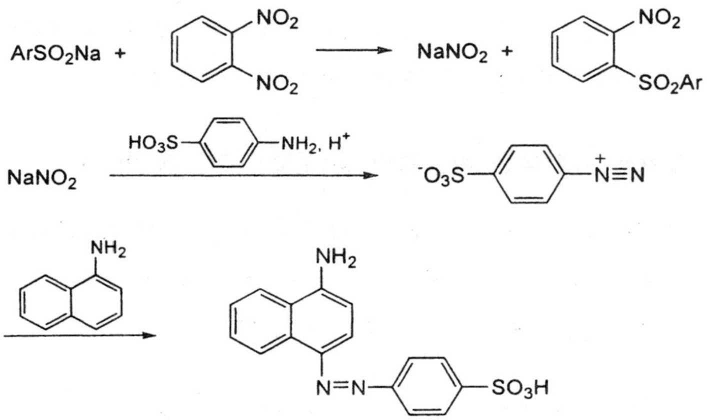

그림 11-47

아질산으로부터 아조 색소까지의 반응과정은 Griess의 반응이라고 부른다[11-5(3) 참조]. 여기서는 아질산나트륨의 검출반응으로 쓰고 있다.

11-12 당 및 탄수화물

(1) 안트론과 황산에 의한 정색

당 또는 탄수화물 수용액에 안트론(Ⅰ)의 진한 황산 용액을 가하면 녹~녹청색을 나타낸다. 당으로부터 풀푸랄, 히드록시메틸풀푸랄 등이 생겨, (Ⅰ)과 축합하여 각종 색소의 혼합물을 생성한다고 한다.

알데히드도 이 반응에 양성이다. 아크로레인은 벤즈안트론을 생성한다.

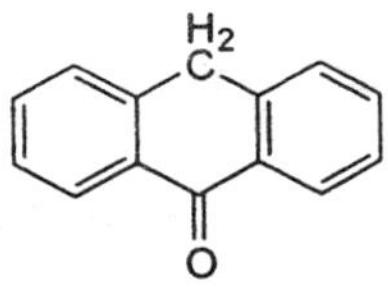

(Ⅰ)

그림 11-48

약전에서는 덱스트란 40, 덱스트란 70(글루코오스 폴리머), 초산프탈산셀룰로오스, 히드록시프로필셀룰로오스, 메틸셀룰로오스의 확인시험에 이용하고 있다.

⑵ 3,6-디니트로프탈산에 의한 환원당의 정색[모모세(百瀨)법]

3,6-디니트로프탈산(Ⅰ)은 탄산칼륨 알칼리 용액 중에서 가열하면, 환원당에 의해 환원되어 히드록실아미노 화합물(Ⅱ)을 생성하여, 포도주 적색을 띤 다음 아조 화합물을 생성하고 등적색을 띤다. 0.2～0.8 μg의 환원당을 검출할 수 있다.

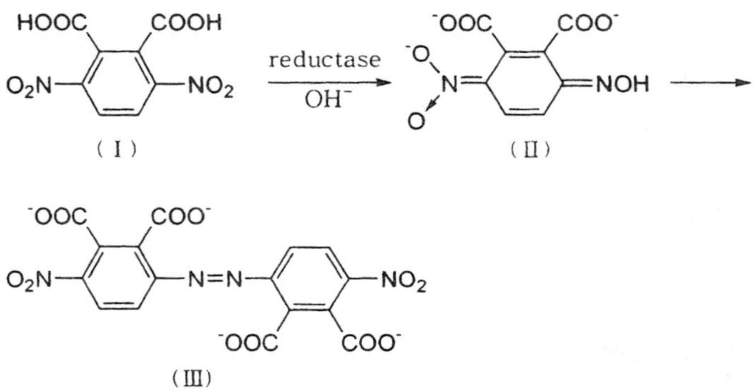

그림 11-49

이 법은 임상 화학분석에서 혈당 및 요당의 정량에 이용하고 있다. 또 당의 환원 말단의 정량에 알맞은 시약이다.

⑶ 레소르신과 염산에 의한 정색(Seliwanoff 반응, 케토스)

케토스는 레소르신과 염산 수용액 중에서 가열하면 케토헥소스는 적색, 케토펜토스는 녹색을 띤다. 반응 기구, 생성물은 확실하지 않으나 산과 가열했을 때 케토스에서 생성된 풀푸랄이나 그 유도체와의 반응이라고 알려져 있다. 케토스가 양성반응을 나타내는 짧은 시간(수분～10분간)의 수욕상 가열로는 알도스는 정색되지 않으므로 양자의 식별에 이용된다.

약전에서는 과당의 확인시험에 쓰인다.

레소르신 대신에 올신(Ⅰ)을 쓸 수도 있다. 그리고 이 법의 Seliwanoff 반응에는 여러 가지 개량법이 있으며 당류의 비색 정량에 쓰이고 있다.

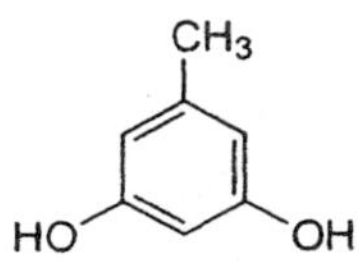

(Ⅰ)

그림 11-50

(4) Fehling액에 의한 검출

환원당의 용액에 Fehling액을 가해 가온하면 산화제일구리의 적색 침전이 생긴다. 이 반응은 환원당에 국한되지 않고 환원성이 있는 관능기(알데히드나 α-케톨, $-COCH_2OH$ 등)가 있으면 반응하므로 주의를 요한다.

$$RCHO + 2Cu(OH)_2 + NaOH \rightarrow Cu_2O + RCOONa + H_2O$$

약전에서는 과당, 포도당, G-스트로판친(배당체로 람노스를 가짐) 및 덱사메타손, 트리암시놀론, 플루오시놀론아세토니드, 프레드니솔론, 베타메타손(모두 $-COCH_2OH$가 있다)이나 호박산히드로코티손($-COCH_2CO(CH_2)_2COOH$가 있다), 초산코티손($-COCH_2OCOCH_3$가 있다) 등의 확인시험에 쓰인다.

제 12 장

분광 광도법 입문

분광 광도법(spectroscopy)은 빛을 이용하여 화합물의 성질과 그 농도를 측정하는 방법이다. 분광광도법에서 주로 사용하는 빛은 가시광선, 적외선, X-선, 마이크로파, 라디오파 등의 전자기파(electromagnetic radiation)의 영역으로 그 범위를 넓혀 가고 있다. 더구나 빛과 상관없는 질량 분석법, 광음파 분석법(acoustic amalysis), 전자현미경(electron microscope) 등에 대해서도 분광 분석법이란 용어를 사용하고 있다.

12-1 빛의 성질

빛은 파동과 입자로서의 성질을 동시에 가지고 있다.

(1) 빛의 파동성

빛의 파동은 파장(wavelength), 주파수(frequency), 속도(velocity)와 진폭(amplitude)을 가지며, 그림 12-1에서와 같이 서로 수직방향으로 진동하는 전기장과 자기장으로 이루어져 있다. 이때 파장은 파동의 꼭지점과 꼭지점 사이의 거리이며 주파수는 파동이 매초당 일으키는 진동의 횟수이며 단위는 s^{-1}이다. 또한 1초당 한 번 진동하는 것을 1 헤르츠(hertz, Hz)라고 한다. 따라서 주파수, $10^6\,s^{-1}$는 10^6 Hz 또는 1 MHz라고 한다. 주파수와 파장 사이의 관계는 다음과 같다.

$$\lambda\nu = c \qquad (12\text{-}1)$$

여기서 c는 진공에서의 광속도($2.997\ 924\ 58 \times 10^8$ m/s), λ는 파장, ν는 진동수이다. 진공이 아닌 다른 매질에서의 광속도는 c/n인데 여기서 n은 그 매질의 **굴절률**(refractive index)이다. n은 항상 1보다 크기 때문에 빛은 진공 속에서보다 느리게 다른 매질을 통과한다. 빛이 굴절률이 큰 매질 속으로 들어가면 주파수는 변하지 않지만 파장은 감소한다.

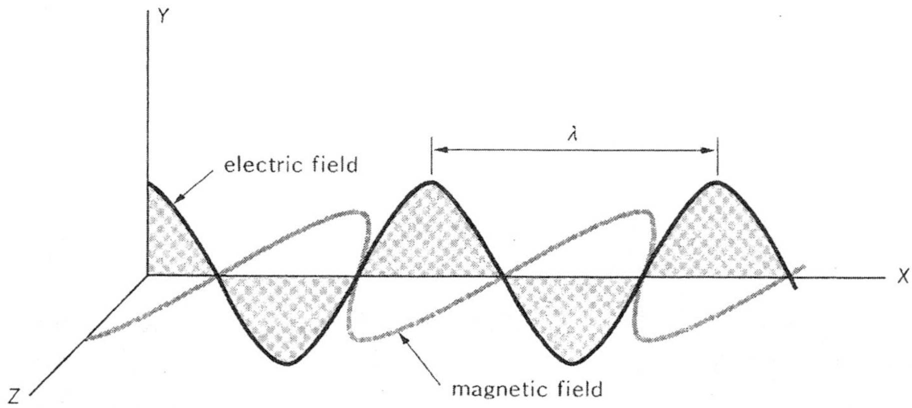

그림 12-1 빛의 파동성

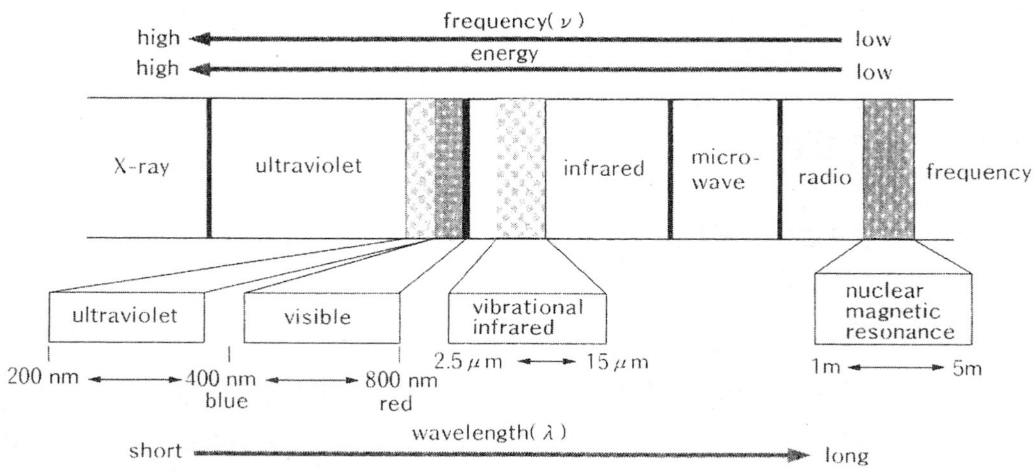

그림 12-2 전자기파 스펙트럼의 명칭과 영역 구분

(2) 빛의 입자성

빛을 에너지와 관련하여 설명하기 위해서는 **광자**(photon)라고 하는 에너지를 가진 입자로서 이해하면 더욱 편리하다. 각각의 광자는 다음과 같이 나타낼 수 있는 에너지 E를 가진다.

$$E = h\nu \tag{12-2}$$

여기서 h는 Planck 상수($=6.626\ 176\times 10-34$ Js)이다. 1몰의 광자를 1 아인슈타인(einstein)이라고 한다. 식 (12-1)과 (12-2)를 합하면 다음과 같이 나타낼 수 있다.

$$E=\frac{hc}{\lambda}=hc\nu' \tag{12-3}$$

여기서 ν은 $1/\lambda$과 같으며 파수(wavenumber)라고 한다. 식 (12-3)에 의하면 에너지의 세기는 빛의 파장에 반비례하고, 파수에 정비례하는 것을 알 수 있다. 즉 보라색 빛의 파장은 붉은 색에 비하여 짧으며 에너지는 더 센 것을 알 수 있다. 그림 12-2에서 보는 바와 같이 전자기 스펙트럼(electromagnetic spectrum)은 대단히 넓은 파장 또는 에너지 범위에서 나타난다. 이 중 사람의 눈으로 볼 수 있는 부분은 극히 제한되어 있다.

어떤 특정 파장을 가진 빛 입자가 물질계에 쪼여지면 그 물질과 빛은 서로 상호작용을 하게 되는데 이때에 빛의 에너지와 물질의 특성에 따라 상호작용의 결과도 양상을 달리할 수 있다. 이를테면 상대적으로 높은 에너지를 가진 X-선은 일반적으로 물질의 내부 전자(core electron)의 전이(transition)를 일으키지만, 그보다 작은 에너지인 자외선은 원자가전자(valence electron)의 전이에 관여한다. 또한 적외선은 물질계의 전자구조에는 영향을 미치지 못하고 단지 분자의 진동 상태만을 변화시킬 수 있다. 표 12-1은 각종 전자파와 에너지,

표 12-1 분광학에 이용되는 전자파의 특성과 응용 영역

전자파의 종류	파장 λ a)	진동수 ν (Hz; s^{-1})	에너지		상호작용	응용
			eV/photon b)	kJ/mole photon		
X-선	0.1 ~ 100 Å	3.0×10^{19} ~ 3.0×10^{16}	1.24×10^{5} ~ 1.24×10^{2}	1.20×10^{7} ~ 1.20×10^{4}	내부 전자 (core electron)의 전이	X-ray 분광법
자외선	180 ~ 400 nm	1.66×10^{15} ~ 7.48×10^{14}	6.87 ~ 3.10	663.0 ~ 299.2	최외각 전자 (valence electron)의 전이	UV-Vis분광법 형광광도법 선광분석법 ORD/CD 원자분광법
가시광선	400 ~ 780 nm	7.48×10^{14} ~ 3.74×10^{14}	3.10 ~ 1.55	299.2 ~ 149.6		
적외선 (근적외선)	2.5 ~ 25 μm (800 ~ 2500 nm)	1.2×10^{14} ~ 1.2×10^{13}	4.97×10^{-1} ~ 4.97×10^{-2}	47.96 ~ 4.80	분자진동운동	적외선 분광법 (근적외선분광법)
마이크로파	0.04 ~ 25 cm	7.48×10^{11} ~ 1.20×10^{9}	3.10×10^{-3} ~ 4.97×10^{-6}	2.99×10^{-1} ~ 4.80×10^{-4}	자기장에서 전자 스핀	전자스핀공명 분광학 (ESR)
라디오파	0.5 ~ 10 m	6.0×10^{8} ~ 3.0×10^{7}	2.48×10^{-6} ~ 1.24×10^{-7}	1.99×10^{-4} ~ 1.20×10^{-5}	자기장에서 핵스핀	핵자기공명 분광학 (NMR)

a) 단위는 각 분광학에서의 상용 단위로 표기하였다. 1 Å $=10^{-10}$ m, 1 nm $=10^{-9}$ m, 1 μm $=10^{-6}$ m

b) 1 eV $=1.602\times10^{-19}$ J/photon $=96.5$ kJ/mole photon

그리고 상호작용의 특성 및 이를 이용한 분광학들을 몇 가지 열거하였다.

12-2 빛의 흡수

분광학에서 **흡수**(absorption)라고 하는 말은 물질이 빛과의 상호작용에 의해 빛의 세기가 감소되는 현상을 말한다. 양자역학에 의하면 모든 입자들(원자, 이온, 분자)은 독특한 에너지 준위를 가지며 가장 낮은 상태를 **바닥 상태**(ground state : 기저 상태)라고 하며 실온에서는 대부분의 입자들은 바닥 상태로 존재한다. 입자 부근을 광자들이 지나갈 때 만일 광자의 에너지가 입자의 들뜬 상태와 바닥 상태의 에너지 차이와 일치할 경우에는 **흡수**가 일어난다. 이때 흡수된 에너지는 원자, 이온, 분자들에 전이되어 높은 에너지 상태로 되는데 이것을 **들뜬 상태**(excited state : 여기 상태)라고 한다. 이 흡수 에너지는 각 화학종에 따르는 고유한 값이므로 흡수된 복사선의 파장에 대한 연구는 시료성분의 성질을 이해하는 데 매우 유용하다.

$$M + h\nu = M^*$$

이러한 들뜬 상태에서 10^{-6} 내지 10^{-9}초 정도 머무른 후 들뜬 상태의 분자들은 이완(relaxation)되어 원래의 상태인 바닥 상태로 되돌아가며 이때 여분의 에너지를 열 또는 빛에너지의 형태로 방출하게 된다.

$$M^* \rightarrow M + \text{energy}$$

(1) 원자 흡수(Atomic Absorption)

만일 복색광(polychromatic)의 자외선이나 적외선이 가스 상태의 원자들로 이루어진 매질을 통과하게 되면 특정 파장의 빛은 흡수되어 빛의 세기가 감소하게 되고 이 선들은 매우 좁은 선폭(0.005 nm)을 가지는 스펙트럼을 나타낸다. 그림 12-3은 나트륨의 최외곽 전자가 바닥 상태인 3s 궤도에서 3p, 4p, 5p 궤도로 전이될 때의 에너지 변화와 흡수 스펙트럼을 나타낸 것이다.

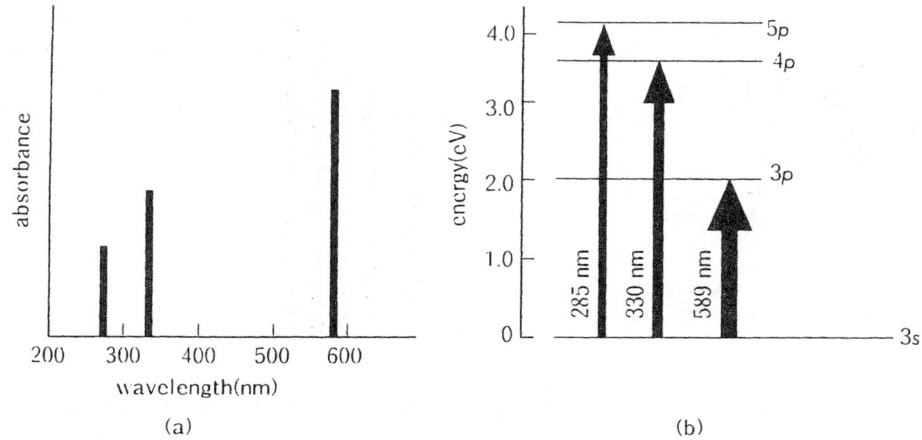

그림 12-3 (a) 나트륨 원자에 대한 흡수 스펙트럼
(b) 589 nm, 330 nm, 285 nm의 흡수에 대한 에너지 준위

【예제 12-1】 $3p$와 $3s$의 에너지 준위 차이는 2.107 eV이다. 이때 $3s$의 전자가 $3p$로 여기되기 위하여 필요한 파장은 얼마인지 구하라(1 eV$=1.60\times10^{-19}$ J).

▌풀이▐ $\lambda = hc/E$ 에서

$$\frac{(6.63\times10^{-34}\,\mathrm{Js})\times(3.00\times10^{10}\,\mathrm{cm\,s^{-1}})\times(10^{7}\,\mathrm{nm/cm^{-1}})}{(2.107\,\mathrm{eV})\times(1.60\times10^{-9}\,\mathrm{J/eV})} = 590\,\mathrm{nm}$$

(2) 분자 흡수

분자는 자외 · 가시광선 및 적외선에 의하여 여기되면 세 가지 형태로 낮은 에너지(궤도) 상태에서 높은 에너지(궤도)로 양자 전이를 한다. 두 궤도 사이의 **전자 전이**(electronic transition) 외에도 분자는 **진동 전이**(vibration transition)와 **회전 전이**(rotation transition)를 한다. 분자는 각각의 전자 에너지 상태에서 몇 가지의 가능한 진동 상태를 취할 수 있고, 또한 이들의 각 진동 상태에서도 여러 가지 회전 상태를 취할 수 있다. 그 결과 한 분자의 가능한 에너지 준위수는 원자 입자의 경우보다 훨씬 다양하다. 따라서 분자흡수 스펙트럼은 선 스펙트럼을 보이는 원자와는 다른 폭이 넓은 흡수대를 보인다. 그림 12-4는 분자들이 자외선, 가시광선, 적외선을 흡수하였을 때 일어나는 과정과 전형적인 스펙트럼을 보여 준다. E_0는 바닥 상태를 E_1, E_2는 각각 다른 들뜬 상태의 에너지 준위를 말한다.

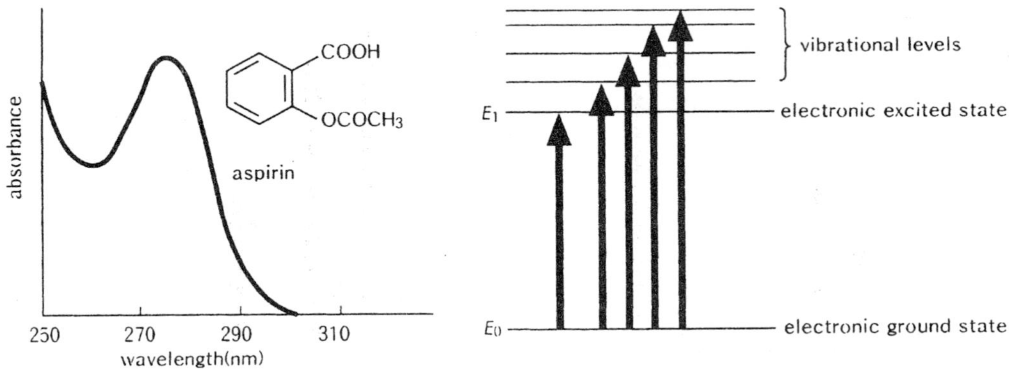

그림 12-4 유기 분자의 흡수에 대한 에너지 준위도 및 아스피린의 스펙트럼

12-3 빛의 흡수법칙

자외-가시부 스펙트럼의 x축은 일반적으로 빛의 파장(λ)을 나타내는데 이것은 전이에 관여된 두 분자 궤도 간의 에너지 차이의 크고 작음을 의미한다. 즉 왼쪽 방향으로 갈수록 단파장으로 에너지가 크고 오른쪽으로 갈수록 장파장으로 에너지가 작게 된다.

시료에 의하여 빛이 흡수되면 빛의 복사세기(radiant power)는 감소한다. 복사세기 P는 복사선의 단위 면적당, 초당 에너지를 의미한다. 기본적인 분광 광도계의 모식도를 그림 12-5에 나타내었다. 파장선택기 또는 단색화 장치(monochromator)를 통과한 복사세기가 P_0인 일정한 파장의 입사광이 길이가 b인 시료에 비추어진다.

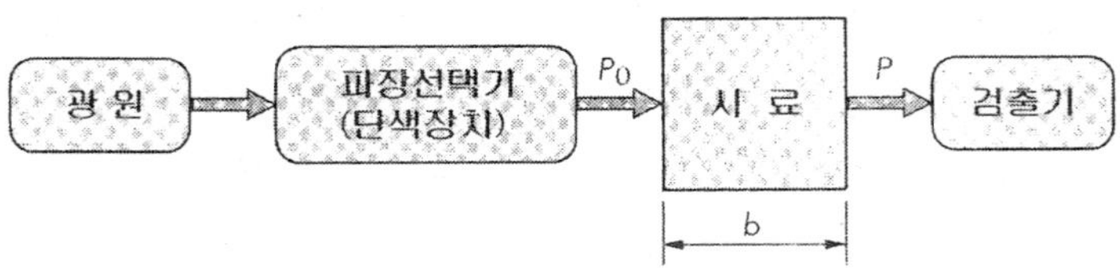

그림 12-5 분광 광도계의 모식도

이때 반대편 쪽으로 시료를 통과한 투과광의 복사세기는 P이다. 빛의 일부는 시료에 의하여 흡수될 것이므로, $P \leq P_0$이다. 투광도(transmittance; T)는 시료를 통과한 빛의 세기와 원래의 쪼여 준 빛의 복사세기의 비이다.

$$T = \frac{P}{P_0}$$

그러므로 T는 0에서 1의 범위를 가지며 **퍼센트 투광도**(percent transmittance)는 단순히 $100 \times T$로서 0과 100% 사이의 범위를 가진다. 보다 유용한 단위는 **흡광도**(absorbance; A)로서 다음과 같이 정의된다.

$$A = \log \frac{P_o}{P} = -\log T$$

전혀 빛이 흡수되지 않았을 때 $P = P_o$이며, $A = 0$이다. 만약 90%의 빛이 흡수되었다면, 10%가 투과되었으므로 $P = P_o/10$이며 $A = 1$이 된다. 만약 1%의 빛만이 투과되었다면 $A = 2$가 된다. 흡광도가 중요한 이유는 이것이 시료 중에 함유되어 있는, 빛을 흡수하는 화학종의 농도에 정비례하기 때문이다. 이때 분자들에 의해서 흡수되는 흡광도는 Beer-Lambert의 법칙에 의하여 다음과 같이 나타낼 수 있다.

$$P = P_o e^{-abc} \qquad (12\text{-}4)$$

$$A = \log \frac{P_o}{P} = abc$$

여기서, P_o : 입사광의 세기

P : 투과광의 세기

a : 흡광계수

b : 시료를 통과하는 빛의 투과 길이

c : 시료의 농도

식 (12-4)에서 흡광도 A는 b가 일정할 때 시료의 농도 c에 비례하므로, 함량을 알고 있는 표준 시료와 함량을 모르는 미지 시료의 흡광도를 동일한 조건에서 각각 측정하여 비교하면 미지 시료의 농도를 정량할 수 있다. 식 (12-4)에서 흡광계수(absorptivity) a는 화합물에 따라 결정되는 상수이며, b는 빛이 통과한 시료층의 길이로 보통 cm 단위로 표시되며, 시료농도 c는 몰농도(molarity)로 하고 b를 cm 단위로 했을 때의 흡광계수 a를 **몰흡광계수**(molar absorptivity, molar absorption coefficient, molar extinction coefficient)라고 하며 ε으로 표시한다. 몰흡광계수는 빛의 경로와 농도에 무관한 물질 고유의 성질이다. 보통 자외부 및 가시부 스펙트럼 자료집에서는 y축을 ε으로 나타내거나 기록의 편의를 위하여 $\log \varepsilon$으로 표시하기도 한다.

$$\varepsilon = \frac{A}{bc} \ (\mathrm{L \cdot mol^{-1} \cdot cm^{-1}}) \qquad (12\text{-}5)$$

특정 파장의 빛(단색광)에 대해서 각 물질은 고유의 흡광계수를 가지는데 이것을 Bouguer의 법칙이라고 한다. 또한 주어진 단색광에 대해서 주어진 물질의 흡광도는 농도가 일정하다면 빛이 통과한 시료층의 길이에 비례하는데($A \propto b$) 이를 Lambert의 법칙이라고 한다. 한편, 주어진 단색광에 대해서 주어진 물질의 흡광도는 빛이 통과한 거리가 일정하다면 농도에 비례하는데($A \propto c$) 이것을 Beer의 법칙이라고 한다.

(1) 흡수법칙에서 벗어나는 경우

흡수법칙 "$A = abc$"가 항상 정확하게 적용되는 것은 아니다. 따라서 예외적인 상황이 어떤 것인지를 아는 것이 실제적인 분석적 응용에서 중요하다.

① 입사광의 단색성이 떨어지는 경우에 흡수법칙에서 벗어나게 된다. 실제로 특정 단일 파장만을 입사광으로 사용하는 것은 현실적으로 매우 어렵고 대개의 경우는 기기의 광원부의 슬릿의 폭에 따라서 어느 정도의 파장 범위를 가진 빛이 입사광이 되므로 Bouguer의 법칙에서 벗어나는 결과가 생기게 된다.

② Stray광이 있는 경우로 이는 파장선택기에서 선택되는 파장 이외의 빛이 시료를 통과하여 검출기에 도달하는 경우이다. 대개 stray광은 시료에 의한 흡수가 적어서 측정된 흡광도는 실제 흡광도보다 작은 것으로 나타나게 된다.

③ 콜로이드 용액의 경우 콜로이드 입자에 의한 빛의 산란으로 검출기에 도달하는 빛의 양이 변하며 이러한 현상은 특히 자외부 영역에서 콜로이드의 농도가 증가할수록 심각하다.

④ 형광이 있는 물질의 경우, 발생한 형광은 검출기에 전달되어 투과광의 강도가 증가하는 효과를 가져온다.

⑤ 기기에서의 요인들도 여러 가지가 있다. 예를 들어 검출기의 감도가 직선적이지 않은 경우, 출구 slit의 영향, 시료용기(cell) 표면에서의 빛의 굴절, 빛의 이동선이 시료 용기의 위치와 평행하지 못한 경우, 기기 내에서의 빛의 굴절, 광원에 공급되는 전원의 불안정 등이 있을 수 있다.

⑥ 시료 용액 중에서의 시료분자들 간의 각종 상호작용은 농도가 높거나 이온세기가 큰 용액 또는 용매의 극성이 큰 경우에서는 무시할 수 없을 정도가 된다.

⑦ 시료 용액의 농도 및 온도 변화에 따라 굴절률이 변하는 경우 흡광도가 변하게 된다.

⑧ 화학 평형의 변화가 나타나는 경우에도 흡광도에 변화가 나타난다.

제 13 장

자외부 및 가시부 분광 광도법

빛과 물질과의 상호작용을 응용하는 분광 광도법은 분광 광도계(spectrophotometer)를 이용하여 스펙트럼을 측정하고 이를 해석함으로써 물질에 대한 다양한 정보를 제공한다. 자외·가시부 스펙트럼은 파장에 따라서 변하는 흡광도의 변화를 나타낸 그래프이다. 물질의 종류와 성질에 따라 흡수하는 광의 파장과 흡광도가 다르므로 흡수 스펙트럼을 이용하여 정성 및 정량적인 분석이 가능하다. 이 장에서는 분광 광도계의 구성, 실험방법 및 분석적인 응용분야에 대하여 살펴보기로 한다.

13-1 기기의 구성

(1) 분광 광도계의 구조

자외부 및 가시부의 빛을 이용하는 분석용 기기는 실제 형태는 매우 다양하나 기본적인 구성 요소들은 비슷하다. 자외-가시부 분광 광도계의 개략적인 구성을 그림 13-1에 나타내었다. 분광 광도계는 대부분 겹살형(double beam)의 형태를 가지며 이는 입사광 P_0와 투과광 P를 동시에 측정 비교하기 위한 장치이다. 광원에서 나온 빛은 자외-가시광의 모든 파장 성분을 포함하는 백색광(white light)으로 렌즈와 거울장치를 지나 분광기(monochromator)에 도달한다.

회절격자 혹은 프리즘으로 이루어진 분광기는 백색광을 낱낱의 파장으로 나누는 역할을 하며 일정 시간의 간격으로 단파장에서 장파장으로 또는 그와 반대로 연속적으로 바꾸어 준다. 여기서 얻어진 단색광은 반투과성 거울에 의하여 같은 세기의 빛으로 이등분되어 하나는 용매만을 포함하는 대조용기로 다른 하나는 시료 용액을 포함하는 시료용기로 각각 보내지며, 대조용기와 시료용기를 통과하여 나온 빛의 세기를 각각 입사광 P_0와 투과광 P로서 간주하게 된다. 이제 P_0와 P는 검출기 내의 광-전 변환기(transducer)에 의하여 전압의 높낮이로 바뀌어진 다음 전자장치에 입력되고, 이를 각각의 파장에 대한 흡광도로 재구성한 것이 흡수 스펙트럼으로 되어 기록기에 출력된다.

(2) 광원

광원(light source)의 역할은 적절한 파장의 빛이 시료 물질을 투과한 후에도 측정이 가능할 만큼 충분한 강도로 발생시키는 데 있다. 보통 자외부의 광원은 중수소등(deuterium lamp)을 주로 사용하며, 드물게 수은 또는 제논 아크등(mercury and xenon arc)을 사용하기도 한다. 가시부의 광원은 텅스텐등(tungsten lamp)이 일반적이다. 레이저 기술의 발전으로 285～400 nm 범위에서 연속된 스펙트럼을 발생시킬 수 있는 색소 레이저(dye laser)도 광원으로 활용되고 있다.

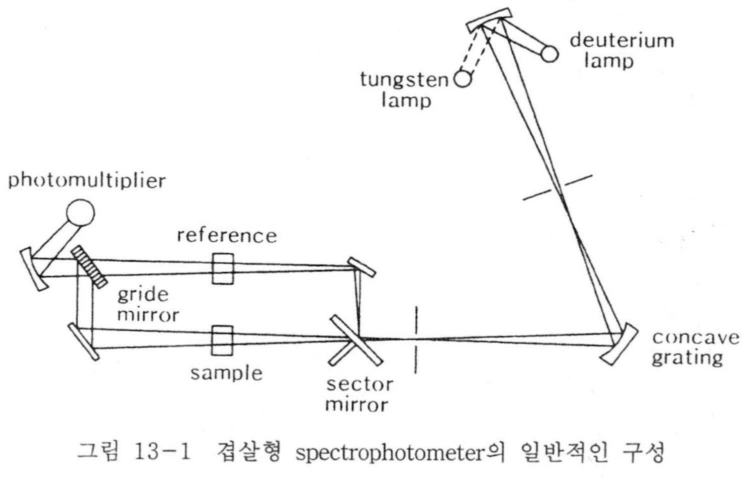

그림 13-1 겹살형 spectrophotometer의 일반적인 구성

(3) 분광기(monochromator)

광원으로부터 나오는 빛은 여러 파장의 빛이 섞여 있기 때문에 특정 파장의 빛으로 분리해야 한다. 분광기는 광원으로부터의 광선을 각 파장에 따라서 공간적으로 분리하는 역할을 한다. 보통 프리즘(prism)이나 회절격자(diffraction grating)를 이용하여 빛을 분리하고, 분광기의 입구나 출구에 슬릿(slit), 렌즈, 거울 등을 보조적으로 사용하여 특정 파장의 빛을

선택한다. 일부 기기에서는 특정 파장의 빛만을 통과시키는 필터를 사용하여 빛을 선택하기도 한다.

(4) 시료실(sample compartment)

시료실은 시료를 빛의 통로에 놓아 흡광도를 측정할 수 있도록 하는 부위이다. 시료가 기체, 액체에 따라서 적절한 시료 용기(cell) 또는 악세사리가 사용되고 있으며 시료 용기의 재질은 측정하고자 하는 파장의 빛을 흡수하지 않아야 한다. 자외-가시광에 대하여 투명한 석영으로 만든 용기(cuvette)가 가장 널리 사용되는데, 빛의 통과 거리가 1.0 cm인 것이 주로 사용되며 시료량이 적을 경우에는 마이크로 셀을, 농도가 묽은 경우에는 10 cm의 것을 쓰기도 한다. 필요한 경우에는 온도조절기나 자동 시료교환장치 등을 시료실에 설치하기도 한다.

(5) 검출기

빛이 시료를 통과하기 전과 후의 빛의 강도를 측정함으로서 시료가 흡수한 빛의 양을 측정하는 부위가 검출기(detector)이다. 대부분의 기기에서는 광전증배관(photomultiplier tube) 또는 광전관(phototube)을 사용하고 있으며 그림 13-2, 광전자발생관(photoemissive tube) 및 PbS cell과 같은 광전장치(photoconductive device) 등도 사용한다. 최근에는 그림 13-3과 같은 광다이오드 어레이(photodiode array)를 사용하여 자외-가시부 전체 스펙트럼 영역을 수 ms의 짧은 시간에 측정할 수 있는 장치도 사용하고 있다.

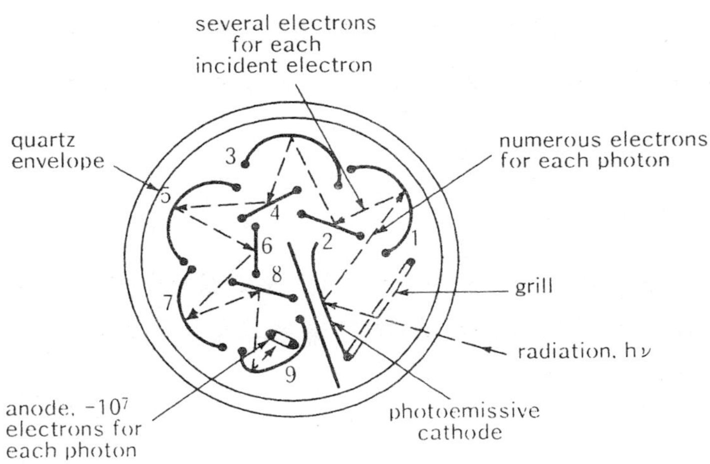

그림 13-2 광전증배관의 구조

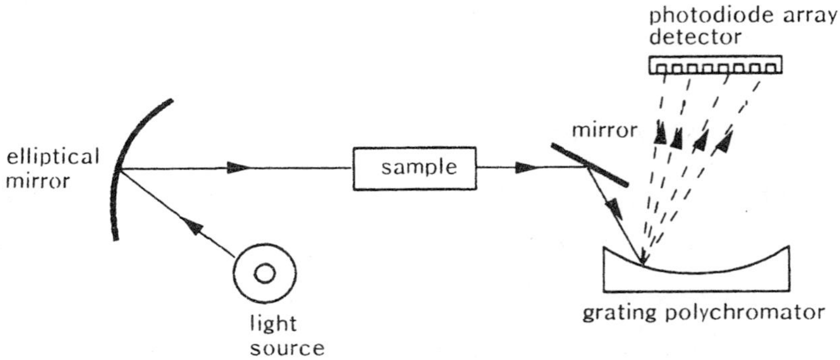

그림 13-3 광다이오드 어레이를 이용한 분광 광도계의 구조

(6) 광학부

광학부(optical components)는 광원에서 나온 빛이 분광기와 시료를 거쳐 마지막으로 검출기까지 이를 수 있도록 하는 역할을 하는 부위이다. 여기에는 렌즈, 거울, 광분배기(beam splitter, chopper), 슬릿(slit), 창(windows) 등의 광학장치들이 사용되는데, 빛이 광원으로부터 분광기, 시료를 거쳐 검출기에 이르게 될 때까지 가능한 한 많은 양이 공간적으로 좁은 부위에 집중적으로 전달될 수 있도록 한다.

(7) 전자, 전기 및 기계장치

분광 광도계에는 광원, 검출기 및 기타 분광 광도계 여러 부위에서 필요한 전원을 안정되게 공급하는 장치, 분광기 구동장치, 슬릿의 폭 조절장치, 시료실 제어장치 등 여러 전기적·기계적 장치가 필요하다. 이러한 장치는 마이크로프로세서에 의해서 자동적으로 제어된다.

(8) 자료처리 시스템

얻어진 결과를 필요에 따라 적절한 형태로 시각적으로 표시할 수 있는 장치 및 부가적인 연산을 위한 컴퓨터 자료처리 시스템, 프린터도 분광 광도계의 중요한 구성요소이다.

13-2 자외 · 가시부 분광법을 이용한 실험 방법

(1) 시료 용매의 선택

자외-가시부 스펙트럼은 보통 시료를 용매에 녹여서 측정한다. 시료를 녹이는 데 사용되는 용매는 측정하고자 하는 파장의 빛을 흡수하지 않아야 한다. 또한 용매는 시료와 반응하지 않으면서 시료를 잘 녹여야 하고, 고순도로 쉽게 구할 수 있는 것이 좋다.

표 13-1에는 자외-가시부 스펙트럼의 측정에 자주 쓰이는 대표적인 용매와 그들의 자외-가시광 투명 영역(cut-off point)을 명시하였다. 휘발성이 큰 용매를 사용하는 경우에는 취급 중에 용매가 휘발하면 시료 용액의 농도가 변화할 수 있으므로 유의해야 한다. 또한 용매의 종류나 극성에 따라 흡수 파장이나 흡광도가 변화하는 경우도 있는데 이러한 현상은 구조의 해석이나 정량분석에 유용하게 활용할 수도 있다. 특히 용액의 pH의 변화는 시료의 해리 정도를 변화시켜서 스펙트럼상의 상당한 변화가 있을 수 있다. 따라서 표준 스펙트럼과 시료 스펙트럼의 비교를 시도하는 경우라면 용매의 조성, pH, 이온의 농도 등이 동일하도록 조절해야 한다.

표 13-1 자외-가시부 분광법에서 이용되는 용매

용 매	끓는점(℃)	투명 영역(nm)
Acetonitrile(CH_3CN)	82	190 ~
Chloroform($CHCl_3$)	61	245 ~
Cyclohexane(C_6H_{12})	81	210 ~
1,4-Dioxane($C_4H_8O_2$)	101	215 ~
Ethanol(C_2H_5OH)	78	210 ~
n-Hexane(C_6H_{14})	69	200 ~
Methanol(CH_3OH)	65	210 ~
Water(H_2O)	100	190 ~

(2) 시료의 농도

최적의 분석조건을 얻기 위해서는 흡광도 A가 대략 1 정도가 되도록 시료의 농도를 조절하는 것이 좋으며, 빛의 통과 거리 $b=1.0\,\text{cm}$일 때 농도 c는 ε과 역수의 관계가 된다.

$$A=-\log T \fallingdotseq 1, \qquad \varepsilon c \fallingdotseq 1, \qquad c \fallingdotseq \frac{1}{\varepsilon} \tag{13-1}$$

예를 들어 $\varepsilon_{max}=10{,}000$인 피크를 가지는 화합물의 경우, 농도가 $c=1.0\times10^{-4}\,M$ 정도일 때 분광기의 측정 감도가 가장 좋다는 것이다. 일반적으로 분석에 사용되는 흡광도 범위는 0.3~1.5 정도의 범위가 가장 적당하다.

(3) 시료 용기

자외-가시부 분광법에서 일반적으로 가장 많이 사용하는 시료 용기는 위가 열린 사각형 셀로 빛의 투과거리는 10 mm이며 4 mL 정도의 검액이 필요하다. 이외에도 그림 13-4에서와 같이 소량 시료를 측정할 수 있는 미량 셀(micro cell), 연속적인 측정이 가능한 흐름셀(flow cell) 등도 있다.

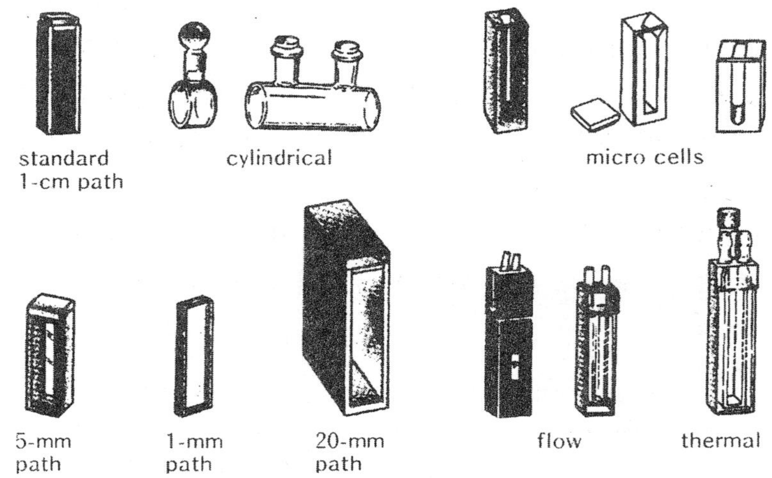

그림 13-4 자외-가시부 분광법에서 사용하는 일반적인 시료셀

시료 용기의 재질로는 자외부 가시부 모두를 사용할 수 있는 석영유리(quartz, fused silica)가 적당하며, 가시부 영역에서만 측정하는 것이라면 유리(glass)나 플라스틱으로 만든 것을 사용하기도 한다.

13-3 발색단

분자의 일부분 중 빛을 흡수할 수 있는 관능기를 발색단(chromophore)이라고 하며, 발색단이 빛을 흡수함으로써 야기되는 전자 전이의 양식을 그림 13-5에 표시하였다. 가시광을 흡수하는 물질은 특정 파장의 빛을 흡수하고, 나머지는 투과한다. 따라서 물질에 의해 흡수된 파장과 보색인 빛이 투과되어 우리 눈으로 관찰된다. 표 13-2에는 독립된 형태의 대표적인 발색단의 종류에 따른 전이방법, 흡수파장 및 흡수의 세기를 표시하였다.

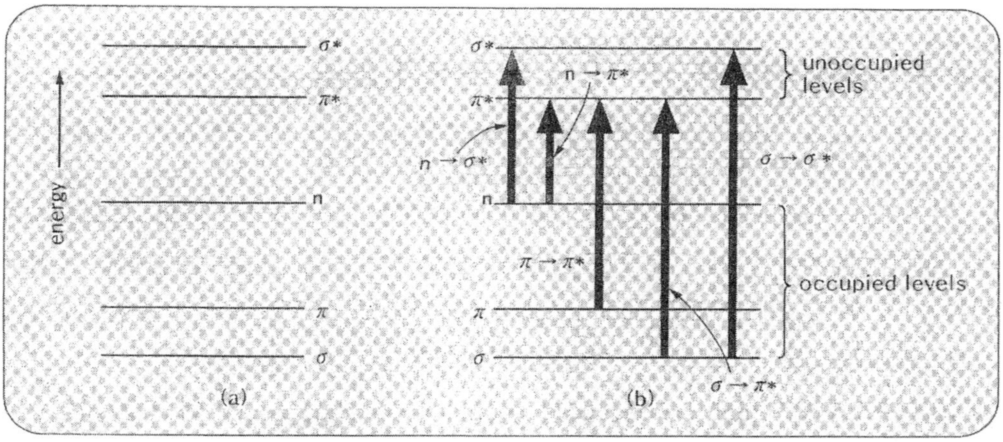

그림 13-5 전자에너지 준위와 전자 전이 양상

표 13-2 독립된 발색단에 의한 전형적인 흡수양식

class	transition	λ_{max} (nm)	log ε	class	transition	λ_{max} (nm)	log ε
R-OH	$n \to \sigma^*$	180	2.5	$R-NO_2$	$n \to \pi^*$	271	<1.0
R-O-R	$n \to \sigma^*$	180	3.5	R-CHO	$\pi \to \pi^*$	190	2.0
$R-NH_2$	$n \to \sigma^*$	190	3.0		$n \to \pi^*$	290	1.0
R-SH	$n \to \sigma^*$	210	3.0	R_2CO	$\pi \to \pi^*$	180	3.0
$R_2C=CR_2$	$\pi \to \pi^*$	175	3.0		$n \to \pi^*$	280	1.5
R-C≡C-R	$\pi \to \pi^*$	170	3.0	RCOOH	$n \to \pi^*$	205	1.5
R-C≡N	$n \to \pi^*$	160	<1.0	RCOOR′	$n \to \pi^*$	205	1.5
R-N=N-R	$n \to \pi^*$	340	<1.0	$RCONH_2$	$n \to \pi^*$	210	1.5

발색단 외에도 자신은 빛을 흡수하지 못하지만 이웃하는 발색단의 흡수 파장이나 흡광도에 어떤 영향을 미치는 관능기를 조색단(auxochrome)이라고 하며 그들의 발색단에 미치는 효과를 크게 네 가지로 분류할 수 있다. 즉, 발색단의 λ_{max}를 장파장 쪽으로 이동시키는 현상을 장파색이동(bathochromic shift, red shift), 발색단의 λ_{max}를 단파장 쪽으로 이동시키는 현상을 단파색이동(hypsochromic shift, blue shift), 발색단의 ε_{max}를 증가시키는 현상을 흡광증가(hyperchromic shift), 발색단의 ε_{max}를 감소시키는 현상을 흡광감소(hypochromic shift)라고 한다. 이러한 조색단의 영향은 시료의 성질을 이해하는 데 매우 유용하게 활용될 수 있다.

13-4 자외-가시부 스펙트럼의 분석적 응용

자외-가시부에서의 흡광도는 측정물질의 농도에 비례하는 특성이 있고, 이 법칙은 넓은 농도 범위에서 직선(linear) 관계를 유지할 뿐만 아니라, 흡수양상이 띠의 구조를 가지기 때문에 작은 파장 변화에 따른 흡광 오차가 적어서, 다른 파장 영역의 분광학에 비하여 응용 범위가 매우 넓다. 단순하게는 몰흡광계수를 알고 있는 화합물 용액의 흡광도로부터 직접 농도를 계산하는 정량법에서부터, 약산과 약염기의 pK_a와 pK_b의 측정, 나아가서는 고속액체 크로마토그래피(high performance liquid chromatography)의 자외-가시부 검출기도 흡광도를 이용하여 정량하게 된다. 정량적 분석을 수행하기 위해서는 전체 스펙트럼에서 적절한 파장을 선정, 고정시키고 그때의 흡광도와 농도 변수를 연관시켜야 한다.

(1) 검량선의 작성

검량선(calibration curve)이란 표준액의 농도 또는 양과 측정치의 상관관계를 도시한 것으로 시료의 농도를 추정하는 데 사용된다. 보통 6개의 서로 다른 농도로 만든 표준품의 흡광도를 측정하여 농도에 대한 흡광도를 도시하여 검량선을 작성한다.

보통 검량선의 그림을 제시하는 것은 불필요하나 사용된 모델식은 제시하는 것은 필요하다. 예를 들면 다음의 식을 제시한다.

$$y = ax + b \tag{13-2}$$

윗식에서 y는 흡광도, a는 흡광계수인데 농도를 $\mu g \cdot mL^{-1}$로 하면 그 단위는 $cm^{-1} \cdot \mu g^{-1} \cdot mL$가 된다. b는 흡광도 blank이고, x는 용액의 농도이다. 기기로부터 얻어진 흡광도와 준비한 표준품의 농도로부터 식 (13-2)와 같은 직선식을 얻는 것은 최소자승법을 적용함으로써 가능하며 다음의 식을 이용한다.

$$\text{기울기}: \ a = \frac{n\Sigma(x_i y_i) - \Sigma x_i \Sigma y_i}{n(x_i^2) - (\Sigma x_i)^2} \tag{13-3}$$

$$y\text{절편}: \ b = \frac{\Sigma(x_i)^2 \Sigma y_i - \Sigma(x_i y_i)\Sigma x_i}{n(x_i^2) - (\Sigma x_i)^2} \tag{13-4}$$

일상적인 분석에서는 검량선의 직선부분 내에서는 시료의 농도, c_x를 하나의 아는 농도의 표준품을 이용하여 추정할 수도 있다.

$$c_x = c_s A_x / A_s \quad \text{또는} \quad c_x = c_s \Delta A_x / \Delta A_s \tag{13-5}$$

(2) 표준첨가법

일반적으로 많이 사용하는 표준 곡선법에서는 시료 내의 여러 가지 방해 물질 때문에 표준 시료 용액의 매트릭스가 시료 용액과 같거나 비슷하게 만들어야 할 필요가 있다. 이때 표준물첨가법이 유용하다. 2개 이상의 시료 용액을 일정량 취하여 메스 플라스크에 옮기고, 그 중의 하나는 물 또는 용매로써 눈금까지 묽히고, 나머지에는 일정량의 표준시료가 함유된 표준 용액을 가한 다음 묽힌다. 이렇게 만든 용액의 흡광도를 측정하고, 다음 식에 따라 시료의 농도를 계산하면 된다.

$$C_X = C_S \cdot \frac{A_X}{(A_T - A_X)} \tag{13-6}$$

여기서, C_X는 시료 용액의 농도, C_S는 첨가한 표준물질의 농도, A_X와 A_T는 묽힌 시료 용액과 표준 물질 첨가 용액의 흡광도이다.

한편, 식 (13-6)와 같은 방법으로 계산하지 않고 일정량의 시료 용액에 표준물질의 농도를 0에서부터 단계적으로 변화시키면서 가한 용액의 흡광도를 각각 측정한다. 다음, 측정한 흡광도를 첨가한 표준물질의 농도와 도시하여 그림 13-6과 같은 표준 곡선을 작성하고 이것으로부터 시료의 농도를 구하는 방법도 많이 이용되고 있다.

그림에서, 직선이 흡광도가 0인 가로축과 만나는 점(C_1)이 시료의 농도가 된다. 그러나, 이 방법에서는 바탕 보정이 제대로 안되면 많은 오차가 생길 우려가 있기 때문에, 바탕 보정을 철저히 해야 하는 어려운 점이 있기도 하다.

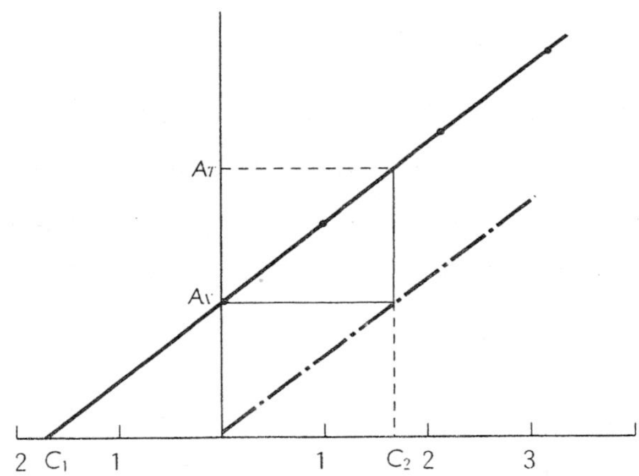

그림 13-6 표준물 첨가법에 의한 검량선

(3) 내부표준법

분석목적성분과 다른 파장에서 흡광을 나타내는 성분을 내부표준물질로 첨가하여 각각의 파장에서 흡광도를 측정한 후 분석목적성분의 흡광도와 내부표준물질의 흡광도와의 비를 이용하여 분석목적성분의 농도를 구하는 방법이다. 분광광도법에서 사용되는 내부표준물질은 분석목적성분과 따로 정량이 가능하여야 한다. 즉, 서로 다른 파장에서 흡수가 있어야 한다.

검액조제 중 부피 측정오차나 조제과정상의 오차를 보정할 수 있다.

(4) 정량을 위한 흡광도 측정

가능한 한 흡수극대파장(λ_{max})에서 측정하는 것이 좋다. λ_{max}에서 측정해야 감도가 좋고, 약간의 측정파장에 오차가 있어도 흡광도에 큰 변화가 없기 때문이다. 용매, 온도에 따라 스펙트럼이 달라질 수 있으므로 비교를 위해서는 같은 용매, 같은 온도에서 측정하여야 한다.

(5) 흡광도의 표시

파장에 따라 흡광도가 달라지므로 반드시 파장과 흡광도를 같이 기록 한다. 보통 흡수극대파장(λ_{max})과 그 파장에서의 몰흡광계수(ε_{max}) 또는 $\log \varepsilon$을 표시한다.

예 : UV (MeOH) λ_{max} : 230 nm($\log \varepsilon=4.5$); 268 nm($\log \varepsilon=3.6$)

몰흡광계수는 1 mol/L 용액의 이론적인 흡광도로, 실제는 훨씬 낮은 농도에서 흡광도를 측정한 후 다음 식으로부터 계산에 의하여 얻어지는 값이다.

$$A=\varepsilon l c$$

단, A는 검액의 흡광도, l은 층장의 길이(cm), c는 농도(mol/L)

가능한 한 흡수극대파장(λ_{max})에서 측정하는 것이 좋다. λ_{max}에서 측정해야 감도가 좋고, 약간의 측정파장에 오차가 있어도 흡광도에 큰 변화가 없기 때문이다. 용매, 온도에 따라 스펙트럼이 달라질 수 있으므로 비교를 위해서는 같은 용매, 같은 온도에서 측정하여야 한다.

(6) 흡광도측정법을 이용한 의약품 확인시험

UV 분광 광도법은 대한약전(KP)에서 의약품의 확인시험에 널리 사용된다. 다음 예에서 보는 바와 같이 흡수극대파장(λ_{max})과 극소파장(λ_{min}), 여러 흡수극대파장에서의 흡광도의 비는 의약품의 확인에 중요하게 이용된다.

- **Riboflavin의 확인시험** : 이 약을 pH 7.0 인산염완충액에 녹인 용액*(1→100,000)을 가지고 흡광도측정법에 따라 흡수스펙트럼을 측정할 때 파장 265~267 nm, 372~374 nm 및 442~446 nm에서 흡수극대를 나타낸다. 또 각각의 극대파장에서의 흡광도를 A_1, A_2 및 A_3로 할 때 A_2/A_1은 0.314~0.333, A_3/A_1은 0.364~0.388이다(KP VII).
  - * (1→100000)은 이 약 1 g이 인산염완충액 100,000 mL에 녹아 있는 것과 같은 농도로 조제하라는 뜻임.
- **Fluorouracil의 확인시험** : 이 약의 0.1 mol/L 염산용액(1→100,000)을 가지고 흡광도측정법에 따라 흡수 스펙트럼을 측정할 때 파장 264~267 nm에서 흡수극대를 나타내며 파장 230~233 nm에서 흡수극소를 나타낸다(KP VII).

(7) 약전에서의 흡광도 표시

약전에는 몰흡광계수 대신 $E^{1\%}_{1cm}$가 표시되어 있다. $E^{1\%}_{1cm}$는 1% 용액의 이론적인 흡광도이다. 대부분의 화합물의 경우 1% 용액의 흡광도는 분광광도계로 측정하기에는 너무 크므로 실제는 훨씬 낮은 농도에서 측정한 흡광도로부터 다음 계산에 의하여 얻는다.

$$A = E^{1\%}_{1cm} lc$$

단, A는 검액의 흡광도, c는 검액의 w/v%, l은 층장의 길이(cm)

- **염산부프라놀롤의 흡광도** : $E^{1\%}_{1cm}$(275 nm) : 57~60(건조 후, 50 mg, 0.1 mol/L 염산시액, 500 mL) (KP VII)

- **해설** : 이 규정은 이 약을 대한약전의 건조감량항에서 규정하는 조건으로 건조하여, 약 50 mg을 정밀하게 달아 0.1 M HCl에 녹여 500 mL로 한 다음, 층장 1 cm, 파장 275 nm에서 측정하여 얻은 흡광도로부터 계산한 $E^{1\%}_{1cm}$가 57~60임을 나타낸 것이다. 실제(50 mg → 500 mL) 용액은 0.01% 용액이고, 이 용액의 275 nm에서의 흡광도는 0.57~0.60 정도가 될 것이다.

제 14 장

형광 광도법

14-1 발광현상

바닥 상태에 있는 일중항(singlet) 전자스핀을 가지는 전자가 빛을 흡수하여 들뜨게 되면 들뜬 일중항 상태의 여러 에너지 준위로 전이한다. 이어서 전자는 흡수한 에너지를 방출하면서 바닥 상태로 되돌아가는데, 먼저 빛을 방출하지 않는 전이에 의하여 첫 번째 들뜬 상태의 최저 에너지 준위로 전이하여 약간의 에너지를 방출한 후에 다시 빛을 방출하면서 바닥 일중항 상태로 돌아온다. 이 빛을 **형광**(fluorescence)이라 한다.

일부 화합물에서는 들뜬 일중항 상태로부터 에너지 준위 차이가 별로 없는 들뜬 삼중항(triplet) 전자스핀 상태가 있으면 계간 전이(intersystem crossing)에 의하여 들뜬 삼중항 전자스핀 상태로 전이한 후에 바닥 일중항 상태로 되돌아오면서 빛을 내는데 이를 인광(phosphorescence)이라 하여 형광과 구별하고 있으나 이들을 총칭하여 **발광**(luminescence)이라고 한다. 일반적으로 형광은 10^{-4}~10^{-8}초의 짧은 시간에 발생하나 인광은 그 이상으로 경우에 따라 10^{-4}~10^{2}초가 되기도 한다. 한편 화학반응에 의해서 발생하는 들뜬 상태의 화학종에 의해서 발생하는데 이를 **화학형광**(chemiluminescence)이라 하는데 이런 물질은 대체적으로 산화반응물이다.

형광 분석법의 일반적인 장점이라면 첫째, 좋은 감도이다. 흡광분석법에 비해서 검출한계가 1~3단위만큼 작은 값을 가져서 0.1 ppm 정도에 이르기도 한다. 두 번째는 상당히 넓은 직선적인 농도범위이다. 세 번째는 선택성이다. 형광을 낼 수 있는 물질이 제한적이며 형광이 나타나는 파장에 대한 선택성이 있기 때문이다.

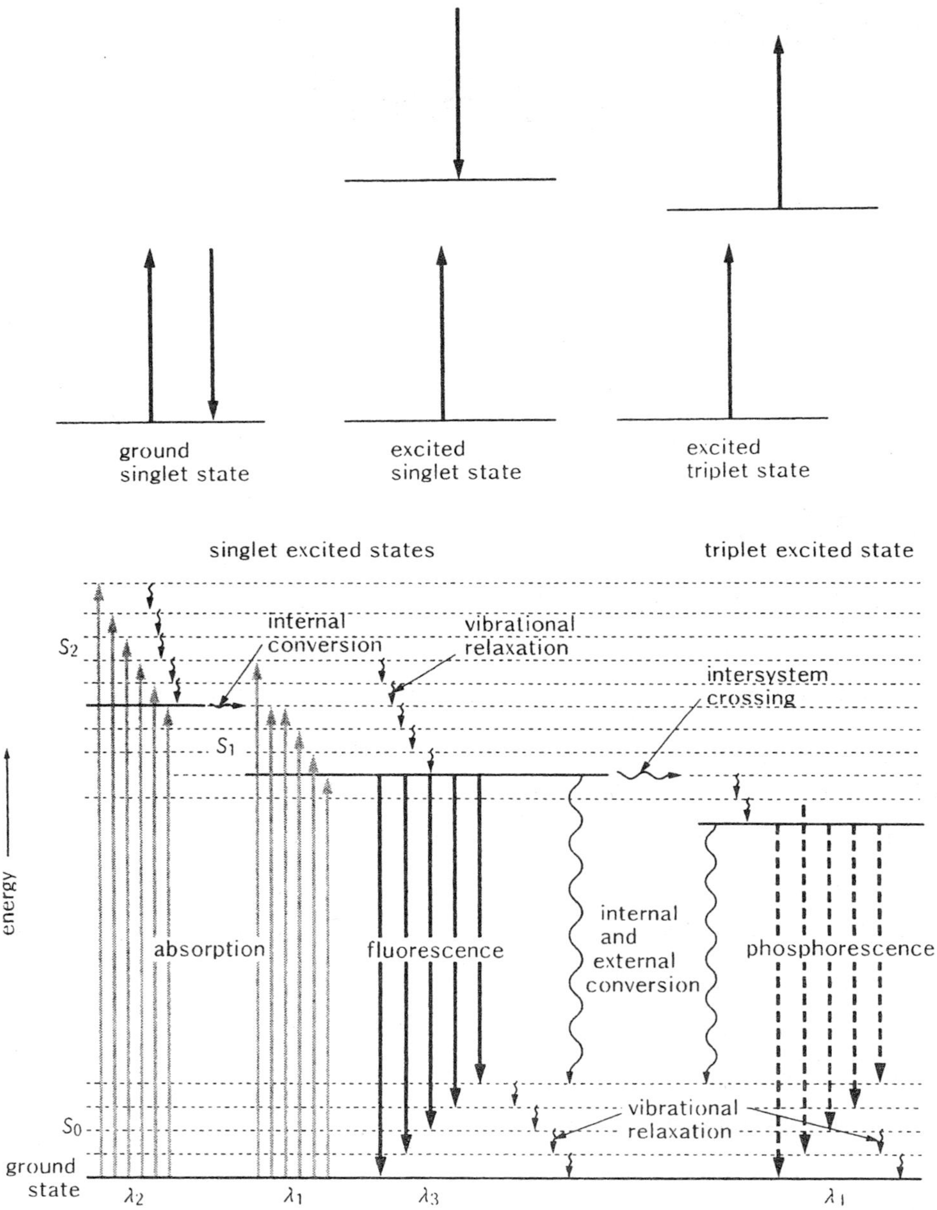

그림 14-1 형광 및 인광에 따른 전자천이 및 전자스핀의 변화

14-2 형광광도계

그림 14-2에 형광광도계의 대략적 그림을 나타내었다. 형광 광도법에 사용되는 광원으로는 레이저와 같이 광도가 큰 광원도 사용될 수 있으나, Xe 등(Xenon lamp)이 비교적 광도가 큰 연속 스펙트럼을 가지면서 방사 에너지의 안정성도 좋아 흔히 채택되는 광원이다. 형광 광도계의 특징 중의 하나가 2개의 파장선택기(monochromator)가 사용된다는 것이다. 즉, 들뜸광 분광부와 형광 분광부에 각각 파장선택기가 달려있어서 들뜸광 분광부에서는 광원(Xenon lamp)의 빛을 단색광으로 시료에 조사하고 들뜬 시료로부터 직각 방향으로 방출된 형광은 형광 분광부에서 분광되어 검출된다. 시료부에서는 자외/가시부 분광법과는 다르게 형광분석법에 사용되는 것은 네면이 모두 투명한 석영 재질의 사각형 용기를 사용하여 광원에 대한 직각 방향에서의 형광 검출을 가능하게 한다.

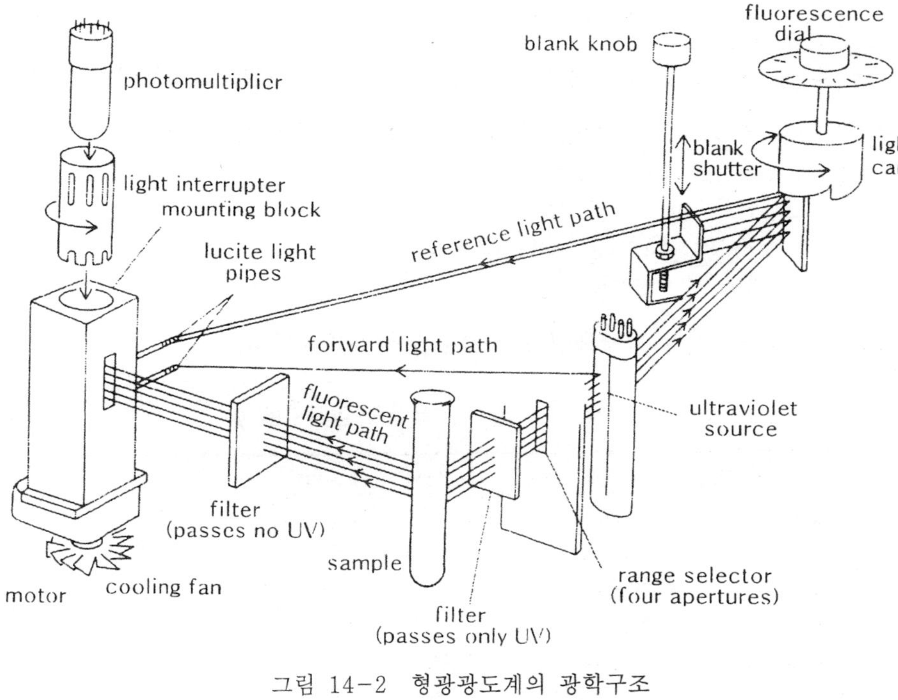

그림 14-2 형광광도계의 광학구조

14-3 형광양자수율과 형광세기

형광양자수율(fluorescence quantum yield) φ_f는 물질에 따라 고유한 값을 나타내며 다음 식으로 구할 수 있다.

$$\varphi_f = \frac{\text{형광 광양자수}}{\text{흡수 광양자수}}$$

현실적으로 형광양자수율은 기지의 표준 형광물질과의 상대적인 비로부터 구한다. 예를 들어 황산키니네 0.1 mol/L의 용액을 20℃에서 366 nm에서 여기시켰을 때의 형광양자수율을 0.55로 하여 이것에 대한 목적물질의 상대값을 구한다. 표준 용액 및 목적 물질의 형광세기를 F_1, F_2라고 하면

$$\frac{F_1}{F_2} = \frac{\varphi_{f_1}\varepsilon_1 l_1 c_1}{\varphi_{f_2}\varepsilon_2 l_2 c_2}$$

로 된다. φ_{f_1} 및 φ_{f_2}는 두 물질의 형광양자수율, ε_1 및 ε_2는 들뜸 파장에서의 몰흡광계수, c_1및 c_2는 농도, l_1 및 l_2는 시료층의 길이를 나타낸다. 시료층의 길이는 같은 용기를 사용하므로 생략될 수 있다. 따라서 정리하면

$$\frac{\varphi_{f_1}}{\varphi_{f_2}} = \frac{F_1\varepsilon_2 c_2}{F_2\varepsilon_1 c_1}$$

로 된다. 표 14-1에 대표적인 형광물질의 양자수율을 나타내었다.

표 14-1 몇 가지 형광성 물질의 양자수율 φ_f

화 합 물	용 액	*여기파장 (nm)	φ_f
Anthracene	ethanol	366(QS 0.55)	0.30
	hexane	366(QS 0.55)	0.29
Eosin	NaOH	467(RB 0.73)	0.23
Fluorescein	NaOH	467(RB 0.73)	0.85
Rhodamine B	ethanol	366(QS 0.55)	0.73
Quinine sulfate	0.1 *M* H_2SO_4	366	0.55

* QS는 Quinine sulfate, RB는 Rhodamine B의 수용액을 표준액으로 하여 상대법으로 측정하였음을 나타낸다. Quinine sulfate의 값은 절대법으로 구하였다.

형광세기와 형광물질의 농도와의 관계를 Lambert-Beer의 법칙으로부터 유도할 수 있다. 형광물질의 농도를 c, 용액층을 통과하는 길이를 l, 입사광의 세기 P_o, 투과광의 세기 P,

몰흡광계수를 ε이라 하고 측정 시료의 농도가 희박하여 흡광도가 0.05 이하라면 다음의 식으로 표시될 수 있다.

$$F = \varphi_f k P_0 \varepsilon l c$$

이 식으로부터 형광의 세기는 입사광의 세기 P_0와 용액 농도 c에 비례함을 알 수 있다. 따라서 형광의 세기로부터 용액의 농도에 관한 정보를 얻을 수 있고 강한 광원을 사용할수록 형광의 강도가 커져서 미량분석을 가능하게 할 수 있다.

14-4 형광물질

(1) 형광물질 구조와 스펙트럼

형광이 강하게 나타나는 화합물은 일반적으로 낮은 에너지 준위의 $\pi \rightarrow \pi^*$ 천이를 가지는 방향족 화합물이다. 카보닐기를 가진 지방족 화합물이나 많은 공액 이중결합을 가진 물질도 형광을 보이기도 한다. 대부분의 치환기가 없는 방향족 탄화수소는 용액 중에서 형광을 내며 방향환수의 증가에 의해서 양자수율이 증가하여 형광강도가 증가한다.

질소가 포함된 방향족 고리의 경우는 $n \rightarrow \pi^*$ 시스템의 경우 아주 낮은 전자천이 에너지를 가져서 쉽게 삼중항 전자스핀 상태로의 전이가 이루어져서 형광이 억제된다.

이원고리가 벤젠고리와 결합된 경우 흡광 피크의 흡광계수가 증가하고 들뜬 상태에서의 시간이 짧아져서 형광이 발생하는데 이런 화합물로는 quinolone, isoquinoline 및 indole 등이 있다.

벤젠고리에의 치환은 흡수극대의 변화를 가져오고 이는 그대로 형광극대 위치의 변화로 반영되며 또한 형광 효율에도 영향을 준다. 할로겐족이 치환되는 경우 할로겐의 원자량이 클수록 형광이 감소하는데 이는 계간교차에 의한 것으로 이는 **중원소 효과**(heavy atom effect)라고 한다. 방향족 고리에의 카르복실산이나 카보닐기의 치환은 일반적으로 형광을 저해하는데 이는 $n \rightarrow \pi^*$가 $\pi \rightarrow \pi^*$보다 낮은 에너지 준위를 가지는데 $n \rightarrow \pi^*$가 형광효율이 떨어지기 때문이다.

구조적인 견고성도 형광에 매우 중요한데 구조적으로 단단한 화합물일수록 형광의 강도가 커지는데 구조적 유연성은 빛의 발생이 없는 형태의 전자천이를 가져올 가능성이 크기 때문이다(Internal Conversion).

(2) 형광에 영향을 주는 인자

1) 온도 및 용매효과

형광의 양자효율은 온도의 증가에 따라서 감소하는데 이는 분자간 충돌에 의해서 빛의 발생이 없는 형태의 전자천이를 가져올 가능성이 커지기 때문이다(External Conversion). 용매의 점도가 감소하면 마찬가지의 효과가 나타날 수 있다. 극성용매에서는 $n \rightarrow \pi^*$ 전자천이의 에너지 준위는 증가하고 $\pi \rightarrow \pi^*$ 전자천이의 에너지 준위는 감소해서 형광이 증가하는 효과가 있다. 무거운 원소를 가진 용매나 구조 중에 그런 원소를 가진 다른 용질이 공존하는 경우 화합물의 형광은 감소한다. 경우에 따라서는 인광을 증가시키는 것이 필요하면 일부러 그런 물질을 첨가하기도 한다. 이는 삼중항 전자스핀 상태가 증가하게 하기 때문이다. 그러한 예로는 carbon tetrabromide, ethyl iodide 등이 있다.

2) 소광 현상

형광 분석시 형광의 세기가 줄어드는 현상을 소광이라 한다. 소광의 원인으로는 크게 세 가지가 있다.

① 시료 용액의 농도가 너무 높을 경우로 이를 농도 소광이라 한다. 이에는 두 가지 경우가 있는데 첫째는 자기소광(self-quenching)이라고 해서 들뜬 상태의 분자들간의 충돌에 의한 것이며, 둘째는 자기흡수(self-absorption)라고 해서 흡수파장과 형광파장이 가까운 경우에 나타난다.

② 상자성(paramagentism) 이온과의 상호작용으로 인한 계간 전이가 증가하여 삼중항 전자스핀 상태로의 변화되는 현상이다.

③ 용존산소도 형광의 강도를 감소시키는데 이는 형광물질의 광화학적인 산화에 의한 것이거나 분자 산소의 상자성이 계간 교차를 증가시켜서 삼중항 전자스핀 상태로의 변화를 가속하기 때문이다.

14-5 형광 광도법의 응용

(1) 형광 스펙트럼

형광 스펙트럼은 들뜸 스펙트럼(exitation spectrum)과 방출 스펙트럼(emission spectrum)으로 구성된다. 이 둘을 결합한 2차원 스펙트럼(2-dimensional spectrum)도 사용된다. 들뜸 스펙트럼은 들뜸 파장을 변화시키면서 고정된 특정 파장에서의 형광 강도를 측정하여 들뜸

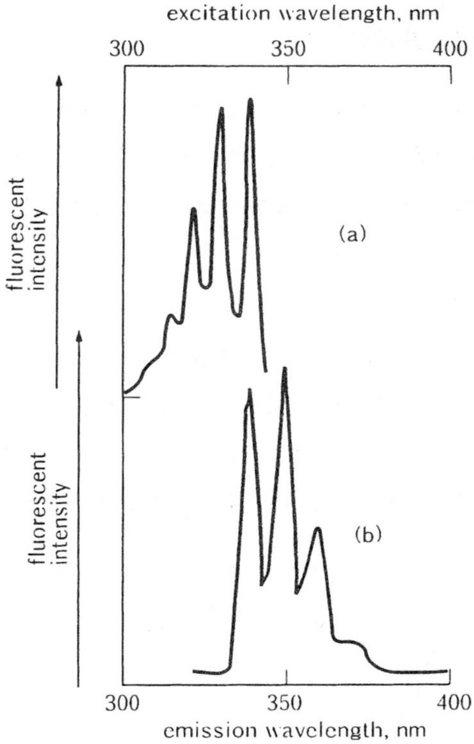

그림 14-3 안트라센의 형광 스펙트럼
(a) 들뜸 스펙트럼, (b) 방출 스펙트럼, 안트라센 농도, 1 ppm in ethanol.

파장에 따른 그 변화를 기록하여 얻어진다. 이는 일반적인 자외/가시부 흡광 스펙트럼에 해당된다. 방출 스펙트럼은 들뜸 파장은 고정시킨 후에 방출광을 파장에 대해서 기록한 것이다. 그림 14-3은 안트라센의 들뜸 스펙트럼 및 방출 스펙트럼의 예이다.

(2) Acrinol의 정량

아크리놀은 살균, 소독약으로 널리 사용되는 의약품이다. 아크리놀은 센 형광을 갖기 때문에 직접 형광을 측정할 수 있다. 아크리놀의 여기 및 발광극대는 Ex=366 nm, Em=496 nm에 존재하므로 이들 파장을 이용하여 10^{-8} mol/L 수준의 아크리놀을 정량할 수 있다. 아크리놀의 흡광광도 정량법으로서는 아질산염과 아미노기와의 디아조화 반응에 의하여 생기는 적색 화합물의 생성을 이용하는 방법도 있으나, 형광 광도법은 이것에 비하여 훨씬 감도가 좋다.

(3) 형광을 갖지 않은 화합물에의 적용

설파민류는 의약품으로서 널리 사용되는 화합물이다. 이들은 *o*-phthalaldehyde와 반응하여 2-(*p*-sulfanylphenyl) phthalimidine을 생성한다. 이 반응 생성물의 Ex는 284 nm이며, Em은 434 nm에서 센 형광을 내므로 sulfanylamide을 미량분석할 수 있다.

(4) 금속이온 검출을 위한 형광 시약

대다수의 금속이온은 형광을 나타내지 않으므로 형광 시약과 착물 생성반응을 이용하여 형광 광도 분석을 한다. Zr, Sn의 검출을 위하여 3-hydroxyflavone(flavonol), B, Zn, Ge, Si 등의 분석을 위해 benzoin이 이용된다. 이들 시약은 금속이온과 착화합물을 형성하면 형광 세기가 약 5~10배 정도 강해지며, 각 금속이온의 형광 정량에 이용할 수 있다.

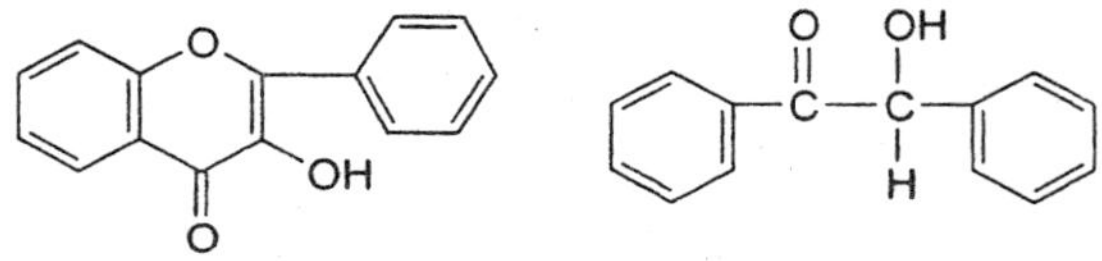

(a) flavonol (b) benzoin

그림 14-4 금속이온 검출을 위한 형광 시약의 예

제 15 장

적외선 분광 광도법

15-1 서 론

분자 내에서 원자는 진동이나 회전을 하고 있는데 이러한 원자의 움직임에 의해 분자는 적외선 영역의 특정 파장의 빛을 흡수한다. 흡수되는 빛의 파장은 분자의 크기나 다른 부분의 구조와는 거의 관계없이 분자 내의 원자간 결합에 특징적인 것으로 이것을 해석하면 원자결합의 종류나 분자 내의 작용기(관능기) 등에 대한 정보를 얻을 수 있다.

적외선의 영역은 파장이 0.75 μm에서부터 약 2 mm까지로, 가시광선보다는 짧고 마이크로파보다는 길다. 그 중에서 분광 분석에 가장 일반적으로 사용되는 부분은 2.5 μm~16 μm로 진동적외부(vibrational infrared)라고도 한다. 이보다 단파장 쪽을 근적외선(near infrared), 장파장 쪽을 원적외선(far infrared)이라 하는데, 원적외선 영역에서는 주로 무거운 원자의 결합에 대한 정보를 얻는다. 다음 그림은 적외선의 영역과 그에 해당하는 분광기의 종류를 나타낸 것이다.

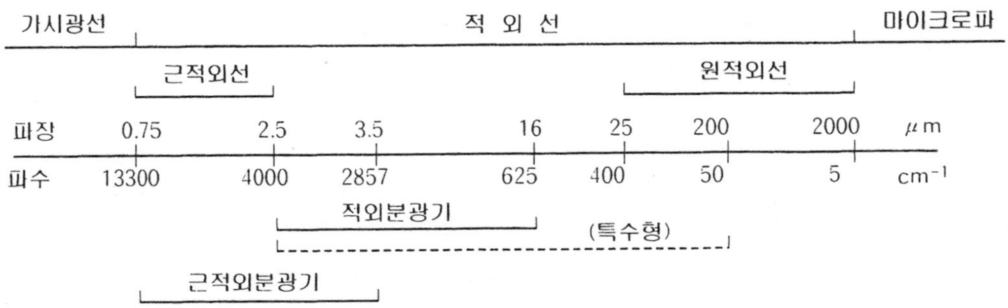

그림 15-1 적외선의 영역과 분광기의 종류

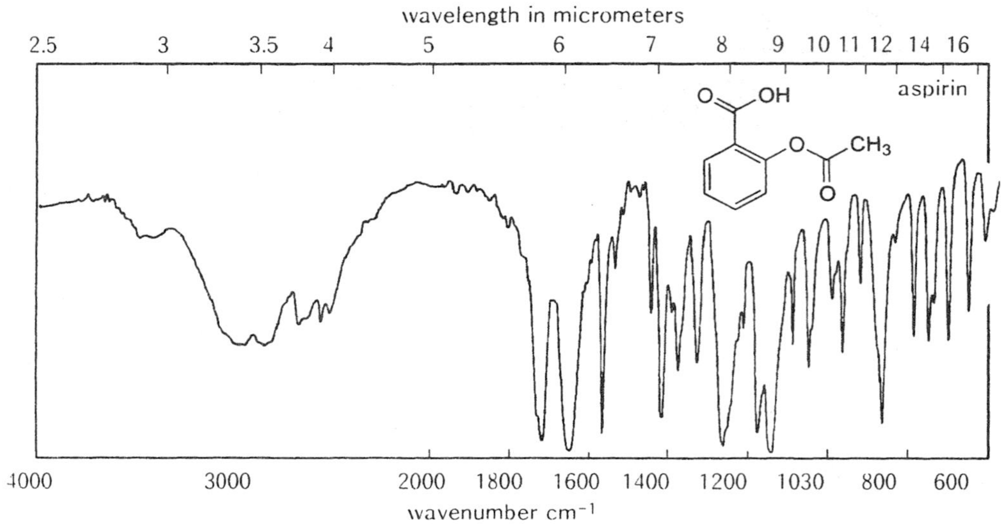

그림 15-2 아스피린의 적외선분광 스펙트럼

다음은 아스피린의 적외선분광 스펙트럼을 예를 든 것으로 이것을 활용하면 아스피린의 구조를 추정하는 데 많은 도움을 받을 수 있다.

적외선 분광법에서는 일반적으로 빛의 흡수대를 파수(wavenumber)로 나타내는데 이것은 cm^{-1}로 파장(cm)의 역수이다. cm^{-1}는 카이저라고 읽는데, 이것은 독일의 물리학자 Heinrich Gustav Johannes Kayser(1853~1940)에서 따온 것이다.

$$\bar{\nu}(cm^{-1}) = \frac{1}{\lambda(cm)} \tag{15-1}$$

파수는 에너지와 직접 비례하므로 관련된 계산에 있어 유리한 점이 많다. 앞서 말한 진동 적외부는 파수로 4000 cm^{-1}~625 cm^{-1}이다. 적외흡수 스펙트럼에서 흡수대는 경우에 따라 μm(또는 μ)로 표시하기도 하는데 μm와 cm^{-1} 사이의 변환은 다음과 같이 하면 된다.

$$cm^{-1} = \frac{1}{\mu m} \times 10,000 \qquad \mu m = \frac{1}{cm^{-1}} \times 10,000 \tag{15-2}$$

적외흡수 스펙트럼에서 흡수대의 강도는 투광도(transmittance), 또는 흡광도(absorbance)로 표시한다. 투광도는 원래 빛의 강도에 대한 시료를 투과한 빛의 강도의 비율이며, 흡광도는 투광도의 역수의 상용로그이다. 적외흡수 스펙트럼을 직접 제시할 필요가 없거나 지면이 제한되어 있을 경우에는 주요 흡수대의 파수, 흡수를 일으키는 작용기 및 흡수의 정도 등에 관한 정보를 문자나 기호 등으로 나타낸다. 이때, 흡수대의 크기는 반정량적인 s(strong), m(medium), w(weak)의 기호로 표현한다. 참고로 그림 15-2의 스펙트럼을 다음과 같이 표현할 수 있다.

IR(KBr) cm^{-1} : 1765, 1690(C=O, s), 1594(C=C, s), 3000~2500(γO-H, m), 1400(δ O-H, m), 1070(γ_s C-O-C, m), 1250(γ_{as} C-O-C, w)

15-2 적외선 흡수과정

적외선의 흡수과정은 용수철의 양끝에 2개의 공이 매달려 있는 그림 15-3과 같은 조화 진동자로 설명할 수 있다. 이것이 진동할 때의 진동수(γ)는 Hooke의 법칙에 의해 용수철의 힘상수(k)와 양쪽에 매달린 공의 무게(m_1, m_2)의 함수로 표시할 수 있다.

$$\nu = \frac{1}{2\pi}\sqrt{\frac{k}{\mu}} \tag{15-3}$$

$$\mu(\text{환산 질량}) = \frac{m_1 m_2}{m_1 + m_2}$$

이 식의 k를 원자간 결합의 힘상수로 대치하면 2개의 원자가 결합된 분자의 진동수를 예측할 수 있다. 식 (15-3)에 $\bar{\nu} = \nu/c$ 및 각종 상수를 대입하고 정리하면 식 (15-4)를 얻게 된다.

$$\bar{\nu} = 4.12\sqrt{\frac{k}{\mu'}} \tag{15-4}$$

$$\mu' = \frac{M_1 M_2}{M_1 + M_2}$$

여기서 $\bar{\nu}$: 파수 (cm^{-1})

c : 빛의 속도(3×10^{10} cm/sec)

k : 힘상수(dyn/cm)

M_1, M_2 : 원자량(amu)

어떤 결합에 대한 힘상수와 그에 연결된 원자량을 알면 이 식으로부터 근사적인 흡수 위

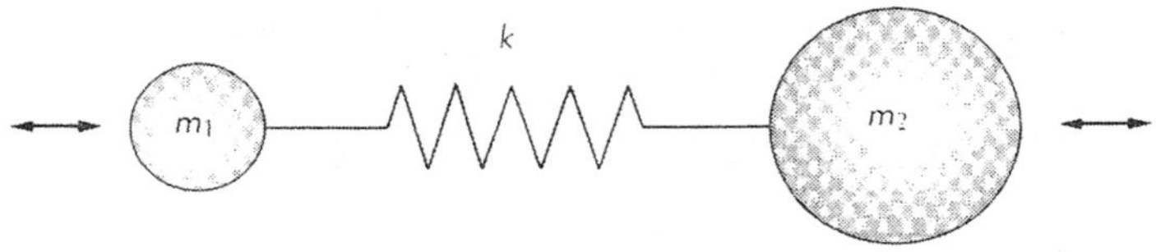

그림 15-3 용수철의 양끝에 공이 매달린 조화 진동자

표 15-1

흡수대 별로 주로 나타나는 결합 형태	
흡수대(cm^{-1})	결합 형태
1300～800	C-C, C-O, C-N
1900～1500	C=C, C=O, C=N
2300～2000	C≡C, C≡N
3800～2700	C-H, O-H, N-H

치를 찾을 수 있다. 일반적으로 단일결합에 있어서 힘상수는 5×10^5 dyn/cm이고 이중, 삼중 결합의 경우는 각각 단일결합의 2배, 3배가 된다. 이 식으로부터 다음과 같은 사실을 유추할 수 있다.

가) 결합의 차수가 증가하면 힘상수가 커지므로 진동수도 커진다.
   예 : C-C(1200 cm^{-1}), C=C(1650 cm^{-1}), C≡C(2150 cm^{-1})

나) 같은 차수의 결합에서는 환산 질량이 커질수록 진동수는 작아진다.
   C-H(3000 cm^{-1}), C-C(1200 cm^{-1}), C-O(1100 cm^{-1}), C-Cl(800 cm^{-1}), C-Br(550 cm^{-1}), C-I(～500 cm^{-1})

다) 혼성화는 힘상수에 영향을 주며, $sp^3<sp^2<sp$순으로 힘상수가 커진다.
   -C-H(2900 cm^{-1}), =C-H (3100 cm^{-1}), ≡C-H(3300 cm^{-1})

라) 공명은 결합 차수와 결합거리를 변화시켜 힘상수에 영향을 미친다. 일반적으로 C=O는 1715 cm^{-1}에서 C-O는 1100 cm^{-1}에서 흡수를 일으키나 다음 화합물의 C=O는 1675－1680 cm^{-1}에서 흡수대를 보인다. 이것은 공명으로 인하여 C=O의 결합거리가 길어지고 단일결합성을 더 했기 때문이다.

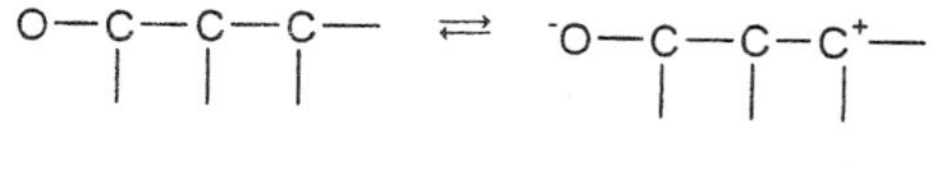

【예제 15-1】 C=C 결합의 진동에 대한 적외선의 흡수대를 구하라(실측값은 1650 cm^{-1} 이다).

‖풀이‖ $f=10\times10^5$ dyn/cm, $\mu'=\dfrac{M_1M_2}{M_1+M_2}=\dfrac{12\times12}{12+12}=6$이므로,

식 (16-5)에 이를 대입하면,

$$\bar{\nu}=4.12\sqrt{\frac{10\times10}{6}}=1682\ cm^{-1}$$

15-3 진동의 양식

진동의 양식에는 **신축진동**(stretching vibration)과 **변각진동**(bending vibration)의 두 가지가 있는데, 일반적으로 신축진동이 변각진동보다 높은 에너지를 필요로 하므로 높은 진동수를 갖는다.

신축진동은 결합의 축 방향으로 일어나며 결합 거리의 변화를 수반한다. 대칭 신축진동(symmetrical stretching vibration, γ_s)과 비대칭 신축진동(asymmetrical stretching vibration, γ_{as})이 있는데 일반적으로 비대칭 신축진동이 대칭 신축진동보다 높은 진동수에서 일어난다. 식 (15-3)으로 계산되는 흡수 진동수는 신축 진동에 의한 것이다.

변각진동은 1개의 원자에 공통으로 결합된 두 원자의 결합 각도가 변화되는 진동이다. 동일 평면 내에서 변각(면내 변각진동, in-plane bending)하는 경우와 평면을 떠나서 변각(면외 변각진동, out-of-plane bending)하는 경우가 있다. 이것은 또한 진동의 방향이 같은가 다른가에 따라 면내 변각진동은 **좌우흔듦진동**(rocking, ρ)과 **가위질진동**(scissoring, δ)으로 면외 변각진동은 **앞뒤흔듦진동**(wagging, ω)과 **꼬임진동**(twisting, τ) 등으로 구분할 수 있다.

이러한 여러 가지 진동 중에서도 분자의 쌍극자 모멘트(dipole moment)를 변화시키는 것이 적외선의 흡수를 보인다. 이것은 분자 내부 전하분포의 변화로 인하여 전장이 변화되고 이것이 전자기파를 흡수하기 때문이다. 쌍극자 모멘트의 변화가 클수록 흡수가 강하게 일어난다. 따라서 탄소와 수소로만 이루어진 탄화수소의 흡수대는 약하나, 전기음성도가 큰 원자를 연결하는 결합과 관련된 흡수대는 매우 강하다(예 : C-N, C-O, C=O, C≡N 등).

n개의 원자를 가지는 분자의 공간상에서 원자들의 상대적인 위치를 결정하는 자유도의 수는 $3n$개이다. 비선형분자는 3개의 회전운동 자유도와 3개의 병진운동 자유도를 제외한 $3n-6$개의 진동운동 자유도를 갖는데 이것을 **기본진동**(fundamental vibration)이라고 한다. 한편, 선형분자에 있어서 기본진동의 수는 병진운동의 자유도 3개와 회전운동의 자유

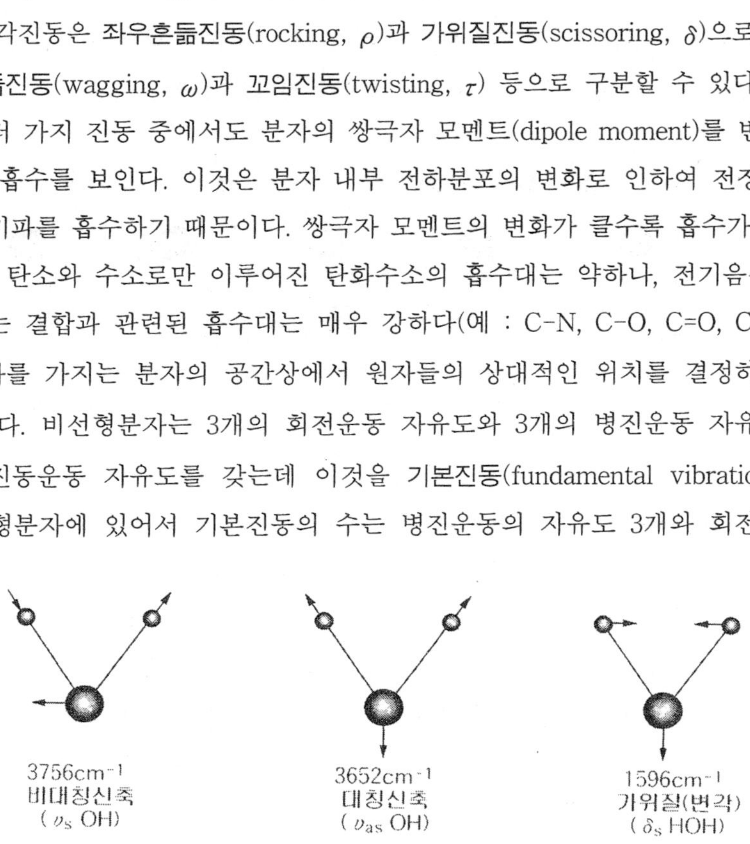

그림 15-4 H_2O의 진동 양식 및 흡수대

도 2개를 제외한 $3n-5$가 된다.

3개의 원자를 갖는 비직선형 분자인 H_2O는 2개의 신축진동과 1개의 변각진동 등 3개의 기본 진동을 갖는다.

한편 직선형 분자인 CO_2의 경우 2개의 신축진동과 2개의 변각진동 등 4개의 기본 진동을 갖는다. 이 중에서 대칭 신축진동 (1)은 쌍극자 모멘트의 변화가 없으므로 적외선-비활성(infrared-inactive)이고 2개의 변각진동 (3)과 (4)는 동일한 진동 방식으로 흡수대의 위치가 같아서 실제로 CO_2는 2개의 흡수대만을 갖는다.

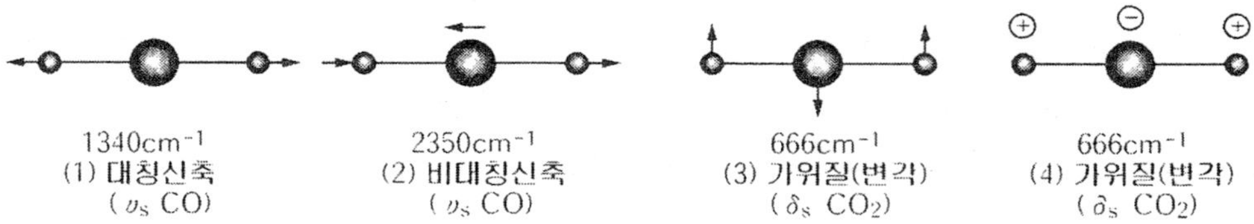

그림 15-5 CO_2의 진동 양식 및 흡수대

탄화수소 분자 중의 일부분인 CH_2기의 진동 양식을 그림에 나타내었다. CH_2기는 전체 분자 중의 일부분이므로 여기에서는 $3n-6$ 법칙이 성립하지 않는다.

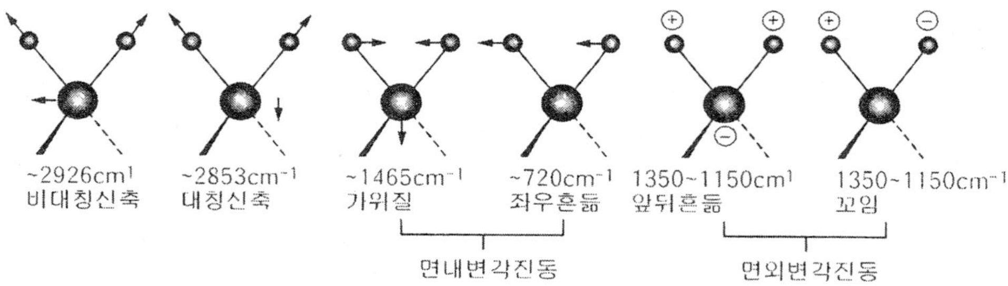

그림 15-6 CH_2기의 진동 양식 및 흡수대

실제로 유기화합물에 의한 적외선의 흡수대의 수는 이론적인 기본 진동의 수와 일치하는 경우가 드문데 다음과 같이 실제 흡수대의 수가 감소될 때도 있고 증가될 때도 있기 때문이다. 흡수대의 수가 감소되는 경우는 1) 기본 진동이 측정되는 적외선 영역을 벗어나 있거나, 2) 흡수대의 강도가 너무 약해서 관찰이 불가능한 경우, 3) 흡수대가 겹치거나 너무 가까이 있어서 분리가 안 될 때, 또는 4) 쌍극자 모멘트의 변화가 없을 때 등이다. 이와는 반대로 흡수대의 수가 증가하는 경우는 1) 기본 진동의 진동수의 두 배가 되는 곳(배진동, overtone)에서 약한 흡수대가 나타나거나, 2) 2개의 흡수대가 서로 작용하여 새로운 흡수대(조합 흡수대, combination band)가 나타나는 경우, 3) 짝지음 작용 또는 4) Fermi 공명을

할 때 등이다.

짝지음 작용(coupled interaction)은 분자 내에 대칭인 2개의 결합이 가까이 위치하고 있을 때 일어나며, 흡수대가 고유 진동수로부터 하나는 높은 진동수로, 다른 하나는 낮은 진동수로 이동한다. Fermi공명은 기본 진동이 배진동이나 조합 흡수대와 결합되어 흡수대의 강도가 이례적으로 증가하거나 흡수대가 분리되는 현상을 일컫는다.

분자의 회전운동도 가끔 분자 내의 신축, 변각진동과 결합하여 스펙트럼을 더욱 복잡하게 만든다. 적외선 스펙트럼에서 날카로운 흡수보다 넓은 흡수가 생기는 이유 중의 하나가 미세한 구조를 유발하는 회전결합(rotational coupling)이 존재하기 때문이다.

15-4 적외선 분광 광도계

적외선 분광 광도계는 대부분의 경우 그림 15-7과 같이 겹빛살(double beam)의 형태로 만들어져 있다. 분광 광도계는 광원, 시료 용기, 파장선택기, 검출기, 기록기 등으로 구성되어 있다. 광원으로부터 나온 빛은 두 방향으로 나누어져 시료 용기와 시료를 넣지 않은 용기(대조시료)를 통과하여 회전분할기에 의해 번갈아 파장선택기로 들어간다. 시료 용기에서 빛의 흡수가 없다면 동일한 광량이 검출기에 도달하므로 신호는 나타나지 않고 시료의 흡수가 있다면 빛의 세기의 차이가 검출기에서 검출되고 증폭되어 스펙트럼으로 기록된다.

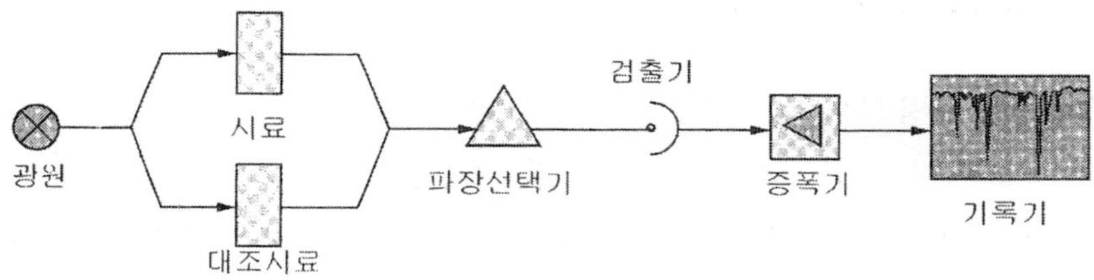

그림 15-7 겹빛살 적외선 분광 광도계의 구조

(1) 광원

적외선의 광원으로는 Nernst등, Globar 및 백열선이 주로 사용된다. Nernst등(Glower)은 희토류 산화물로 만든 지름 1~2 mm, 길이 20 mm의 관 모양으로 끝부분의 백금선에 전류를 통하여 가열하도록 되어 있다. Globar는 탄화규소로 되어 있고, 길이 5 cm, 지름 0.5 cm인 막대이다. 백열선은 나선형의 니크롬선을 조밀하게 감은 것으로 적외선의 세기가 다소 낮지만 수명이 길다.

(2) 시료 용기

시료 용기는 적외선이 잘 통과해야 하므로 자외선 분광기에 많이 사용되는 유리, 석영 등은 사용할 수 없다. 대부분의 경우 NaCl, KBr 등의 결정을 사용하며, 수용액의 시료에는 적합하지 않다.

(3) 파장선택기

시료를 통과한 빛은 파장선택기에 의해 각각의 파장으로 분리된다. 프리즘이나 회절발(grating)이 사용되는데, 회절발에 의한 방법이 비교적 정확하므로 주로 이것을 사용한다. 자재는 적외선 부분에서 거의 흡수가 일어나지 않는 금속 할로겐화물(주로 NaCl)을 사용한다.

(4) 검출기

검출기는 적외선이 갖는 열에너지를 측정하는 장치로 주로 열전기쌍(thermocouple) 또는 볼로미터(bolometer)를 사용한다. 열전기쌍은 두 종류의 금속을 맞붙여 광에너지가 가해지면 그 크기에 해당하는 열기전력이 발생하는 원리를 이용한다. 볼로미터는 표면을 검게 만든 금속편이 광에너지에 의해 전기저항이 변화하는 원리를 이용한 것이다.

15-5 시료의 조제법

적외선 흡수법에 사용되는 시료는 주로 고체 또는 액체이나 기체인 경우에도 측정할 수 있다. 시료는 가능한 한 순수하고 충분히 건조된 것이라야 한다. 시료를 광로상에 노출시켜 스펙트럼을 측정하기 위해서는 시료의 종류에 따라 다음과 같이 적당한 방법이나 기구를 사용하여야 한다.

(1) KBr 디스크법

고체 시료나 결정 0.5～1.0 mg을 약 100 mg의 잘 건조된 분말상의 KBr(또는 알칼리 금속의 할로겐염)과 함께 균등하게 혼합하고 진공 중에서 압착하여 투명한 원반(disk)을 만들어 측정한다. 원반은 그림과 같은 성형기에서 제조하는데 압착할 때의 압력은 원반의 크기나 성형기 제조 회사에 따라 다르지만 대체로 10,000～15,000 psi 정도 되도록 한다. 좋은 스펙트럼을 얻기 위해서는 시료나 KBr입자의 크기가 2 μm 이하가 좋다. 시료의 양이 적을 때는(1 μg 정도) 지름 0.5～1.5 mm의 microdisk를 사용할 수 있다. 이 방법으로 측정된 스

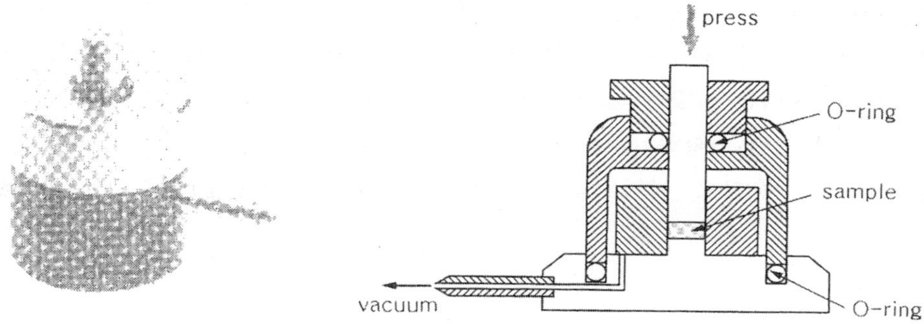

그림 15-8 디스크 성형기 및 단면도

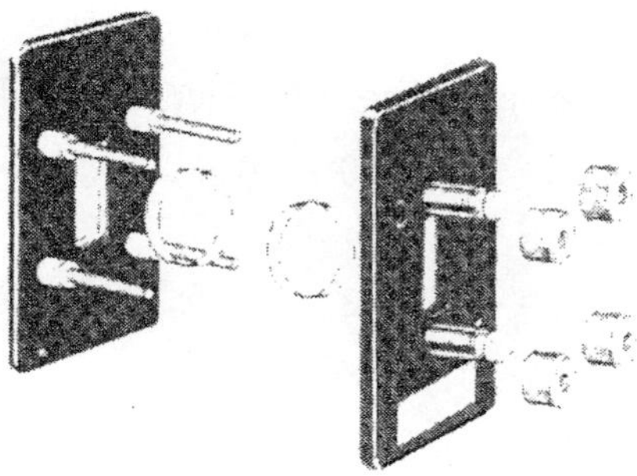

그림 15-9 액막법에 사용되는 창판 및 고정틀

펙트럼에서는 3448 cm^{-1}, 1639 cm^{-1} 부근에서 습기에 의한 흡수가 종종 관찰된다.

(2) 액막법(샌드위치법)

휘발성이 낮은 액체 시료에 많이 사용된다. 셀의 창판상에 시료를 1~2방울 떨어뜨린 후, 다른 창판을 놓고 틀로 고정하여 측정한다. 이렇게 할 경우 액막의 두께는 0.01 mm 이하이며 시료는 약 1~10 mg이 필요하다. 흡광 계수가 낮은 경우는 0.05~0.1 mm의 간격 띄우게(spacer)를 사용한다.

(3) 용액법

액체 및 고체를 용매에 녹인 시료를 측정하는 방법으로 정량이 가능하다. 2개의 창판 사이에 여러 종류의 사이띄우개가 고정된 액체셀의 주입구를 통하여 주사기로 시료를 주입한다. 보통 0.05~10%의 용액, 0.1~1 mL가 필요하다. 수소결합이 있을 때는 0.01 M 이하의 농도로 사이띄우개가 큰 용기로 측정하면 좋다. 수용액은 보통의 NaCl, KBr 창판으로는 측정할 수 없으므로 특수한 창판이나 polyethylene막을 쓰면 좋다.

용액법에서 쓰는 용매는 잘 건조되어 있어야 하고 관심 있는 적외선 흡수대에서 용매 흡수가 없어야 한다. 또한 비극성으로 시료와 수소결합을 형성하지 않을 수록 좋다. 일반적으로 많이 쓰이는 용매는 사염화탄소(CCl_4)나 이황화탄소(CS_2)이다. 사염화탄소가 1333 cm^{-1} 이상에서 투명한 반면 이황화탄소는 1333 cm^{-1} 이하에서 거의 흡수가 없다. 이황화탄소는 1급, 2급 아민과 반응하고, 아미노알코올은 이황화탄소, 사염화탄소와 느리게 반응하므로 주의한다.

(4) 반죽법

고체 분말 또는 결정을 반죽오일(mulling oil)과 함께 개어서 창판 사이에 넣고 측정하는 방법이다. 고체의 입자가 크면 광이 산란되므로 2 μm 이하가 되도록 한다. 가장 일반적으로 사용되는 반죽오일은 Nujol®(유동 paraffine)이며 Fluorolube®나 hexachorobutadiene도 사용된다. Nujol®이나 Fluorolube®의 경우 4000~250 cm^{-1} 영역을 방해 흡수대 없이 측정할 수 있다.

(5) 필름법

수지, 플라스틱 등의 시료에 적합하며 시료를 가온하거나 용매에 녹인 후 유리판 위에서 얇은 막을 만들어 틀에 끼워 측정한다.

(6) 기체법

시료가 휘발성이 큰 액체이거나 기체인 경우 기체셀을 이용하면 측정이 가능하다. 상온에서 액체나 고체인 물질에 대한 증기 상태의 적외선 스펙트럼을 측정하기 위해서는 가열

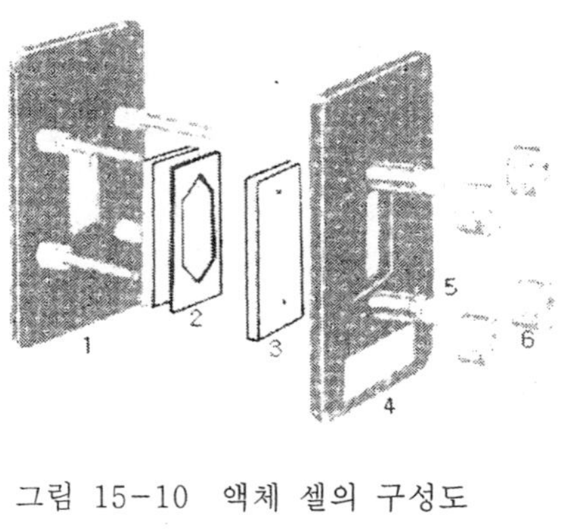

그림 15-10 액체 셀의 구성도

1. 고정틀 뒷판 2. 사이띄우게
3. NaCl 창판 4. 고정틀 앞판
5. 시료주입구 6. 신속조립 넛트

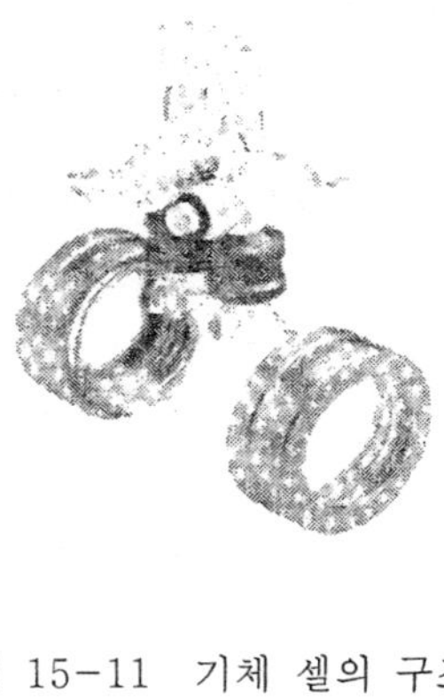

그림 15-11 기체 셀의 구조

이 가능한 기체셀을 이용한다.

15-6 적외선흡수 스펙트럼의 응용

적외선흡수 스펙트럼은 주로 물질의 동정 및 구조추정에 사용되며 제한적이나마 정량분석에도 쓰이고 있다. 시료의 스펙트럼을 기지 물질의 스펙트럼과 비교하여 시료를 동정할 수 있고, 원자단이나 작용기의 확인으로 화합물의 구조를 추정할 수 있다. 그러나, 적외흡수 스펙트럼만으로 구조를 결정하는 것은 일반적으로 곤란하므로 타 분석법의 정보를 종합적으로 이용하여야 한다. 또한, 적외선흡수 스펙트럼을 이용하면 순도의 검정이나 혼합물 중에서 특정 물질에 대한 정량이 가능하지만 오차가 크고 사용상 어느 정도의 숙련이 필요하므로 꼭 필요한 경우에만 사용하는 것이 좋다.

(1) 화합물의 구조 추정

구조의 추정은 스펙트럼을 해석하여 적외선을 특징적으로 흡수하는 원자단이나 작용기가 존재하는 지의 여부를 정확히 판단하는 것이 중요하다. 스펙트럼을 해석하는 데 꼭 지켜야 할 규칙이나 정해진 방식이 있는 것은 아니지만 다음과 같은 순서로 해석하는 것이 일반적이다.

가) 시료 및 스펙트럼 자체에 대한 다음 사항을 검토한다.

- 대체로 순수한 물질을 측정하였는가
- 시료의 처리 방법 및 용매, 농도, cell의 두께 등은 타당한가
- 분리도와 피크의 강도가 적당한가
- 스펙트럼은 파수단위가 등간격인가 또는 파장단위가 등간격인가. 같은 물질이라도 어느 단위가 등간격으로 표현되었느냐에 따라 스펙트럼의 모양에 차이가 있다.

나) 위의 검토 사항에서 대체로 문제점이 없으면 미지 물질의 구조를 추정하기 위하여 중요한 작용기의 유무를 결정하여야 하는데, 작용기에 따른 흡수대를 표로 정리한 correlation chart를 이용하면 된다. correlation chart를 효율적으로 이용하기 위해서는 어느 정도의 숙련이 필요하므로 초보자의 경우 쉽게 인식이 가능한 C=O, N-H, O-H, C-O, C=C, C≡C, C≡N, NO_2 등의 흡수대를 먼저 관찰하는 것이 유리하다.

① C=O : 1820~1660 cm^{-1}에서 강한 흡수가 있다. 가끔 스펙트럼 중에서 가장 강하며 보통의 폭을 가지고 있다. 이 흡수대의 인식은 매우 중요하다. 산무수물인 경우 1810 cm^{-1}와 1760 cm^{-1}에서 2개의 C=O 흡수를 보인다.

② O-H : 3400～2400 cm^{-1}에서 넓은 흡수(보통 C-H와 중복되어 나타남), 수소결합이 없으면 3650～3600 cm^{-1}에서 좁은 흡수가 있다.

③ N-H : 3500 cm^{-1} 근처에서 보통 강도의 흡수, 경우에 따라 비슷한 2개의 흡수대를 보임.

④ C-O : 1300～1000 cm^{-1}에서 강한 흡수가 있다.

⑤ C=C : 지방족은 1650 cm^{-1}에서 약한 흡수, 방향족은 1650～1450 cm^{-1}에서 보통 또는 강한 흡수를 보인다.

⑥ C≡N : 2250 cm^{-1} 근처에서 보통 강도의 날카로운 흡수를 보인다.

⑦ C≡C : 2150 cm^{-1} 근처에서 약하고 날카로운 흡수가 있고, 이것은 acetylene성 C-H(3300 cm^{-1})로도 확인이 가능하다.

⑧ NO_2 : 1600～1500 cm^{-1}와 1390～1300 cm^{-1}에서 2개의 약한 흡수가 있다.

⑨ C-H : C-H 신축에 의한 3000～2850 cm^{-1}에서의 흡수대는 거의 모든 화합물에서 관찰되므로 크게 중요하지 않다. 알데히드인 경우 2850～2750 cm^{-1}에서 2개의 약한 흡수를 나타내며, 방향족과 vinyl의 C-H는 3150～3000 cm^{-1}에서 흡수된다. alkyne의 경우 3300 cm^{-1} 근처에서 강한 흡수가 있다.

위에서 살펴본 작용기의 대부분은 4000～1300 cm^{-1} 영역에서 흡수되는 것을 알 수 있는데 이것은 주로 신축진동에 의한 것이다. 이외에도 900～650 cm^{-1} 영역에서는 주로 방향족과 heteroaromatic 화합물의 C-H 변각진동에 의한 흡수가 일어난다. 적외선 분광학에서는 이 두 영역을 작용기영역(functional group region)이라 한다. 이 두 영역의 사이에 위치하는 1300～900 cm^{-1} 영역을 지문영역(fingerprint region)이라 하는데 이 영역에서는 진동양식의 상호작용에 의한 복잡한 흡수 형태가 나타난다. 비슷한 화합물에 대하여 작용기영역의 스펙트럼은 완전히 일치할 수 있어도 지문영역의 스펙트럼은 각각의 화합물에 대하여 특징적이므로 모든 화합물에 있어서 서로 다르다고 할 수 있다. 이 영역의 스펙트럼을 비교할 때는 흡수대의 형태가 매우 중요하므로 스펙트럼이 파수단위로 표현된 것인가 아니면 파장단위로 표현된 것인가에 주의해야 한다.

(2) 확인시험

적외부 분광광도법은 대한약전에서 의약품의 확인시험에 널리 사용되고 있는데, 다음의 예에서 보는바와 같이 특히 흡수파수 및 강도는 의약품의 확인에 중요하다.

- Guaifenesin의 확인시험 : 이 약을 건조하여 적외부흡수스펙트럼측정법의 브롬화칼륨정제법에 따라 측정할 때 파수 3240 cm^{-1}, 1594 cm^{-1}, 1510 cm^{-1}, 1254 cm^{-1}, 1221

cm^{-1}, 768 cm^{-1}, 743 cm^{-1} 부근에서 흡수를 나타낸다(*KP VII*).

- Nifedipine의 확인시험 : 이 약을 건조하여 적외부흡수스펙트럼측정법의 브롬화칼륨정제법에 따라 측정할 때 파수 3330 cm^{-1}, 1680 cm^{-1}, 1528 cm^{-1}, 1226 cm^{-1}, 745 cm^{-1} 부근에서 흡수를 나타낸다(*KP VII*).
- Tocopherol의 확인시험 : 이 약 및 토코페롤 표준품을 가지고 적외부흡수스펙트럼측정법의 액막법에 따라 측정하고 두 스펙트럼을 비교할 때 같은 파수에서 같은 강도의 흡수를 나타낸다.

제 16 장

선광도

16-1 기본 원리

광학 활성물질 안을 평면 편광이 통과할 때 그 편광면이 회전하는 성질을 선광성이라 하며, 이 회전 각도를 선광도(optical rotation)라고 한다. 평면 편광은 진폭이 같은 좌우 원편광이 겹쳐서 이루어지며, 이 두 원편광은 광학 활성물질 안에서 굴절율, 즉 속도가 다르게 되므로 통과 중에 위상차가 생겨 편광면의 회전이 일어나는 것이다. 선광도는 농도 및 층장에 비례하고 온도 및 파장에 따라 달라진다. 광학 이성질체는 선광도의 절대값이 같고 부호가 반대이다. 선광도의 부호가 +이면 우선성, −이면 좌선성으로 표현한다.

광학활성체의 선광도가 파장에 따라 변화하는 현상을 선광분산(optical rotatory dispersion; ORD)이라고 한다. 광학활성 흡수대의 파장 부근에서는 선광도의 변화에 이상분산이 일어나며 극대(산)와 극소(골짜기)를 가지는 곡선이 나타난다. 이 경우 좌우의 원편광의 흡수율이 달라진다. 이것을 원이색성(circular dichroism; CD)이라고 한다.

16-2 선광도의 측정

(1) 검액 및 셀

ORD 또는 CD에 사용되는 시료 셀은 일반 자외-가시부 분광광도계에 사용되는 셀과 같은 석영 셀을 주로 사용하며, 측정 용매도 마찬가지이다. 용매의 선택 기준도 자외-가시부 스펙트럼을 측정할 때와 같다. ORD 또는 CD는 분자의 3차원적인 공간구조에 따라 영향을 많이 받게 되는데 특히 용매가 달라지면 분자의 공간구조가 달라지는 경우가 많으므로, 측정한 자료에는 반드시 용매와 측정농도를 표시하여야 한다. ORD 또는 CD 측정용 검액은 대개 자외-가시부 분광 광도계를 사용하여 흡광도를 측정할 때와 비슷한 농도면 된다. 1 cm의 셀을 사용하는 경우 대개 흡수극대 파장에서 흡광도가 약 2가 되도록 농도를 조절하여 측정하고 필요에 따라 더 희석하거나 짧은 셀을 사용하여 측정한다.

(2) 선광계 장치

가) 광원 : Na등(단색 광원), Hg등(휘선 스펙트럼을 나타내는 광원), Xe등, halogen을 넣은 W등(고휘도 연속 광원) 등의 광원을 단색광기 또는 간섭 필터와 조합하여 사용한다.

나) 편광자, 검광자 : 평면 편광을 만들며 그 회전방향, 각도를 알기 위한 편광자와 검광자에는 Nicol, Rochon, Glan-Thomson-Tayler 등의 prism 또는 polaroid가 사용된다.

다) 광검지기 : 이전에는 육안으로 검광자의 회전에 따른 광량 변화를 관측하였으나 최근에는 광전자 증배관에 의한 광검지기를 쓰고 있다.

(3) 측정 원리

선광도 측정의 기본은 소광위를 정확히 구하는 데 있다. 이 때문에 직시식의 선광도계에서는 반경법을, 광전식의 선광도계에서는 대칭각법을 사용한다. 반경법으로 0.01°까지 읽을 수 있으나 광선휘도의 안정성의 영향을 받기 쉬우므로 현재는 편광자를 기계 또는 전기적으로 진동시켜 신속히 측정할 수 있는 광전식 선광도계의 사용이 많아졌다. 선광도계로부터 읽은 검액의 선광도를 α라고 하면 다음 식이 성립하는데, 이 때 $[\alpha]$를 비선광도라 한다. 즉, 비선광도는 농도가 1 g/mL인 용액을 층장 1 dm인 시료셀을 이용하여 측정하였을 때 얻을 수 있는 이론적인 선광도라 할 수 있다. 비선광도 외에 1몰 용액의 선광도를 의미하는 몰선광도 $[M]$도 사용된다. 최근의 선광도계는 용액의 농도, 층장 등을 입력하면 $[\alpha]$ 등을 직접 읽을 수 있다.

$$[\alpha]_{\lambda}^{t} = \frac{100\alpha}{l \cdot c}, \qquad [M]_{\lambda}^{t} = \frac{[\alpha]_{\lambda}^{t} \cdot M}{100}$$

여기서 t : 측정온도(℃)

l : 층장(dm)

c : 농도(g/100 mL)

λ: 측정파장

M : 분자량

(4) 선광도 표시법

약전에는 일부 약품에 대해 비선광도가 표시되어 있다. 일반적으로 비선광도 $[\alpha]$, 또는 분자선광도 $[M]$를 표시할 때는 이의 값과 더불어 측정파장, 온도, 농도, 용매를 병기한다.

- d-캄파의 비선광도 $[\alpha]_D^{20}$: +41.0~+43.0°(5 g, 에탄올, 50 mL, 100 mm)
  ① 의미 : 이 약 5 g을 정밀하게 달아 에탄올에 녹여 50 mL로 한 액을 가지고 층장 100 mm, 측정파장 sodium-D line(589 nm), 온도 20℃에서 측정하여 얻은 선광도로부터 계산한 비선광도의 값이 +41.0~+43.0°임을 나타낸다.
  ② 실제 d-캄파 (5→50) 용액은 c=0.1 g/mL이므로 그 선광도가 +4.1~+4.3 범위에 들어야 한다.
- dl-캄파의 비선광도 $[\alpha]_D^{20}$: −1.5~+1.5°(5 g, 에탄올, 50 mL, 100 mm)
  ① 의미 : 실제 d-체와 l-체의 완전한 1 : 1 혼합물의 선광도는 0이 된다.

16-3 ORD, CD가 제공하는 정보

ORD와 CD를 이용하면 다음과 같은 정보를 얻을 수 있다.

1) 광학 이성질체를 구별할 수 있다.
2) ORD, CD의 절대값과 부호(음 또는 양)를 이용하여 측정 분자의 광학적 성질을 기지 물질의 데이터와 비교하여 동정 확인할 수 있다. 또한 혼합물의 정량분석도 할 수가 있다.
3) 입체구조가 알려진 많은 화합물의 ORD, CD의 데이터로부터 귀납된 경험(예 : octant rule) 또는 비경험적 이론에 따른 계산(예 : 여기자이론)에 의해 어떤 화합물의 입체구조에 관한 정보를 얻을 수 있다.
4) 온도, 용매 등의 측정 조건을 변화시킴으로써 입체구조에 대한 정보를 얻을 수 있다.

제 17 장

원자 분광법

원자 분광법은 주로 철강 등의 소재나 혈액, 뇨, 및 음용수 등에 함유되어 있는 금속 원소들을 분석하는 방법이다. 원소들을 분석하기 위해서는 시료로부터 분석 원소들이 가스 상태의 원자들로 바뀌는 원자화 과정(atomization step)이 가장 중요한데 이에는 불꽃, 전기열, 플라즈마, 전기 아크, 전기 스파크, 레이저 등이 이용된다. 그 중 불꽃 또는 전기열을 이용하는 **원자흡광/발광법**(atomic absorption/emission spectroscopy) 및 **유도결합 플라즈마법**(inductively coupled plasma spectroscopy) 등에서 많은 응용 예를 볼 수 있다.

원자흡광도법(atomic absorption spectroscopy; AAS)은 금속원자를 불꽃, 전기로 등에 의하여 높은 온도로 가열함으로써 만들어진 기체 상태의 중성원자가 자외선 또는 가시광선 영역의 빛 에너지를 흡수하는 것을 원리로 한 방법이다. 한편 **원자방출 분광법**(atomic emission spectrometry, AES)은 빛에너지나 열에너지를 흡수한 원자가 발생시키는 고유의 방출 광선을 검출하는 분석법이다. 플라즈마에 의한 고온 중에서 발생하는 원자의 고유 스펙트럼을 이용하는 유도결합 플라즈마법(inductively coupled plasma, ICP)로 일종의 원자 방출분광법이라 할 수 있다.

특히 많은 응용이 이루어지고 있는 AAS의 중요한 특징은 선택성이 좋고 감도가 높으며, 반복하는 유사 분석을 단시간에 할 수 있고, 방해물질이 비교적 적은 경우 시료를 용해시킨 후 다른 화학적인 처리없이 직접 측정이 가능하기도 하다는 것이다. AAS로 분석이 가능한 원소는 알칼리 금속 및 알칼리 토금속 등의 약 65 종류의 원소인데, 몇 가지 원소에 대한 검출 한계는 화염방식으로는 $10^{-6} \sim 10^{-9}$ g, 전기가열 방식으로는 $10^{-10} \sim 10^{-12}$ g 정도이며, 오차 범위가 1%이다. AAS를 이용하여 미량 성분의 분석이 가능해짐으로써 농학, 미생물학, 의학, 식품화학, 금속공학, 석유화학, 순도결정, 법화학, 지구화학, 요업 등의 여러 분야에서 널리 활용되고 있다.

17-1 원자에 의한 빛의 흡수와 방출

단일 중성원자에 빛이 도달하면, 원자는 빛에너지를 흡수하여 바닥 상태에 있는 전자가 전이하여 들뜬 상태로 된다. 반대로, 들뜬 원자는 흡수하였던 에너지를 방출하면서 원래의 바닥 상태로 되돌아오게 되는데, 이와 같은 빛과 관련한 전자의 전이 현상을 **원자 흡수**(atomic absorption) 및 **원자 방출**(atomic emission)이라 한다. 원자에 의한 빛에너지 흡수는 다음과 같이 표현될 수 있다.

$$\underset{(\text{중성원자})}{M} + \underset{(\text{광자})}{h\nu} \rightarrow \underset{(\text{들뜬 상태})}{M^*}$$

원자 방출의 경우는 빛에너지 또는 열에너지를 흡수하여 들뜬 원자가 빛에너지를 방출하면서 낮은 에너지 상태로 돌아오는 것인데, 열에너지가 불꽃에서 제공되는 경우 **불꽃 방출**(flame emission)이라 한다. 이러한 과정은 다음과 같이 표현될 수 있다.

$$\underset{(\text{중성원자})}{M} + \underset{(\text{광자})}{h\nu \text{ 또는 열에너지}} \rightarrow \underset{(\text{들뜬 상태})}{M^*} \rightarrow \underset{(\text{중성원자})}{M} + \underset{(\text{광자})}{h\nu}$$

원자 분광법과 분자 분광법에는 몇 가지 차이가 있는데 **원자 분광법**은 원자들의 결합 상태를 분석하기보다는 시료 중의 원자들의 양과 종류의 분석인데 반하여, **분자 분광법**은 시료 중의 분자들에 대한 정성 및 정량에 관한 분석이다. 원자 분광법에서 사용하는 빛의 파장은 UV, VIS 또는 X-ray 등에 국한되는데 그 이유로는 이들 파장만이 전자 전이(electronic transition)를 일으킬 수 있을 정도로 강하기 때문이다. 반면에 분자 분광법은 vibration, rotation, electronic의 전이에 의하며 따라서 자외선, 가시광선, 마이크로파 및 라디오 파장의 영역이 사용된다.

17-2 원자흡광 광도계

원자흡광 광도계는 그림 17-1에 나타낸 것과 같이, 다른 분광 광도계의 구조와 비슷하여 광원, 시료 용기(AAS에서는 원자화 장치), 단색화 장치, 검출기, 지시계 및 기록계 등으로 구성되어 있다.

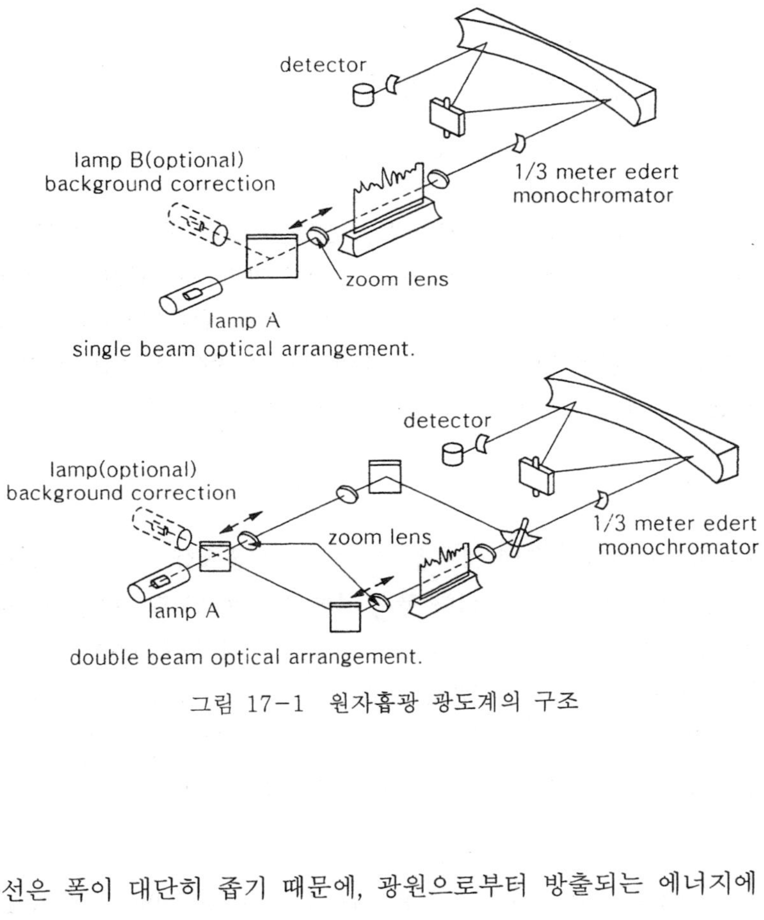

그림 17-1 원자흡광 광도계의 구조

(1) 광원

원자 흡수선은 폭이 대단히 좁기 때문에, 광원으로부터 방출되는 에너지에 대한 원자들의 선택성을 위해서는 연속적인 파장의 빛을 방출하는 광원(continuous source)은 사용할 수 없고, 각 원자마다 들뜨기에 알맞은 폭이 좁은 복사선, 즉 공명선을 방출하는 특수한 장치의 광원이 필요하다. 이러한 조건을 만족하는 몇 가지 광원이 고안되기는 했지만, AAS에서는 주로 저압음극 방전장치로 된 **속빈 음극램프**(hollow cathode lamp, HCL)를 광원으로 사용한다.

HCL은 그림 17-2와 같이, 분석하고자 하는 원소의 순수한 금속이나 합금을 음극으로

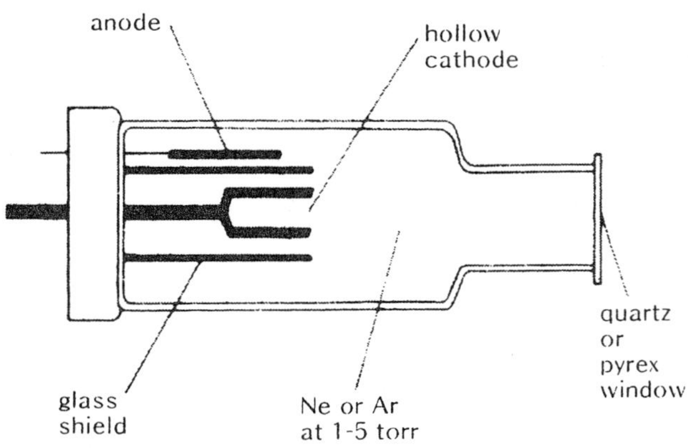

그림 17-2 속빈 음극등

하고, 낮은 압력(약 1~10 mmHg)의 아르곤 또는 네온과 같은 불활성 기체를 채워 놓은 관이다. 이 HCL의 양극에 높은 전압을 걸어 주어 기체를 방전, 이온화시키고, 이때 생기는 불활성 기체의 양이온으로 음극을 때리게 하면 음극 표면의 금속원자가 음극 표면으로부터 떨어져 나오면서 원자 구름을 만드는데, 이와 같은 현상을 **튕김**(sputtering)이라 한다. 튕겨 나온 원자는 불활성 기체와 충돌하여 그 원자의 고유한 공명 흡수선을 방출한다.

(2) 원자화 장치

원자흡수 분광 광도법에서 감도에 영향을 끼치는 가장 중요한 요인은 중성원자를 만드는 원자화 과정이다. 원자화 과정은 이온이나 분자 상태의 시료로부터 효율적인 방법으로 중성 원자 증기를 만들고, 이를 재현성 있게 광로(optical path)에 분무시켜야 된다. 원자화 방법은 주로 열 에너지원에 따라서 구분하는데, 불꽃을 이용하는 **화염방식**(flame method)과 전기열과 같이 불꽃이 아닌 다른 에너지원이나 전혀 열에너지를 이용하지 않고 화학적인 방법으로 원자 증기를 만드는 **비화염방식**(nonflame 또는 flameless method)이 있다.

1) 화염 방식

불꽃에 의한 원자화는, 첫째 시료 용액을 가급적 많고 고르며 작은 방울로 분무(nebulization)시키고, 둘째 적당한 온도의 불꽃으로 용매를 증발, 화합물을 열분해하고, 셋째 증기 상태의 중성원자를 만드는 세 가지 과정을 거친다.

AAS에서 주로 많이 사용하는 원자화 장치는 그림 17-3과 같은 사전 혼합식으로, 시료를 방울로 분무시키는 분무기(nebulizer), 분무된 시료 방울과 연료 및 보조 기체를 섞이도록 하는 분무실(spray chamber), 그리고 불꽃을 만드는 버너(burner head)의 세 가지 부분으로 되어 있다. 버너 구멍(slot)의 길이는 산화 기체와 연료 기체의 종류에 따라 달라지는데, 일

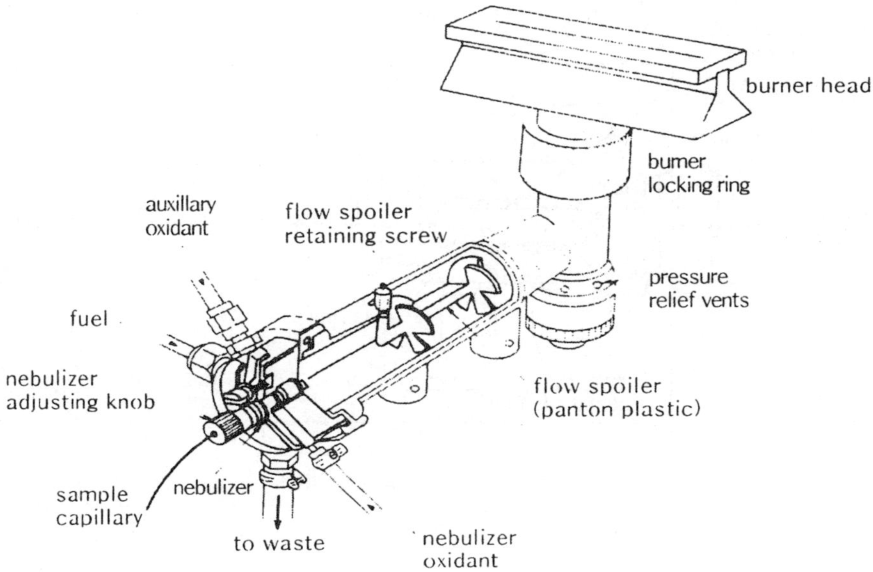

그림 17-3 사전 혼합식 원자화기

반적으로 C_2H_2-air 불꽃일 경우에는 10 cm, C_2H_2-N_2O 불꽃일 경우에는 5 cm의 것을 사용한다. 원자화 효율에 영향을 주는 인자 가운데 중요한 것은 시료의 방울 크기(drop size)와 흡입 속도(uptake 또는 aspiration rate), 불꽃의 온도 및 불꽃에서 만들어지는 화합물의 열적 안정성(thermostability) 등이다.

2) 전기가열 방식

전기가열 방식은 흑연로에 시료를 넣고 전류를 흘려 가온하여 원자화하는 것이다. 고온 전기로(high temperature furnace)법은 온도를 3단계로 조절하여 원자화시키는데, 첫째 100℃ 이하의 온도에서 시료 용매를 증발시키는 건조 단계(dry stage), 둘째 증발 건조된 무기 또는 유기 화합물을 열분해시키는 회화 단계(ash stage, 1500℃ 이상), 셋째 회화된 시료를 2500℃ 정도의 고온으로 처리하여 중성원자를 만드는 원자화 단계(atomized stage)로 나눌 수 있다. 그림 17-4는 흑연로의 한 예이며, 그림 17-5는 흑연로의 온도변화에 따른 검출기에서의 신호변화를 보여주고 있다.

특히, 흑연로에 가하는 시료는 5～100 μL 정도로 대단히 적은 양이기 때문에, 그 부피가 일정하지 않으면 분석에 오차를 수반하게 되고 재현성이 나빠지므로 정밀한 마이크로피펫 등을 사용한다.

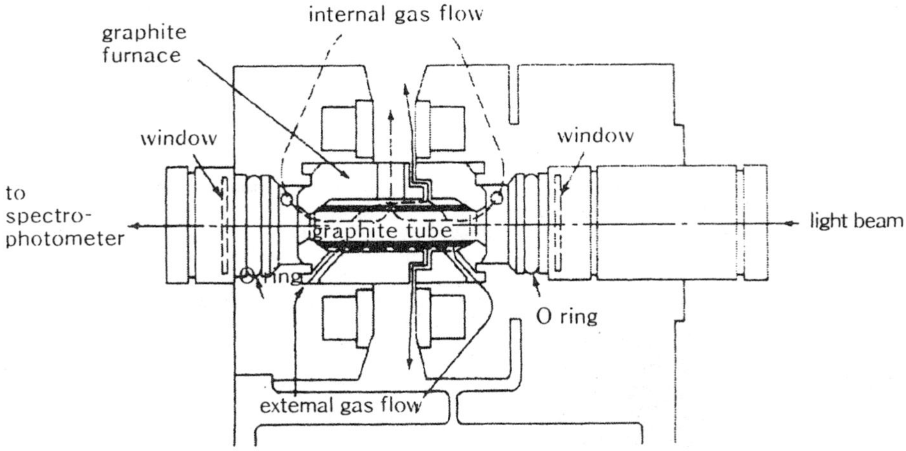

그림 17-4 흑연로 원자화 장치

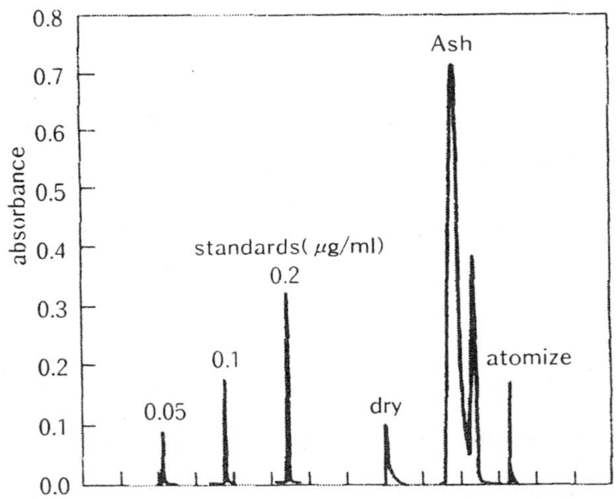

그림 17-5 흑연로 사용시 신호 변화

3) 냉증기 방식

냉증기 방식(cold vapor generation method)은 Hg 등과 같은 몇 가지 금속의 분석법으로 널리 이용되고 있는데, 이들 금속은 휘발성이 비교적 크기 때문에 불꽃법이나 에너지를 이용한 불꽃 없는 법 등으로 중성원자를 만들기가 부적당하다. 따라서, 적당한 시약을 시료에 가하여 화학적 방법으로 중성원자를 만드는데, 원자의 생성 효율이 대단히 좋아 감도가 높다. Hg를 분석할 때 원자 증기를 만드는 과정을 보면, 시료 용액에 $SnCl_2$나 히드록실아민

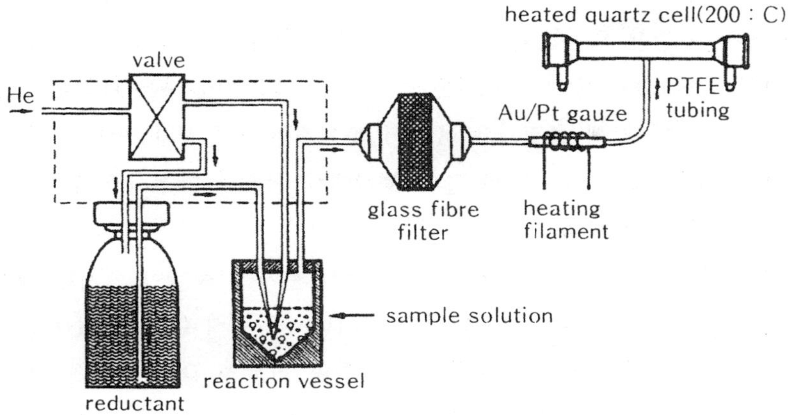

그림 17-6 Hg의 냉증기 생성 장치

등과 같은 환원제를 가하여 중성 상태의 Hg 원자를 만들고, 공기를 용액에 불어넣어 Hg 원자 증기를 광로에 내보낸다. 냉증기 방식에서 사용되고 있는 원자화 장치는 그림 17-6과 같다. 이 방법으로 ppb 또는 그 이하의 Hg를 분석할 수 있으므로, 현재 환경오염 시료의 분석에 널리 이용되고 있다.

$$Hg_2^{2+} + Sn^{2+} \rightarrow Hg(g) + Sn^{4+}$$

(3) 파장선택기

AAS에서 주로 많이 사용하는 단색화 장치는 회절발을 이용한 것이다. 이 장치에는 홑빛살 및 겹빛살형이 있는데, 최근에는 겹빛살형이 많이 채택되고 있으며, 아울러 바탕 보정기를 장치한 기기도 시판되고 있다. 회절발은 mm당 500~3000개의 홈(groove)을 가진 것을 주로 사용한다. 또, 슬릿도 중요한 부분인데, 슬릿 나비가 좁으면 스펙트럼의 분해능이 커지는 대신 흡수선의 세기가 감소하므로, 적당한 슬릿 나비를 선택해야 한다.

17-3 방해인자와 바탕신호 보정

AAS에서 기기 자체에 의한 것 이외에 정확도에 영향을 끼치는 방해요인을 보면, 화학적 방해, 이온화, 매트릭스 및 스펙트럼 방해 등을 들 수 있다. 이러한 방해요인을 적당한 방법으로 제거함으로써 분석의 오차를 줄이고 정확성을 기할 수 있다.

화학적 방해인자가 흔히 나타나는 문제인데 이는 적절한 분석조건의 선택으로 최소화하는 것이 가능하다. 중요한 요인들로는 휘발성이 낮은 화합물이 형성되는 경우, 분해반응의 평형이 형성되는 경우, 화염 중에서의 이온화 등이다. 휘발성이 낮은 화합물이 형성되는 경우에는 온도를 높이거나 방해 물질과 반응해서 분석대상 원소와의 반응을 막는 시약을 사용하여 해결할 수 있다. 또는 EDTA와 같이 분석대상 원소와 안정하고 휘발성인 화합물을 형성하게 하는 방법도 사용된다.

스펙트럼 방해인자로 중요한 것은 원자화과정에서 분자성 물질이 생겨나 넓은 흡수대나 방출대를 보이는 분자 스펙트럼이 형성된다는 것이다. 이는 시료중에 OH나 CN radical 및 C_2 분자들이 있을 때 발생하며 또한 알칼리 금속이나 희토류 금속이 있는 경우 이들의 휘발성 oxide나 hydroxide가 형성된다. 또 다른 경우로는 Ti, Zr, W 등이 존재하는 경우 빛을 잘 반사하는 산화물이 형성된다. 이와 같은 공존 물질에 의한 방해는 화염방식의 경우에는 온도나 연료-산화제 비율 등을 조절함으로써 어느 정도 해결이 가능하지만 전기가열방식의 경우에는 짧은 시간 동안의 가열에서 제대로 분해되지 못하는 공존물질로 인한 방해가 심하게 나타나기도 하고 할로겐이 함유된 시료인 경우 안정한 금속 할라이드가 형성되어 방해하는 경우가 많다.

17-4 원자 분광을 이용한 정량 분석법

AAS는 정성분석보다는 정량분석에 주로 이용된다. 실제로 원자흡수 스펙트럼이 매우 예민하여 단순하고 감도와 검출 한계가 좋기 때문에, 시료 중의 미지원소의 존재 여부를 확인하는 데에는 다른 방법들에 비해서 매우 정확하다. 그러나 광원을 원소마다 계속 바꿔 끼워야 하는 등의 조작이 번거롭기 때문에, 정성분석에는 효율적으로 이용되지 못하고 있다. AAS에 의한 정량은 다른 분석법과 마찬가지로, 주로 표준 곡선법(또는 검량선법)과 표준물첨가법(standard addition method)에 의한다.

AAS에서 감도는 원자 증기에 쬐어 주는 입사선의 1%(흡광도로 0.0044에 해당함)를 흡수하는 시료의 농도(μg/mL 또는 ppm)로 정의한다. 한편, 검출 한계는 흡수신호 대 잡음과의 비(signal to noise ratio, S/N)가 2가 되는 시료의 농도를 의미한다.

원자흡수에 의한 방법이 유리한 원소들은 Ag, As, Au, B, Be, Bi, Cd, Co, Fe, Hg, Ir, Mg, Ni, Pb, Pt, Sb, Se, Si, Sn, Te, Zn 등이고, 원자방출에 의한 방법이 유리한 원소들은 Al, Ba, Ca, Eu, Ga, Ho, In, K, La, Li, Lu, Na, Nd, Pr, Rb, Re, Ru, Sm, Sr, Tb, Tl, Tm, W, Yb 등이며, 거의 비슷한 것은 Cr, Cu, Dy, Er, Gd, Ge, Mn, Mo, Nb, Pd, Rh, Sc, Ta,

Ti, V, Y, Zr 등이다.

17-5 유도결합 플라스마(ICP)

유도결합 플라스마는 통상적인 연소 불꽃보다는 훨씬 높은 온도를 낼 수 있는 플라스마를 이용하여 주로 방출 분광법이나 질량 분석법으로 원소들을 분석한다. 플라스마는 제4의 물질이라고 일컫는 일종의 이온화된 가스를 말하며, 높은 온도와 안정성으로 기존의 불꽃을 이용한 분광 분석법을 대체하고 있다. 플라스마의 주요 단점은 기기 구입과 작동시 비용이 많이 드는 점이다. 유도결합 플라스마의 버너를 그림 17-7에 나타내었다. 두 가닥의 라디오 주파수 유도 코일은 열려진 석영 장치의 윗부분 주위를 둘러싸고 있다. 고순도 아르곤 가스를 플라스마 기체 도입부를 통하여 공급한다. 테슬라 코일(Tesla coil)로부터 생성된 전자들이 중성 아르곤 가스들을 이온화시킨다. 이때 생성된 아르곤 이온들은 13.56 MHz 또는 그의 배수(27 , 40.12)인 부하 코일 주변에서 발진된 강한 라디오 주파수의 장에 의하여 유도 자장이 형성되고 이때 이러한 유도 자장의 역방향으로 이온이나 전자들은 가속된다. 가속된

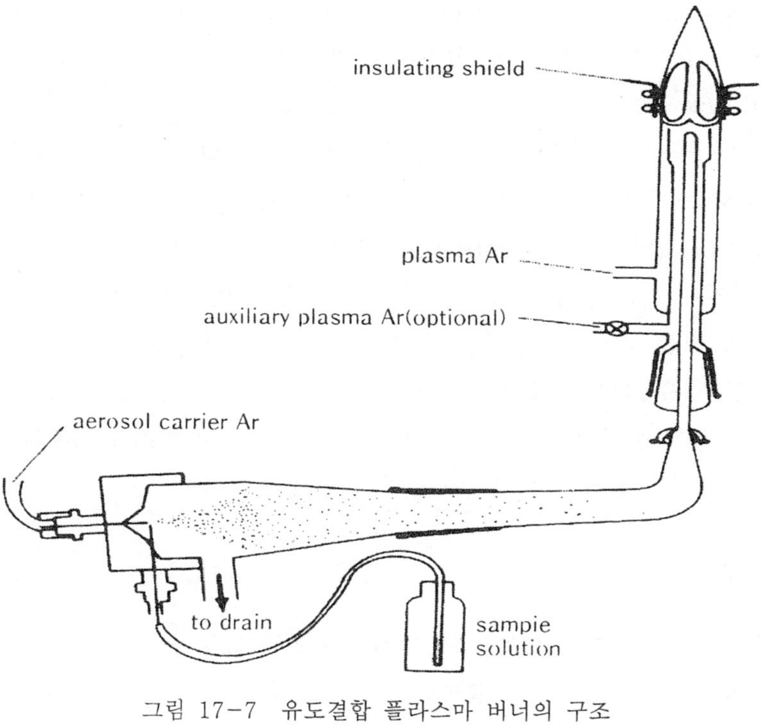

그림 17-7 유도결합 플라스마 버너의 구조

이온은 원자들과의 충돌에 의하여 모든 기체에 에너지를 전이시킨다. 한번 이 과정이 시작되면 이온들은 6000에서 10,000 K의 온도가 유지된다. 이 기기의 개발의 어려운 점 중의 하나는 플라스마가 워낙 고온이어서 석영으로 만든 토치가 녹아 버리기 때문이었다. 이를 해결하는 방법으로 냉각 기체를 나선형으로 주입시켜 플라스마와 토치가 직접 맞닿지 않도록 하였다.

대부분의 원소들은 플라스마 안에서 +1가 상태의 이온으로 존재하며 따라서 이온으로부터 나오는 방출선이 분석 신호가 된다. 수용액 시료인 경우 플라스마 안에서 주로 관찰되는 바탕선들은 Ar^+, O^+, ArH^+ 및 H_2O^+이다. 최근에는 질량 분석법과 연결하여 원소들을 분석할 수 있는데 이러한 방법은 ppb 이하의 검출 한계를 보이며, 동위원소에 관한 정보도 얻을 수 있으므로 생체 시료의 극미량 원소 분석이나 해양, 토질, 공해 시료 등의 분석에 많이 사용되고 있다. 특히 인체에 존재하는 극미량 원소들의 양과 질병과의 관계에 관한 연구나 유해 중금속의 영향에 관한 연구가 많이 이루어지고 있다.

ICP에서 시료는 대개 용액 상태에서 분무되어 aerosol 상태로 플라스마에 도입되는데 이상적으로 플라스마에 도입되는 시료는 입자경 10 μm 이하로 미세하게 분무되어야 한다. 그러나 시료 분무에 사용할 수 있는 아르곤 가스의 유량은 1 L/min로 거의 고정되어 있기 때문에 매우 정교하고 분무능이 좋은 pneumatic nublizer가 사용된다. 또한 최근에는 시료 용액을 약 1 MHz의 주파수로 진동하는 압전기 결정 속으로 도입시키는 초음파 분무기(ultrasonic nebulizer)를 사용하면 약 10～20배 정도 감도를 좋게 할 수 있다. 분무기에는 입자경이 큰 시료 방울 등이 생기는데 이것은 분무실(spray chamber)에서 제거되고 실제로 흡입된 시료 중 플라스마에 도입되는 양은 약 2%이다(AAS인 경우 10% 이하). 시료를 일정한 양으로 주입하기 위해서는 peristaltic pump를 사용한다.

ICP 광원의 특징은 첫째 불꽃의 온도가 매우 높고 둘째 플라스마가 도너츠 모양을 하고 있다는 점이다. 이러한 특성 외에 검출 감도가 높으며 분석 가능한 농도 범위(dynamic range)가 넓고 공존하는 다른 물질들에 의한 매질 간섭(matrix effect)이 적으며 동일 조건에서 여러 원소의 동시 분석이 가능하다. 또한 비활성의 아르곤 가스를 사용하기 때문에 안전하며 다른 광원에서는 분석이 힘든 원소들의 분석이 가능하다.

(1) ICP의 응용

ICP로 분석할 수 있는 원소의 범위는 매우 넓어 이론적으로 아르곤을 제외한 주기율표의 모든 원소를 분석할 수 있다. 그러나 실제로 F, Cl, Br 등은 보통 직접 분석이 안되며 산소, 질소 등은 감도가 낮아 ICP로 분석이 곤란하다. 이러한 몇몇 원소를 제외하면 거의 모든 원소가 ICP로 분석이 가능한데 특히 다른 방법으로는 분석이 곤란한 희토류 원소나 Li, Be, B 등의 원소도 분석이 가능하다. ICP로 분석 가능한 농도 범위(dynamic range)는 매우 넓은데 특히 한 원소가 여러 파장의 빛을 발광하고 각 파장마다 그 강도가 다르기 때문에 적당한 파장으로 바꾸어 주면서 고농도에서 저농도까지 광범위한 농도 범위에서 분석이 가능하다. 대부분의 원소에 대하여 ICP의 검출 한계는 1～100 μg/L(ppb)이다.

부 록

부록 1. 원자량표(International Atomic Masses)

부록 2. 분자량표(Molecular Weights)

부록 3. 산 해리 상수(Acid Dissociation Constants)

부록 4. 용해도곱(Solubility Products)

부록 5. 표준환원전위(Standard Reduction Potentials)

부록 6. 단계적 형성 상수(Stepwise Formation Constants)

부록 7. 황산의 비중과 농도

부록 8. 질산의 비중과 농도

부록 9. 인산의 비중과 농도

부록 10. 초산의 비중과 농도

부록 11. 염산의 비중과 농도

부록 12. 암모니아의 비중과 농도

부록 13. 수산화나트륨 용액의 비중과 농도

부록 14. Greek alpabet

부록 1. 원자량표

Atomic Number	Symbol	Elements	Atomic Weight	Atomic Number	Symbol	Elements	Atomic Weight
1	H	Hydrogen	1.00794	29	Cu	Copper	63.546
2	He	Hellium	4.00260	30	Zn	Zinc	65.39
3	Li	Lithium	6.941	31	Ga	Gallium	69.723
4	Be	Beryllium	9.01218	32	Ge	Geranium	72.61
5	B	Boron	10.811	33	As	Arsenic	74.92159
6	C	Carbon	12.011	34	Se	Selenium	78.96
7	N	Nitrogen	14.00674	35	Br	Bromine	79.904
8	O	Oxgen	15.9994	36	Kr	Krypton	83.80
9	F	Fluorine	18.99840	37	Rb	Rubidium	85.4678
10	Ne	Neon	20.1797	38	Sr	Strontium	87.62
11	Na	Sodium	22.98977	39	Y	Yttrium	88.90585
12	Mg	Magnesium	24.3050	40	Zr	Zirconium	91.224
13	Al	Aluminum	26.98154	41	Nb	Nioblum	92.90638
14	Si	Silicon	28.0855	42	Mo	Molybdenum	95.94
15	P	Phosphotus	30.97376	43	Tc	Technetium	(99)
16	S	Sulfur	32.066	44	Ru	Ruthenium	101.07
17	Cl	Chlorine	35.4527	45	Rh	Rhodium	102.90550
18	Ar	Argon	39.948	46	Pd	Palladium	106.42
19	K	Potassium	39.0983	47	Ag	Silver	107.8682
20	Ca	Calcium	40.0784	48	Cd	Cadmium	112.411
21	Sc	Scandium	44.95591	49	In	Inidum	114.818
22	Ti	Titaium	47.88	50	Sn	Tin	118.711
23	V	Vanadium	50.9415	51	Sb	Antimony	121.757
24	Cr	Chromium	51.9961	52	Te	Tellurium	127.60
25	Mn	manganese	54.93805	53	I	Iodine	126.90447
26	Fe	Iron	55.847	54	Xe	Xenon	131.29
27	Co	Cobalt	58.93320	55	Cs	Cessium	132.90543
28	Ni	Nickel	58.6934	56	Ba	Barium	134.327

(계 속)

Atomic Number	Symbol	Elements	Atomic Weight	Atomic Number	Symbol	Elements	Atomic Weight
57	La	Lanthanum	138.9055	84	Po	Polonium	(~210)
58	Ce	Cerlum	140.115	85	At	Astatine	(~210)
59	Pr	Praseodymium	140.90765	86	Rn	Radon	(~222)
60	Nd	Neodymium	144.24	87	Fr	Francium	(223)
61	Pm	Promethium	(145)	88	Ra	Radium	(226)
62	Sm	Samarium	150.36	89	Ac	Actinium	(227)
63	Eu	Europium	151.965	90	Th	Thorium	232.0381
64	Gd	Gadolinium	147.25	91	Pa	Protactinium	231.03588
65	Tb	Terbium	158.92534	92	U	Uranium	238.0289
66	Dy	Dysprosium	162.50	93	Np	Neptunium	237.0482
67	Ho	Holmium	164.93032	94	Pu	Plutonium	(244)
68	Er	Erbium	167.26	95	Am	Americium	(243)
69	Tm	Thulium	168.93421	96	Cm	Curium	(247)
70	Yb	Ytterbium	173.04	97	Bk	Berkelium	(247)
71	Lu	Lutetium	174.967	98	Cf	Californium	(251)
72	Hf	Hafnium	178.49	99	Es	Einsteinium	(254)
73	Ta	Tantalum	180.9479	100	Fm	Fermium	(257)
74	W	Tungsten	183.84	101	Md	Mendelevium	(260)
75	Re	Rhenium	186.207	102	No	Nobelium	(259)
76	Os	Osmium	190.23	103	Lr	Lawrencium	(262)
77	Ir	Iridium	192.22	104	Rf	Rutherfordium	(261)
78	Pt	Platinum	195.08	105	Ha	Hahnium	(262)
79	Au	Gold	196.96654	106	Sg	Seaborglum	(266)
80	Hg	Mercury	200.59	107	Ns	Nielsbohrium	(262)
81	Ti	Thallium	204.3833	108	Hs	Hassium	(265)
82	Pb	Lead	207.2	109	Mt	Meltnerium	(266)
83	Bi	Bismuth	208.98037				

Atomic masses are 1987 IUPAC values.
Numbers in parentheses indicate mass number of most stable or best known isotope.

부록 2. 분자량표(Molecular Weights)

Compounds	Molecular Weight	Compounds	Molecular Weight
AgBr	187.80	$BaCO_3$	197.34
AgCl	143.34	$BaCrO_4$	245.40
AgCN	133.90	$Ba(NO_3)_2$	261.40
AgSCN	165.97	BaO	153.40
Ag_2CrO_4	331.77	$Ba(OH)_2$	171.38
$Ag_2Cr_2O_7$	431.78	$Ba(OH)_2.8H_2O$	315.50
AgI	234.80	$BaSO_4$	233.50
$AgNO_3$	169.89	$Bi(NO_3)_2.6H_2O$	483.10
Ag_2O	221.76	Bi_2O_3	466.00
Ag_3PO_4	418.68	$Bi(OH)_3$	260.02
Ag_2S	247.83	$BiO(NO_3).H_2O$	305.02
Ag_2SO_4	311.83	Bi_2S_3	514.18
$AlCl_3$	133.35	B_2O_3	69.94
$AlCl_3.6H_2O$	241.45	$CaBr_2$	199.92
$AlK(SO_4)_2.12H_2O$	474.45	CaC_2	64.09
$AlNa(SO_4)_2.12H_2O$	458.35	$CaCl_2.6H_2O$	219.05
$AlNH_4(SO_4)_2.12H_2O$	353.40	$CaCO_3$	100.08
Al_2O_3	101.94	CaF_2	78.07
$Al(OH)_3$	77.99	$CaHPO_{4.2}H_2O$	172.14
$Al_2(SO_4)_3$	342.15	$Ca(H_2PO_4)_2.H_2O$	252.20
$Al_3(SO_4)_3.18H_2O$	666.42	$Ca(NO_3)_2$	164.10
As_2O_3	197.82	$Ca(NO3)_2.4H_2O$	236.13
As_2O_5	229.82	CaO	56.07
As_2S_3	246.03	$Ca(OH)_2$	74.09
As_2O_5	319.17	$Ca_3(PO_4)_2$	310.29
$AuCl_3$	303.58	CaS	72.14
$BaBr_2.2H_2O$	333.30	$CaSO_4$	136.14
$BaCl_2$	208.27	$CaSO_4.2H_2O$	172.16
$BaCl_2.2H_2O$	224.40	$CaSO_4.\frac{1}{2}H_2O$	146.15

(계 속)

Compounds	Molecular Weight	Compounds	Molecular Weight
$CdCl_2$	183.30	$CuCl_2.2H_2O$	170.54
CdI_2	366.20	CuSCN	121.66
$Cd(NO_3)_2.4H2O$	308.50	$CuCO_3.Cu(OH)_3$	22.17
CdS	144.50	CuI	190.49
$CdSO_4$	208.50	$Cu(NO_3)_2.3H_2O$	241.63
CeO_2	172.13	Lu_2O	143.14
$Ce(SO_4)_2.2(NH_4)_2SO_4.2H_2O$	532.56	CuO	79.57
CCl_4	153.85	$Cu(OH)_2$	97.59
$(CH_3CO)_2O$	102.09	Cu_2S	159.21
CO	28.01	CuS	97.54
CO_2	47.01	$CuSO_4$	159.64
CS_2	76.15	$CuSO_4.5H_2O$	249.72
$CoCl_2$	129.89	$FeCl_3$	162.22
$CoCl_2.6H_2O$	237.99	$FeCl_3.6H_2O$	270.32
$CoCO_3$	118.98	$FeCO_3$	115.85
$CoNa3(NO_2)_6.\frac{1}{2}H_2O$	404.02	$Fe(NH_4)(SO_4)_2.6H_2O$	392.16
$Co(NO_3)_2.6H_2O$	291.08	$Fe(NH_4)(SO_4)_3.12H_2O$	482.21
CoO	74.97	$Fe(NO_3)_3.9H_2O$	404.01
Co_2O_3	165.94	FeO	71.84
$Co(OH)_3$	109.99	Fe_2O_3	159.68
CoS	91.40	Fe_3O_4	231.52
$CoSO_4.7H_2O$	285.15	$Fe(OH)_3$	106.86
$CrCl_3$	158.40	$FePO_4.2H_2O$	186.91
$CrK(SO_4)_2.12H_2O$	499.40	FeS	87.91
$Cr(NH_4(SO_4)_2).12H_2O$	478.30	$FeSO_4.7H_2O$	278.02
$Cr(NO_3)_3.9H_2O$	400.12	$Fe_2(SO_4)_3$	399.89
Cr_2O_3	152.00	$Fe(SO_3)_3.9H_2O$	562.02
$Cr(OH)_3$	103.04	$H_3AsO_4.\frac{1}{2}H_2O$	151.00
$Cr_2(SO_4)_3.18H_2O$	716.40	H_3BO_3	61.84
$Cr_2(SO_4)_3$	389.20	HBr	80.92
$CuCl_2$	134.49	$HCHO_2$ (Formic acid)	46.03

(계 속)

Compounds	Molecular Weight	Compounds	Molecular Weight
$HC_2H_3O_2$ (acetic acid)	60.05	HgS	632.67
$HC_7H_5O_2$ (Salicylic acid)	122.12	IBr	206.84
$H_2C_4H_4O_6$ (tartaric acid)	150.09	ICl	162.38
$H_3C_6H_5O_7$ (citric acid)	192.12	K_3AsO_3	240.26
HCl	36.47	KBr	119.02
$HClO_3$	84.47	KBr_3	167.02
$HClO_4$	100.47	KCl	74.56
HCN	27.03	$KClO_3$	122.56
$H_2C_2O_4.2H_2O$	126.07	$KClO_4$	138.56
HF	20.01	KCN	65.12
HI	127.93	KCNS	97.19
HIO_3	175.93	$K2CO_3$	138.21
HNO_3	63.02	K_2CrO_4	194.21
H_2O	18.016	$K_2Cr_2O_7$	294.22
H_2O_2	34.016	$K_3[Fe(CN)_6]$	329.25
H_3PO_2	66.06	$K_4[Fe(CN)_6]$	368.34
H_3PO_3	82.06	$K_4[Fe(CN)_6].3H_2O$	422.40
H_3PO_4	98.02	$KHCO_3$	100.11
H_2S	34.08	KHC_2O_4	128.12
H_2SO_3	83.06	$KHC_2O4.H_2O$	146.64
H_2SO_4	98.08	KH_2PO_4	136.16
Hg_2Br_2	516.04	K_2HPO_4	174.25
$HgBr_2$	360.44	$KHSO_4$	136.17
Hg_2Cl_2	472.12	KI	166.02
$HgCl_2$	271.52	KIO_3	214.02
Hg_2I_2	655.06	KIO_4	230.02
HgI_2	454.44	$KMnO_4$	158.03
$HgNO_3.H_2O$	280.62	$KNaCO_3$	122.11
$Hg(NO_3)_2.\frac{1}{2}H_2O$	333.62	$KNaC_4H_4O_6.4H_2O$	282.23
HgO	216.60	KNO_2	85.10

(계 속)

Compounds	Molecular Weight	Compounds	Molecular Weight
KNO_3	101.10	MoO_2	127.95
K_2O	94.19	MoO_3	143.95
KOH	56.11	MoS_2	160.09
K_3PO_4	212.28	Na_3AsO_2	191.91
K_2SO_4	174.20	$Na_2B_4O_7$	201.27
$K_2S_2P_7$	254.34	$Na_2B_4O_7.10H_2O$	381.43
$K_2S_2O_8$	270.34	$NaBO_2.4H_2O$	137.88
LiCl	42.40	NaBr	138.95
$LiCO_3$	73.89	$NaBrO_3$	150.92
$LiNO_3$	68.95	$Na_2C_4O_6.2H_2O$	230.09
LiOH	23.95	$Na_2C_2O_4$	134.01
$MgCl_2$	95.23	$NaC_2H_3O_2$	82.04
$MgCl_2.6H_2O$	203.34	NaCl	58.46
$MgCO_3$	84.33	$NaClO_3$	106.46
$MgNH_4AsO_4$	181.27	$NaClO_4.H_2O$	140.48
$MgNH_4AsO_4.6H_2O$	289.42	NaCN	49.02
$MgNH_4PO_4$	137.33	Na_2CO_3	106.00
$MgNH_4PO_4.6H_2O$	245.50	$NaCO_3.10H_2O$	286.17
$Mg(NO_3)_2.6H_2O$	256.43	$Na_2CrO_3.10H_2O$	342.17
MgO	40.32	NaF	42.00
$Mg(OH)_2$	58.34	Na_2HAsO_3	169.91
$Mg_2P_2O_7$	222.73	$Na_2HAsO_4.H_2O$	182.00
$MgSO_4$	120.39	$Na_2HAsO_4.12H_2O$	402.16
$MgSO_4.7H_2O$	246.50	$NaHC_2O_4$	112.03
$MnNO_3.6H_2O$	287.04	$NaHCO_3$	84.01
MnO	70.93	Na_2HPO_4	141.93
MnO_2	85.93	$Na_2HPO_4.12H_2O$	358.16
MnO_4	228.79	NaH_2PO_4	119.99
$Mn_2P_2O_7$	283.82	$NaH_2PO_4.H_2O$	138.01
$MnSO_4.7H_2O$	277.11	NaI	149.81

(계 속)

Compounds	Molecular Weight	Compounds	Molecular Weight
$NaIO_3.5H_2O$	288.00	$(NH_4)HPO_2$	132.07
$NaIO_4.3H_2O$	267.97	NH_4I	144.96
Na_2McO_4	206.00	NH_4NO_3	80.05
$NaNO_2$	69.01	NH_4OH	35.05
$NaNO_3$	85.01	$(NH_4)_3PO_4.3H_2O$	203.32
Na_2O	62.00	$(NH_4)PO_4.12MoO_3$	1876.53
Na_3O_2	78.00	$(NH_4)PtCl_6$	444.05
NaOH	40.01	$(NH_4)_2SO_4$	132.15
Na_3PO_4	163.97	NH_2-NH_2 (hydrazine)	32.05
$Na_3PO_4.12H_2O$	380.16	NH_2OH (hydroxylamine)	33.03
Na_2S	78.05	$NH_2OH.HCl$	69.50
Na_2SO_3	126.05	NO	32.01
$Na_2SO_3.7H_2O$	252.18	NO_2	36.01
Na_2SO_4	142.07	N_2O_3	76.02
$Na_2SO_4.10H_2O$	322.23	$NiCl_2$	129.60
$Na_2S_2S_3$	158.11	$NiCl_2.6H_2O$	237.70
$Na_2S_3.5H_2O$	248.10	$NiCO_3$	188.69
$Na_2WO_4.2H_2O$	330.03	$Ni(CH_3)_2.[(CNO)_2H]_2$	288.90
NH_3	17.03	$Ni(NH_4)_2(SO_4)_2.6H_2O$	394.99
NH_4Br	97.96	$Ni(NO_3)_2.6H_2O$	290.79
NH_4Cl	53.50	NiO	74.68
NH_4ClO_3	101.50	Ni_2O_3	165.38
NH_4ClO_4	117.50	$NiSO_4.7H_2O$	280.86
NH_4SCN	76.13	$PbCl_2$	278.10
$(NH_4)_2CO_3$	114.10	PbClF	261.67
$(NH_4)_2C_2O_4.H_2O$	142.12	$PbCO_3$	267.20
$(NH_4)_2CrO_4$	152.10	$2PbCO_3.Pb(OH)_2$	775.62
$(NH_4)_2Cr_2O_7$	252.10	$PbCrO_4$	323.60
$(NH_4)_4[Fe(CN)_3].3H_2O$	338.20	$Pb(NO_3)_2$	331.20
$(NH_4)_3[Fe(CN)_6].3H_2O$	320.10	PbO	223.20
$NH_4H_2PO_4$	115.10	PbO_2	239.20

(계 속)

Compounds	Molecular Weight	Compounds	Molecular Weight
Pb_2O_3	462.42	SiF_4	104.06
Pb_3O_4	685.60	$SnCl_2.2H_2O$	225.64
PbS	239.30	$SnCl_4$	260.54
$PbSO_4$	303.20	SnO	134.70
$PdCl_2.2H_2O$	213.65	SnO_2	150.70
P_2O_5	142.00	SO_2	64.07
P_2O_4	126.00	SO_3	80.07
$[PtCl_6]H_2.6H_2O$	518.07	TiO_3	79.90
$[PtCl_5]K_2$	486.16	UC_3	286.10
$[PtCl_5]Na_2$	562.06	WO_3	231.92
$[PtCl_4](NH_4)_2$	444.04	$ZnCl_2$	136.29
$[PtCl_5]K_2$	415.24	$ZnCO_3$	125.38
$SbCl_3$	228.20	ZnI_2	319.21
$SbCl_5$	299.10	$ZnNH_4PO_4$	178.40
Sb_2O_3	291.60	$Zn(NO_3)_2.6H_2O$	297.48
Sb_2O_4	307.60	ZnO	81.37
Sb_2O_5	323.60	$Zn(OH)_2$	99.39
$SbO(C_4H_4O_6K).\frac{1}{2}H_2O$	333.80	ZnP_2O_7	304.72
Sb_2S_3	339.72	ZnS	97.44
Sb_2S_5	404.0	$ZnSO_4.7H_2O$	287.56
SeO_4H_2	145.00	ZrO_2	123.20
SiC	40.07		

부록 3. 산해리상수(Acid dissociation constants)

Name	Structure[†]	pK_a[‡]	K_a
Acetic acid (ethanoic acid)		4.757	1.75×10^{-5}
Alanine		2.348(CO_2H) 9.867(NH_3)	4.49×10^{-3} 1.36×10^{-10}
Aminobenzene (aniline)		4.601	2.51×10^{-5}
4-Aminobenzenesulfonic acid (sulfanilic acid)		3.232	5.86×10^{-4}
2-Aminobenzoic acid (anthranilic acid)		2.08(CO_2H) 4.96(NH_3)	8.3×10^{-3} 1.10×10^{-5}
2-Aminoethanethiol (2-mercaptoethylamine)		8.21(SH)(μ=0.1) 10.71(NH_3)(μ=0.1)	6.2×10^{-9} 1.95×10^{-11}
2-Aminophenol (ethanolamine)		9.498	3.18×10^{-10}
2-Aminophenol		4.78(NH_3)(20°) 9.97(OH)(20°)	1.66×10^{-5} 1.05×10^{-10}
Ammonia		9.244	5.70×10^{-10}
Arginine		1.823(CO_2H) 8.991(NH_3) (12.48)(NH_2)	1.50×10^{-2} 1.02×10^{-9} 3.3×10^{-13}
Arsenic acid (hydrogen arsenate)		2.24 6.96 11.50	5.8×10^{-3} 1.10×10^{-7} 3.2×10^{-12}
Arsenious acid (hydrogen arsenite)		9.29	5.1×10^{-10}
Asparagine		2.14(CO_2H)(μ=0.1) 8.72(NH_3)(μ=0.1)	7.2×10^{-3} 1.9×10^{-9}
Aspartic acid		1.990(α-CO_2H) 3.900(β-CO_2H) 10.002(NH_3)	1.02×10^{-2} 1.26×10^{-4} 9.95×10^{-11}
Aziridine (dimethyleneimine)		8.04	9.1×10^{-9}
Benzene-1,2,3-tricarboxylic acid (hemimellitic acid)		2.88 4.75 7.13	1.32×10^{-3} 1.78×10^{-5} 7.4×10^{-8}
Benzoic acid		4.202	6.28×10^{-5}
Benzylamine		9.35	4.5×10^{-10}
2,2′-Bipyridine		4.35	4.5×10^{-5}
Boric acid (hyrogen borate)		9.236 (12.74)(20°) (13.80)(20°)	5.81×10^{-10} 1.82×10^{-13} 1.58×10^{-14}
Bromoacetic acid		2.902	1.25×10^{-3}
Butane-2,3-dione dioxime (dimethylglyoxime)		10.66 12.0	2.2×10^{-11} 1×10^{-12}

† Each acid is written in its protonated form. The acidic protons are indicated in bold type.

‡ pK_a values refer to 25℃ and zero ionic strength otherwise indicated. Values in parentheses are considered to be less reliable. Data are from A. E Martcell and R. M. Smith. Critical Stability Constants(New York : Plenum Press, 1974)

Name	Structure	pK_a	K_a
Butanoic acid		4.981	1.52×10^{-3}
cis-Butenedioc acid		1.910	1.23×10^{-2}
(maleic acid)		6.332	4.66×10^{-7}
trans-Butenedioc acid		3.053	8.85×10^{-4}
(fumaric acid)		4.494	3.21×10^{-5}
Butylamine		10.640	2.29×10^{-11}
Carbonic acid†		6.352	4.45×10^{-7}
(hydrogen carbonate)		10.329	4.69×10^{-11}
Chloroaceric acid		2.865	1.36×10^{-3}
3-Chloropropanoic acid		4.11	7.8×10^{-5}
Chlorous acid (hydrogen chlorite)		1.95	1.12×10^{-2}
Chromic acid		-0.2(20°)	1.6
(hydrogen chromate)		6.51	3.1×10^{-7}
Citric acid		3.128	7.44×10^{-4}
(2-hydroxypropane-1,2,3-		4.761	1.73×10^{-5}
tricarboxylic acid)		6.396	4.02×10^{-7}
Cyanoacetic acid		2.472	3.37×10^{-3}
Cyclohexylamine		10.64	2.3×10^{-11}
		(1.71)(CO_2H)	1.95×10^{-2}
Cysteine		8.36(SH)	4.4×10^{-9}
		10.77(NH_3)	1.70×10^{-11}
Dichloroacetic acid		1.30	5.0×10^{-2}
Diethylamine		10.933	4.7×10^{-10}
1,2-Dihydroxybenzene		9.40	4.0×10^{-10}
(catechol)		12.8	1.6×10^{-13}
1,3-Dihydroxybenzene		9.30	5.0×10^{-10}
(resorcinol)		11.06	8.7×10^{-12}
D-2,3-Dihydroxybutanedioc		3.036	9.20×10^{-4}
acid(D-tartaric acid)		4.366	4.31×10^{-5}
2,3-dimercaptopropanol		8.58(μ=0.1)	2.6×10^{-9}
		10.68(μ=0.1)	2.1×10^{-11}
Dimethylamine		10.774	1.68×10^{-11}
Ethane-1,2-dithiol		8.85(30°, μ=0.1)	1.4×10^{-9}
		10.43(30°, μ=0.1)	3.7×10^{-11}
Ethylamine		10.636	2.31×10^{-11}
Ethylenediamine		6.848	1.42×10^{-7}
(1,2-diaminoethane)		9.928	1.18×10^{-10}
		0.0(CO_2H)(μ=1.0)	1.0
		1.5(CO_2H)(μ=0.1)	0.032
Ethylenedinitrilotetraacetic acid		2.0(CO_2H)(μ=0.1)	0.010
(EDTA)		2.68(CO_2H)(μ=0.1)	0.002 1
		6.11(NH)(μ=0.1)	7.8×10^{-7}
		10.17(NH)(μ=0.1)	6.8×10^{-11}

† The concentration of carbonic acid is considered to be the sum [H_2CO_3] + [$CO_2(aq)$]. See Box 5-5.

(계 속)

Name	Structure	pK_a	K_a
Formic acid (methanoic acid)		3.745	1.80×10^{-4}
Glutamic acid		2.23(α-CO_2H) 4.42(γ-CO_2H) 9.95(NH_3)	5.9×10^{-3} 3.8×10^{-5} 1.12×10^{-10}
Glutamine		2.17(CO_2H)(μ=0.1) 9.01(NH_3)(μ=0.1)	6.8×10^{-3} 9.8×10^{-10}
Glycine (aminoacetic acid)		2.350(CO_2H) 9.778(NH_3)	4.47×10^{-3} 1.67×10^{-10}
Guanidine		13.54(27°, μ=1.0)	2.9×10^{-14}
1,6-Hexanedioic acid (adipic acid)		4.42 5.42	3.8×10^{-5} 3.8×10^{-6}
Hexane-2,4-dione		9.38	4.2×10^{-10}
Histidine		1.7(CO_2H)(μ=0.1) 6.02(NH)(μ=0.1) 9.08(NH_3)(μ=0.1)	2.0×10^{-2} 9.5×10^{-7} 8.3×10^{-10}
Hydrazoic acid (hydrogen azide)		4.65	2.2×10^{-5}
Hydrogen cyanate		3.48	3.3×10^{-4}
Hydrogen cyanide		9.21	6.2×10^{-10}
Hydrogen fluoride		3.17	6.8×10^{-4}
Hydrogen peroxide		11.65	2.2×10^{-12}
Hydrogen sulfide		7.02 13.9†	9.5×10^{-8} 1.3×10^{-14}†
Hydrogen thiocyanate		0.9	0.13
Hydroxyacetic acid (glycolic acid)		3.831	1.48×10^{-4}
Hydroxybenzene (phenol)		9.98	1.05×10^{-10}
2-Hydroxybenzoic acid (salicylic acid)		2.97(CO_2H) 13.74(OH)	1.07×10^{-3} 1.82×10^{-14}
L-Hydroxybutanedioic acid (malic acid)		3.459 5.097	3.48×10^{-4} 8.00×10^{-6}
Hydroxylamine		5.96	1.10×10^{-6}
8-Hydroxyquinoline (oxine)		4.91(NH) 9.81(OH)	1.23×10^{-5} 1.55×10^{-10}
Hypobromous acid (hydrogen hypobromite)		8.63	2.3×10^{-9}
Hypochlorous acid (hydrogen hypochlorite)		7.53	3.0×10^{-8}
Hypoiodous acid (hydrogen hypoiodite)		10.64	2.3×10^{-11}
Hypophosphorous acid (hydrogen hypophosphite)		1.23	5.9×10^{-2}
Imidazole (1,3-diazole)		6.993	1.02×10^{-7}
Iminodiacetic acid		1.82(CO_2H)(μ=0.1) 2.84(CO_2H) 9.79(NH_2)	1.51×10^{-2} 1.45×10^{-3} 1.62×10^{-10}

† A better value of pK_2 for H_2S is probably in the range 17-19 [R. J. Myers, J. Chem. Ed., 63, 687(1987): S. Licht, F. Forouzan and K. Longo, Anal. Chem. 62, 1356(1990)]. The value pK_2 = 13.9 was used for problems in this text.

(계 속)

Name	Structure	pK_a	K_a
Iodic acid (hydrogen iodate)		0.77	0.17
Iodoacetic acid		3.175	6.68×10^{-4}
Isoleucine		2.319(CO_2H)	4.80×10^{-3}
		9.754(NH_3)	1.76×10^{-10}
Leucine		2.329	4.69×10^{-3}
		9.747	1.79×10^{-10}
Lysine		2.04(CO_2H)(μ=0.1)	9.1×10^{-3}
		9.08(α-NH_3)(μ=0.1)	8.3×10^{-10}
		10.69(ε-NH_3)(μ=0.1)	2.0×10^{-11}
Malonic acid		2.847	1.42×10^{-3}
(propanedioic acid)		5.696	2.01×10^{-6}
Mercaptoacetic acid		(3.60)(CO_2H)	2.5×10^{-4}
(thioglycolic acid)		10.55(SH)	2.82×10^{-11}
2-Mercaptoethanol		9.72	1.91×10^{-10}
Methionine		2.20(μ=0.1)	6.3×10^{-3}
		9.05(μ=0.1)	8.9×10^{-10}
2-Methoxyaniline (*o*-anisidine)		4.527	2.97×10^{-5}
4-Methoxyaniline (*p*-toluidine)		5.357	4.40×10^{-6}
Methylamine		10.64	2.3×10^{-11}
2-Methylaniline (o-toluidine)		4.447	3.57×10^{-5}
4-Methylaniline (*p*-toluidine)		5.084	8.24×10^{-6}
2-Methylphenol (*o*-cresol)		10.09	8.1×10^{-11}
4-Methylphenol (*p*-cresol)		10.26	5.5×10^{-11}
Morpholine (perhydro-1,4-oxazine)		8.492	3.22×10^{-9}
1-Naphthoic acid		3.70	2.0×10^{-4}
2-Naphthoic acid		4.16	6.9×10^{-5}
1-Naphthol		9.34	4.6×10^{-10}
2-Naphthol		9.51	3.1×10^{-10}
Nitrilotriacetic acid		1.1(CO_2H)(20°, μ=1.0)	8×10^{-2}
		1.650(CO_2H)(20°)	2.24×10^{-2}
		2.940(CO_2H)(20°)	1.15×10^{-3}
		10.334(NH)(20°)	4.63×10^{-11}
2-Nitrobenzoic acid		2.179	6.62×10^{-3}
3-Nitrobenzoic acid		3.449	3.56×10^{-4}
4-Nitrobenzoic acid		3.442	3.61×10^{-4}
Nitroethane		8.57	2.7×10^{-9}
2-Nitrophenol		7.21	6.2×10^{-8}

(계 속)

Name	Structure	pK_a	K_a
3-Nitrophenol		8.39	4.1×10^{-9}
4-Nitrophenol		7.15	7.1×10^{-8}
2,4-Dinitrophenol		4.11	7.8×10^{-5}
N-Nitrosophenylhydroxylamine (cupferron)		4.16(μ=0.1)	6.9×10^{-5}
Nitrous acid		3.15	7.1×10^{-4}
Oxalic acid		1.252	5.60×10^{-2}
(ethanedioic acid)		4.266	5.42×10^{-5}
Oxoacetic acid (glyoxylic acid)		3.46	3.5×10^{-4}
Oxobutanedioic acid		2.56	2.8×10^{-3}
(oxaloacetic acid)		4.37	4.3×10^{-5}
2-Oxopentanedioic		1.85(μ=0.5)	1.41×10^{-2}
(α-ketoglutaric acid)		4.44(μ=0.5)	3.6×10^{-2}
2-Oxopropanoic acid (pyruvic acid)		2.55	2.8×10^{-3}
1,5-Pentanedioic acid		4.34	4.6×10^{-5}
(glutaric acid)		5.43	3.7×10^{-6}
Pentanoic acid (valeric acid)		4.843	1.44×10^{-5}
1,10-Phenanthroline		4.86	1.38×10^{-5}
Phenylacetic acid		4.310	4.90×10^{-5}
Phenylalanine		2.20(CO_2H)	6.3×10^{-3}
		9.31(NH_3)	4.9×10^{-10}
Phosphoric acid[†]		2.148	7.11×10^{-3}
(hydrogen phosphate)		7.199	6.32×10^{-8}
		12.15	7.1×10^{-13}
Phosphorous acid		1.5	3×10^{-2}
(hydrogen phosphite)		6.79	1.62×10^{-7}
Phthalic acid		2.950	1.12×10^{-3}
(benzene-1,2-dicarboxylic acid)		5.408	3.90×10^{-6}
Piperazine		5.333	4.65×10^{-6}
(perhydro-1,4-diazine)		9.731	1.86×10^{-10}
Piperidine		11.123	7.53×10^{-12}
Proline		1.952(CO_2H)	1.12×10^{-2}
		10.640(NH_2)	2.29×10^{-11}
Propanoic acid		4.874	1.34×10^{-5}
Propenoic acid (acrylic acid)		4.258	5.52×10^{-5}
Propylamine		10.566	2.72×10^{-11}
Pyridine (azine)		5.229	5.90×10^{-6}
Pyridine-2-carboxylic acid		1.01	9.8×10^{-2}
(picolinic acid)		5.39	4.1×10^{-6}
Pyridine-3-carboxylic acid		2.05	8.9×10^{-3}
(nicotinic acid)		4.81	1.55×10^{-5}

[†] pK_3 from A. G. Miller and J. W. Macklin, Anal, Chem, 55, 684 (1983).

(계 속)

Name	Structure	pK_a	K_a
Pyridoxal-5-phosphate		1.4(POH)(μ=0.1) 3.44(OH)(μ=0.1) 6.01(POH)(μ=0.1) 8.45(NH)(μ=0.1)	0.04 3.6×10^{-4} 9.8×10^{-7} 3.5×10^{-9}
Pyrophosphoric acid (hydrogen diphosphate)		0.8 2.2 6.70 9.40	0.16 6×10^{-3} 2.0×10^{-7} 4.0×10^{-10}
Pyrrolidine		11.305	4.95×10^{-12}
Serine		2.187 9.209	6.50×10^{-3} 6.18×10^{-10}
Succinic acid (butanedioic acid)		4.207 5.636	6.21×10^{-5} 2.31×10^{-6}
Sulfuric acid (hydrogen sulfate)		1.99 (pK_2)	1.02×10^{-2}
Sulfurous acid (hydrogen sulfite)		1.91 7.18	1.23×10^{-2} 6.6×10^{-8}
Thiosulfuric acid (hydrogen thiosulfate)		0.6 1.6	0.3 3×10^{-2}
Threonine		2.088(CO_2H) 9.100(NH_3)	8.17×10^{-3} 7.94×10^{-10}
Trichloroacetic acid		0.66(μ=0.1)	0.22
Triethanolamine		7.762	1.73×10^{-8}
Triethylamine		10.715	1.93×10^{-11}
1,2,3-Trihydroxybenzene (pyrogallol)		8.94 11.08 (14)	1.15×10^{-9} 8.3×10^{-12} 10^{-14}
Trimethylamine		9.800	1.58×10^{-10}
Tris(hydroxymethyl)aminomethane(TRIS or THAM)		8.075	8.41×10^{-9}
Tryptophan		2.35(CO_2H)(μ=0.1) 9.33(NH_3)(μ=0.1)	4.5×10^{-3} 4.7×10^{-10}
Tyrosine		2.17(CO_2H)(μ=0.1) 9.19(NH_3) 10.47(OH)	6.8×10^{-3} 6.5×10^{-10} 3.4×10^{-11}
Valine		2.286(CO_2H) 9.718(NH_3)	5.18×10^{-3} 1.91×10^{-10}
Water†		13.996	1.01×10^{-14}

† The constant given for water is *Keq*.

4. 용해도곱(Solubility Products)

Formula	pK_{sp}	K_{sp}	Temperature(℃)	Ionic strength(μ)
Azides: $L=N_3^-$				
CuL	8.31	4.9×10^{-9}	25	0
AgL	8.56	2.8×10^{-9}	25	0
Hg_2L_2	9.15	7.1×10^{-10}	25	0
TlL	3.66	2.2×10^{-4}	25	0
$PdL_2(\alpha)$	8.57	2.7×10^{-9}	25	0
Bromates: $L=BrO_3^-$				
$BaL\cdot H_2O$	5.11	7.8×10^{-6}	25	0.5
AgL	4.26	5.5×10^{-5}	25	0
TlL	3.78	1.7×10^{-4}	25	0
PbL_2	5.10	7.9×10^{-6}	25	0
Bromides: $L=Br^-$				
CuL	8.3	5×10^{-9}	25	0
AgL	12.30	5.0×10^{-13}	25	0
Hg_2L_2	22.25	5.6×10^{-23}	25	0
TlL	5.44	3.6×10^{-6}	25	0
HgL_2	18.9	1.3×10^{-19}	25	0.5
PbL_2	5.68	2.1×10^{-6}	25	0
Carbonates: $L=CO_3^{2-}$				
MgL	7.46	3.5×10^{-8}	25	0
CaL(calcite)	8.35	4.5×10^{-9}	25	0
CaL(aragonite)	8.22	6.0×10^{-9}	25	0
SrL	9.03	9.3×10^{-10}	25	0
BaL	8.30	5.0×10^{-9}	25	0
Y_2L_3	30.6	2.5×10^{-31}	25	0
La_2L_3	33.4	4.0×10^{-34}	25	0
MnL	9.30	5.0×10^{-10}	25	0
FeL	10.68	2.1×10^{-11}	25	0
CoL	9.98	1.0×10^{-10}	25	0
NiL	6.87	1.3×10^{-7}	25	0
CuL	9.63	2.3×10^{-10}	25	0
Ag_2L	11.09	8.1×10^{-12}	25	0
Hg_2L	16.05	8.9×10^{-17}	25	0
ZnL	10.00	1.0×10^{-10}	25	0
CdL	13.74	1.8×10^{-14}	25	0
PbL	13.13	7.4×10^{-14}	25	0
Chlorides: $L=Cl^-$				
CuL	6.73	1.9×10^{-7}	25	0
AgL	9.74	1.8×10^{-10}	25	0
Hg_2L_2	17.91	1.2×10^{-18}	25	0
TlL	3.74	1.8×10^{-4}	25	0
PdL_2	4.78	1.7×10^{-5}	25	0
Chromates: $L=CrO_4^{2-}$				
BaL	9.67	2.1×10^{-10}	25	0
CuL	5.44	3.6×10^{-6}	25	0
Ag_2L	11.92	1.2×10^{-12}	25	0
Hg_2L	8.70	2.0×10^{-9}	25	0
Tl_2L	12.01	9.8×10^{-13}	25	0

† The designations α, β, or γ after some formulas refer to particular crystalline forms(which are customarily identified by Greek ktters). Data for salts except oxalates are taken mainly from A. E. Martell and R. M. Smith. Critical Stability Constants. Vol 4(New York : Plenum Press, (1976). Data for oxalates are from L. G. Silkin and A. E. Martell. Stability Constants of Metal-Ion complexes. Supplement No. 1(London : The Chemical Society, Special Publication No. 25. 1971). Another source : R. M. H. Verbeeck et aL. Inorg. Chem., 23.

Formula	pK_{sp}	K_{sp}	Temperature(°C)	Ionic strength(μ)
Cobalticyanides: L=$Co(CN)_6^{3-}$				
Ag_3L	25.41	3.9×10^{-26}	25	0
$(Hg_2)_3L_2$	36.72	1.9×10^{-37}	25	0
Cyanides: L=CN^-				
AgL	15.66	2.2×10^{-16}	25	0
Hg_2L_2	39.3	5×10^{-40}	25	0
ZnL_2	15.5	3×10^{-16}	25	3
Ferrocyanides: L=$Fe(CN)_6^{4-}$				
Ag_4L	44.07	8.5×10^{-45}	25	0
Zn_2L	15.68	2.1×10^{-16}	25	0
Cd_2L	17.38	4.2×10^{-18}	25	0
Pb_2L	18.02	9.5×10^{-19}	25	0
Fluorides: L=F^-				
LiL	2.77	1.7×10^{-3}	25	0
MgL_2	8.18	6.6×10^{-9}	25	0
CaL_2	10.41	3.9×10^{-11}	25	0
SrL_2	8.54	2.9×10^{-9}	25	0
BaL_2	5.76	1.7×10^{-6}	25	0
ThL_4	28.3	5×10^{-29}	25	3
PbL_2	7.44	3.6×10^{-8}	25	0
Hydroxides: L=OH^-				
MgL_2	11.15	7.1×10^{-12}	25	0
CaL_2	5.19	6.5×10^{-6}	25	0
$BaL_2 \cdot 8H_2O$	3.6	3×10^{-4}	25	0
YL_3	23.2	6×10^{-24}	25	0
LaL_3	20.7	2×10^{-21}	25	0
CeL_3	21.2	6×10^{-22}	25	0
$UO_2(\rightleftharpoons U^{4+}+4OH^-)$	56.2	6×10^{-57}	25	0
$UO_2L_2(\rightleftharpoons UO_2^{2+}+2OH^-)$	22.4	4×10^{-23}	25	0
MnL_2	12.8	1.6×10^{-13}	25	0
FeL_2	15.1	7.9×10^{-16}	25	0
CoL_2	14.9	1.3×10^{-15}	25	0
NiL_2	15.2	6×10^{-16}	25	0
CuL_2	19.32	4.8×10^{-20}	25	0
VL_3	34.4	4.0×10^{-35}	25	0
CrL_3	29.8	1.6×10^{-30}	25	0.1
FeL_3	38.8	1.6×10^{-39}	25	0
CoL_3	44.5	3×10^{-45}	19	0
$VOL_2(\rightleftharpoons VO^{2+}+2OH^-)$	23.5	3×10^{-24}	25	0
PdL_2	28.5	3×10^{-28}	25	0
ZnL_2(amorphous)	15.52	3.0×10^{-16}	25	0
$CdL_2(\beta)$	14.35	4.5×10^{-15}	25	0
HgO(red)$(\rightleftharpoons Hg^{2+}+2OH^-)$	25.44	3.6×10^{-26}	25	0
$Cu_2O(\rightleftharpoons 2Cu^++2OH^-)$	29.4	4×10^{-30}	25	0
$Ag_2O(\rightleftharpoons 2Ag^++2OH^-)$	15.42	3.8×10^{-16}	25	0
AuL_3	5.5	3×10^{-6}	25	0
$AlL_3(\alpha)$	33.5	3×10^{-34}	25	0
GaL_3(amorphous)	37	10^{-37}	25	0

(계 속)

Formula	pK_{sp}	K_{sp}	Temperature(℃)	Ionic strength(μ)
InL_3	36.9	1.3×10^{-37}	25	0
$SnO(\rightleftharpoons Sn^{2+} + 2OH^-)$	26.2	6×10^{-27}	25	0
PbO(yellow)$(\rightleftharpoons Pb^{2+} + 2OH^-)$	15.1	8×10^{-16}	25	0
PbO(red)$(\rightleftharpoons Pb^{2+} + 2OH^-)$	15.3	5×10^{-16}	25	0
Iodates: $L=IO^{3-}$				
CaL_2	6.15	7.1×10^{-7}	25	0
SrL_2	6.48	3.3×10^{-7}	25	0
BaL_2	8.81	1.5×10^{-9}	25	0
YL_3	10.15	7.1×10^{-11}	25	0
LaL_3	10.99	1.0×10^{-11}	25	0
CeL_3	10.86	1.4×10^{-11}	25	0
ThL_4	14.62	2.4×10^{-15}	25	0.5
$UO_2L_2(\rightleftharpoons UO_2^{2+} + 2IO^{3-})$	7.01	9.8×10^{-8}	25	0.2
CrL_3	5.34	5×10^{-6}	25	0.5
AgL	7.51	3.1×10^{-8}	25	0
Hg_2L_2	17.89	1.3×10^{-18}	25	0
TlL	5.51	3.1×10^{-6}	25	0
ZnL_2	5.41	3.9×10^{-6}	25	0
CdL_2	7.64	2.3×10^{-8}	25	0
PbL_2	12.61	2.5×10^{-13}	25	0
Iodides: $L=I^-$				
CuL	12.0	1×10^{-12}	25	0
AgL	16.08	8.3×10^{-17}	25	0
$CH_3HgL(\rightleftharpoons CH_3Hg^+ + I^-)$	11.46	3.5×10^{-12}	20	1
CH_3CH_2HgL $(\rightleftharpoons CH_3CH_2Hg^+ + I^-)$	4.11	7.8×10^{-5}	25	1
TlL	7.23	5.9×10^{-8}	25	0
Hg_2L_2	27.95	1.1×10^{-28}	25	0.5
SnL_2	5.08	8.3×10^{-6}	25	4
PbL_2	8.10	7.9×10^{-9}	25	0
Oxalates: $L=C_2O_4^{2-}$				
CaL	7.9	1.3×10^{-8}	20	0.1
SrL	6.4	4×10^{-7}	20	0.1
BaL	6.0	1×10^{-6}	20	0.1
La_2L_3	25.0	1×10^{-25}	20	0.1
ThL_2	21.38	4.2×10^{-22}	25	1
$UO_2L(\rightleftharpoons UO_2^{2+} + C_2O_4^{2-})$	8.66	2.2×10^{-9}	20	0.1
Phosphates: $L=PO_4^{3-}$				
$MgHL \cdot 3H_2O(\rightleftharpoons Mg^{2+} + HL^{2-})$	5.78	1.7×10^{-6}	25	0
$CaHL \cdot 2H_2O(\rightleftharpoons Ca^{2+} + HL^{2-})$	6.58	2.6×10^{-7}	25	0
$SrHL(\rightleftharpoons Sr^{2+} + HL^{2-})$	6.92	1.2×10^{-7}	20	0
$BaHL(\rightleftharpoons Ba^{2+} + HL^{2-})$	7.40	4.0×10^{-8}	20	0
LaL	22.43	3.7×10^{-23}	25	0.5
$Fe_3L_2 \cdot 8H_2O$	36.0	1×10^{-36}	25	0
$FeL \cdot 2H_2O$	26.4	4×10^{-27}	25	0
$(VO)_3L_2(\rightleftharpoons 3VO^{2+} + 2L^{3-})$	25.1	8×10^{-26}	25	0
Ag_3L	17.55	2.8×10^{-18}	25	0
$Hg_2HL(\rightleftharpoons Hg_2^{2+} + HL^{2-})$	12.40	4.0×10^{-13}	25	0
$Zn_3L_2 \cdot 4H_2O$	35.3	5×10^{-36}	25	0
Pb_3L_2	43.53	3.0×10^{-44}	38	0
GaL	21.0	1×10^{-21}	25	1
InL	21.63	2.3×10^{-22}	25	1

(계 속)

Formula	pK_{sp}	K_{sp}	Temperature(°C)	Ionic strength(μ)
$Zn_3L_2 \cdot 4H_2O$	35.3	5×10^{-36}	25	0
Pb_3L_2	43.53	3.0×10^{-44}	38	0
GaL	21.0	1×10^{-21}	25	1
InL	21.63	2.3×10^{-22}	25	1
Sulfates: $L=SO_4^{2-}$				
CaL	4.62	2.4×10^{-5}	25	0
SrL	6.50	3.2×10^{-7}	25	0
BaL	9.96	1.1×10^{-10}	25	0
RaL	10.37	4.3×10^{-11}	20	0
Ag_2L	4.83	1.5×10^{-5}	25	0
Hg_2L	6.13	7.4×10^{-7}	25	0
PbL	6.20	6.3×10^{-7}	25	0
Sulfides: $L=S^{2-}$				
MnL(pink)	10.5	3×10^{-11}	25	0
MnL(green)	13.5	3×10^{-14}	25	0
FeL	18.1	8×10^{-19}	25	0
CoL(α)	21.3	5×10^{-22}	25	0
CoL(β)	25.6	3×10^{-26}	25	0
NiL(α)	19.4	4×10^{-20}	25	0
NiL(β)	24.9	1.3×10^{-25}	25	0
NiL(γ)	26.6	3×10^{-27}	25	0
CuL	36.1	8×10^{-37}	25	0
Cu_2L	48.5	3×10^{-49}	25	0
Ag_2L	50.1	8×10^{-51}	25	0
Tl_2L	21.2	6×10^{-22}	25	0
ZnL(α)	24.7	2×10^{-25}	25	0
ZnL(β)	22.5	3×10^{-23}	25	0
CdL	27.0	1×10^{-27}	25	0
HgL(black)	52.7	2×10^{-53}	25	0
HgL(red)	53.3	5×10^{-54}	25	0
SnL	25.9	1.3×10^{-26}	25	0
PbL	27.5	3×10^{-28}	25	0
In_2L_3	69.4	4×10^{-70}	25	0
Thiocyanates: $L=SCN^-$				
CuL	13.40	4.0×10^{-14}	25	5
AgL	11.97	1.1×10^{-12}	25	0
Hg_2L_2	19.52	3.0×10^{-20}	25	0
TlL	3.79	1.6×10^{-4}	25	0
HgL_2	19.56	2.8×10^{-20}	25	1

부록 5. 표준환원전위(Standard Reduction Potentials)

Reaction	$E°$(volts)	$dE°/dT$(mV/K)
Aluminum		
$Al^{3+} + 3e^- \rightleftharpoons Al(s)$	-1.677	0.533
$AlCl^{2+} + 3e^- \rightleftharpoons Al(s) + Cl^-$	-1.802	
$AlF_6^{3-} + 3e^- \rightleftharpoons Al(s) + 6F^-$	-2.069	
$Al(OH)_4^- + 3e^- \rightleftharpoons Al(s) + 4OH^-$	-2.328	-1.13
Antimony		
$SbO^+ + 2H^+ + 3e^- \rightleftharpoons Sb(s) + H_2O$	0.208	
$Sb_2O_3(s) + 6H^+ + 6e^- \rightleftharpoons 2Sb(s) + 3H_2O$	0.147	-0.369
$Sb(s) + 3H^+ + 3e^- \rightleftharpoons SbH_3(g)$	-0.510	-0.030
Arsenic		
$H_3AsO_4 + 2H^+ + 2e^- \rightleftharpoons H_3AsO_3 + H_2O$	0.575	-0.257
$H_3AsO_3 + 3H^+ + 3e^- \rightleftharpoons As(s) + 3H_2O$	0.247 5	-0.050
$As(s) + 3H^+ + 3e^- \rightleftharpoons AsH_3(g)$	-0.238	-0.029
Barium		
$Ba^{2+} + 2e^- + Hg \rightleftharpoons Ba(in\ Hg)$	-1.717	
$Ba^{2+} + 2e^- \rightleftharpoons Ba(s)$	-2.906	-0.401
Beryllium		
$Be^{2+} + 2e^- \rightleftharpoons Be(s)$	-1.968	0.60
Bismuth		
$Bi^{3+} + 3e^- \rightleftharpoons Bi(s)$	0.308	0.18
$BiCl_4^- + 3e^- \rightleftharpoons Bi(s) + 4Cl^-$	0.16	
$BiOCl(s) + 2H^+ + 3e^- \rightleftharpoons Bi(s) + H_2O + Cl^-$	0.160	
Boron		
$2B(s) + 6H^+ + 6e^- \rightleftharpoons B_2H_6(g)$	-0.150	-0.296
$B_4O_7^{2-} + 2H^+ + 12e^- \rightleftharpoons 4B(s) + 7H_2O$	-0.792	
$B(OH)_3 + 3H^+ + 3e^- \rightleftharpoons B(s) + 3H_2O$	-0.889	-0.492
Bromine		
$BrO_4^- + 2H^+ + 2e^- \rightleftharpoons BrO_3^- + H_2O$	1.745	-0.511
$HOBr + H^+ + e^- \rightleftharpoons \frac{1}{2}Br_2 + H_2O$	1.584	-0.75
$BrO_3^- + 6H^+ + 5e^- \rightleftharpoons \frac{1}{2}Br_2(l) + 3H_2O$	1.513	-0.419
$Br_2(aq) + 2e^- \rightleftharpoons 2Br^-$	1.098	-0.499
$Br_2(l) + 2e^- \rightleftharpoons 2Br^-$	1.078	-0.611
$Br_3^- + 2e^- \rightleftharpoons 3Br^-$	1.062	-0.512
$BrO^- + H_2O + 2e^- \rightleftharpoons Br^- + 2OH^-$	0.766	-0.94
$BrO_3^- + 3H_2O + 6e^- \rightleftharpoons Br^- + 6OH^-$	0.613	-1.287
Cadmium		
$Cd^{2+} + 2e^- + Hg \rightleftharpoons Cd(in\ Hg)$	-0.380	
$Cd^{2+} + 2e^- \rightleftharpoons Cd(s)$	-0.402	-0.029
$Cd(C_2O_4)(s) + 2e^- \rightleftharpoons Cd(s) + C_2O_4^{2-}$	-0.522	
$Cd(C_2O_4)_2^{2-} + 2e^- \rightleftharpoons Cd(s) + 2C_2O_4^{2-}$	-0.572	
$Cd(NH_3)_4^{2+} + 2e^- \rightleftharpoons Cd(s) + 4NH_3$	-0.613	
$CdS(s) + 2e^- \rightleftharpoons Cd(s) + S^{2-}$	-1.175	

† All spesies are aqueous unless otherwise indicated. The reference state for amalgams is an infinitely dilute solution of the element in Hg. The temperature coefficient, dE/dT, allows us to calculate the standard potential, E(T). at temperature T: E(T)=E+(dE/dT) △T. where △T is T-298.15 K. Note the unis mV/K for dE/dT. SOURCE: The most authoriative source is S. G. Bratsch, J. Phys. Chem. Ref. Data. 18, 1(1989). Additional data come from L. G. Sillen and A. E Martell, Stability Constants of Metal-Ion Complexes(London: The Chemical Society. Special Publications No. 17 and 25. 1964 and 1971): G. Milazzo and S. Caroli, Tables of Standard Electrode Potentials(New York:Wiley, 1978):T. Mussini. P. Longhi. and S. Rondinini. Pure Appl. Chem.,57,169(1985). Another good source is A. J. Bard, R. Parsons, and J. Jordan, Standard Potentials in Aqueous Solution(New York:Marcel Dekker,1985)

Reaction	$E°$(volts)	$dE°/dT$(mV/K)
Calcium		
$Ca(s) + 2H^+ + 2e^- \rightleftharpoons CaH_2(s)$	0.776	
$Ca^{2+} + 2e^- + Hg \rightleftharpoons Ca(in\ Hg)$	-2.003	
$Ca^{2+} + 2e^- \rightleftharpoons Ca(s)$	-2.868	-0.186
$Ca(acetate)^+ + 2e^- \rightleftharpoons Ca(s) + acetate^-$	-2.891	
$CaSO_4(s) + 2e^- \rightleftharpoons Ca(s) + SO_4^{2-}$	-2.936	
$Ca(malonate)(s) + 2e^- \rightleftharpoons Ca(s) + malonate^{2-}$	-3.608	
Carbon		
$C_2H_2(g) + 2H^+ + 2e^- \rightleftharpoons C_2H_4(g)$	0.731	
	0.700	
$CH_3OH + 2H^+ + 2e^- \rightleftharpoons CH_4(g) + H_2O$	0.583	-0.039
Dehydroascorbic acid + $2H^+ + 2e^- \rightleftharpoons$ ascorbic acid	0.390	
$(CN)_2 + 2H^+ + 2e^- \rightleftharpoons 2HCN$	0.373	
$H_2CO + 2H^+ + 2e^- \rightleftharpoons CH_3OH$	0.237	-0.51
$C(s) + 4H^+ + 4e^- \rightleftharpoons CH_4(g)$	0.131 5	-0.209 2
$HCO_2H + 2H^+ + 2e^- \rightleftharpoons H_2CO + H_2O$	-0.029	-0.63
$CO_2(g) + 2H^+ + 2e^- \rightleftharpoons CO(g) + H_2O$	-0.103 8	-0.397 7
$CO_2(g) + 2H^+ + 2e^- \rightleftharpoons HCO_2H$	-0.114	-0.94
$2CO_2(g) + 2H^+ + 2e^- \rightleftharpoons H_2C_2O_4$	-0.432	-1.74
Cerium		
	1.72	1.54
	1.70 1F $HClO_4$	
$ClO_2 + e^- \rightleftharpoons ClO^{2-}$	1.44 1F H_2SO_4	
	1.61 1F HNO_3	
	1.28 1F HCl	
$Ce^{3+} + 3e^- \rightleftharpoons Ce(s)$	-2.336	0.280
Cesium		
$Cs^+ + e^- + Hg \rightleftharpoons Cs(in\ Hg)$	-1.950	
$Cs^+ + e^- \rightleftharpoons Cs(s)$	-3.026	-1.172
Chlorine		
$HClO_2 + 2H^+ + 2e^- \rightleftharpoons HOCl + H_2O$	1.674	0.55
$HClO + H^+ + e^- \rightleftharpoons \frac{1}{2}Cl_2(g) + H_2O$	1.630	-0.27
$ClO_3^- + 6H^+ + 5e^- \rightleftharpoons \frac{1}{2}Cl_2(g) + 3H_2O$	1.458	-0.347
$Cl_2(aq) + 2e^- \rightleftharpoons 2Cl^-$	1.396	-0.72
$Cl_2(g) + 2e^- \rightleftharpoons 2Cl^-$	1.360 4	-1.248
$ClO_4^- + 2H^+ + 2e^- \rightleftharpoons ClO_3^- + H_2O$	1.226	-0.416
$ClO_3^- + 3H^+ + 2e^- \rightleftharpoons HClO_2 + H_2O$	1.157	-0.180
$ClO_3^- + 2H^+ + e^- \rightleftharpoons ClO_2 + H_2O$	1.130	0.074
$ClO_2 + e^- \rightleftharpoons ClO_2^-$	1.068	-1.335
Chromium		
$Cr_2O_7^{2-} + 14H^+ + 6e^- \rightleftharpoons 2Cr^{3+} + 7H_2O$	1.36	-1.32
$CrO_4^{3-} + 4H_2O + 3e^- \rightleftharpoons Cr(OH)_3(s,hydrated) + 5OH^-$	-0.12	-1.62
$Cr^{3+} + e^- \rightleftharpoons Cr^{2+}$	-0.42	1.4
$Cr^{3+} + 3e^- \rightleftharpoons Cr(s)$	-0.74	0.44
$Cr^{2+} + 2e^- \rightleftharpoons Cr(s)$	-0.89	-0.04
Cobalt		
	1.92	1.23
$Co^{3+} + e^- \rightleftharpoons Co^{2+}$	1.817 8F H_2SO_4	
	1.850 4F HNO_3	
$Co(NH_3)_5(H_2O)^{3+} + e^- \rightleftharpoons Co(NH_3)_5(H_2O)^{2+}$	0.37 1F NH_4NO_3	
$Co(NH_3)_6^{3+} + e^- \rightleftharpoons Co(NH_3)_6^{2+}$	0.1	
$CoOH^+ + H^+ + 2e^- \rightleftharpoons Co(s) + H_2O$	0.003	-0.04
$Co^{2+} + 2e^- \rightleftharpoons Co(s)$	-0.282	0.065
$Co(OH)_2(s) + 2e^- \rightleftharpoons Co(s) + 2OH^-$	-0.746	-1.02

(계 속)

Reaction	$E°$(volts)	$dE°/dT$(mV/K)
Copper		
$Cu^{+} + e^{-} \rightleftharpoons Cu(s)$	0.518	-0.754
$Cu^{2+} + 2e^{-} \rightleftharpoons Cu(s)$	0.339	0.011
$Cu^{2+} + e^{-} \rightleftharpoons Cu^{+}$	0.161	0.776
$CuCl(s) + e^{-} \rightleftharpoons Cu(s) + Cl^{-}$	0.137	
$Cu(IO_3)_2(s) + 2e^{-} \rightleftharpoons Cu(s) + 2IO^{-}$	-0.079	
$Cu(ethylenediamine)_2^{+} + e^{-} \rightleftharpoons Cu(s) + 2ethylenediamine$	-0.119	
$CuI(s) + e^{-} \rightleftharpoons Cu(s) + I^{-}$	-0.185	
$Cu(EDTA)^{2-} + 2e- \rightleftharpoons Cu(s) + EDTA^{4-}$	-0.216	
$Cu(OH)_2(s) + 2e^{-} \rightleftharpoons Cu(s) + 2OH^{-}$	-0.222	
$Cu(CN)_2^{-} + e^{-} \rightleftharpoons Cu(s) + 2CN^{-}$	-0.429	
$CuCN(s) + e^{-} \rightleftharpoons Cu(s) + CN^{-}$	-0.639	
Dysprosium		
$Dy^{3+} + 3e^{-} \rightleftharpoons Dy(s)$	-2.295	0.373
Erbium		
$Er^{3+} + 3e^{-} \rightleftharpoons Er(s)$	-2.331	0.388
Europium		
$Eu^{3+} + e^{-} \rightleftharpoons Eu^{2+}$	-0.354	1.53
$Eu^{3+} + 3e^{-} \rightleftharpoons Eu(s)$	-1.991	0.338
$Eu^{2+} + 2e^{-} \rightleftharpoons Eu(s)$	-2.821	-0.26
Fluorine		
$F_2(g) + 2e^{-} \rightleftharpoons 2F^{-}$	2.890	-1.870
$F_2O(g) + 2H^{+} + 4e^{-} \rightleftharpoons 2F^{-} + H_2O$	2.168	-1.208
Gadolinium		
$Gd^{3+} + 3e^{-} \rightleftharpoons Gd(s)$	-2.279	0.315
Gallium		
$Ga^{3+} + 3e^{-} \rightleftharpoons Ga(s)$	-0.549	0.61
$GaOOH(s) + 3H_2O + 3e^{-} \rightleftharpoons Ga(s) + 3OH^{-}$	-1.320	-1.08
Germanium		
$Ge^{2+} + 2e^{-} \rightleftharpoons Ge(s)$	0.1	
$H_4GeO_4 + 4H^{+} + 4e^{-} \rightleftharpoons Ge(s) + 4H_2O$	-0.039	-0.429
Gold		
$Au^{+} + e^{-} \rightleftharpoons Au(s)$	1.69	-1.1
$Au^{3+} + 2e^{-} \rightleftharpoons Au^{+}$	1.41	
$AuCl_2^{-} + e^{-} \rightleftharpoons Au(s) + 2Cl^{-}$	1.154	
$AuCl_4^{-} + 2e^{-} \rightleftharpoons AuCl_2 + 2Cl^{-}$	0.926	
Hafnium		
$Hf^{4+} + 4e^{-} \rightleftharpoons Hf(s)$	-1.55	0.68
$HfO_2(s) + 4H^{+} + 4e^{-} \rightleftharpoons Hf(s) + 2H_2O$	-1.591	-0.355
Holmium		
$Ho^{3+} + 3e^{-} \rightleftharpoons Ho(s)$	-2.33	0.371
Hydrogen		
$2H^{+} + 2e^{-} \rightleftharpoons H_2(g)$	0.0000	0
$H_2O + e^{-} \rightleftharpoons 1/2H_2(g) + OH^{-}$	-0.8280	-0.8360
Iodium		
$In^{3+} + 3e^{-} + Hg \rightleftharpoons In(in\ Hg)$	-0.313	
$In^{3+} + 3e^{-} \rightleftharpoons In(s)$	-0.338	0.42
$In^{3+} + 2e^{-} \rightleftharpoons In^{+}$	-0.444	
$In(OH)_3(s) + 3e^{-} \rightleftharpoons In(s) + 3OH^{-}$	-0.99	-0.95
Iodine		
$IO_4^{-} + 2H^{+} + 2e^{-} \rightleftharpoons IO_3^{-} + H_2O$	1.589	-0.85
$H_5IO_6 + 2H^{+} + 2e^{-} \rightleftharpoons HIO_3 + 3H_2O$	1.567	-0.121
$HOI + H^{+} + e^{-} \rightleftharpoons \frac{1}{2}I_2(s) + H_2O$	1.430	-0.339

(계 속)

Reaction	$E°$(volts)	$dE°/dT$(mV/K)
$ICl_3(s) + 3e^- \rightleftharpoons \frac{1}{2}I_2(s) + 3Cl^-$	1.28	
$ICl(s) + e^- \rightleftharpoons \frac{1}{2}I_2(s) + Cl^-$	1.22	
$IO_3^- + 6H^+ + 5e^- \rightleftharpoons \frac{1}{2}I_2(s) + 3H_2O$	1.210	-0.367
$IO_3^- + 5H^+ + 4e^- \rightleftharpoons HOI + 2H_2O$	1.154	-0.374
$I_2(aq) + 2e^- \rightleftharpoons 2I^-$	0.620	-0.234
$I_2(s) + 2e^- \rightleftharpoons 2I^-$	0.535	-0.125
$I_3^- + 2e^- \rightleftharpoons 3I^-$	0.535	-0.186
$IO_3^- + 3H_2O + 6e^- \rightleftharpoons I^- + 6OH^-$	0.269	-1.163
Iridium		
$IrCl_6^{2-} + e^- \rightleftharpoons IrCl_6^{3-}$	1.026 1F HCl	
$IrBr_6^{2-} + e^- \rightleftharpoons IrBr_6^{3-}$	0.947 2F NaBr	
$IrCl_6^{2-} + 4e^- \rightleftharpoons Ir(s) + 6Cl^-$	0.835	
$IrO_2(s) + 4H^+ + 4e^- \rightleftharpoons Ir(s) + 2H_2O$	0.73	-0.36
$IrI_6^{2-} + e^- \rightleftharpoons IrI_6^{3-}$	0.485 1F KI	
Iron		
$Fe(phenanthroline)_3^{3+} + e^- \rightleftharpoons Fe(phenanthroline)_3^{2+}$	1.147	
$Fe(bipyridyl)_3^{3+} + e^- \rightleftharpoons Fe(bipyridyl)_3^{2+}$	1.120	
$FeOH^{2+} + H^+ + e^- \rightleftharpoons Fe^{2+} + H_2O$	0.900	0.096
$FeO_4^{2-} + 3H_2O + 3e^- \rightleftharpoons FeOOH(s) + 5OH^-$	0.80	-1.59
	0.771	1.175
$Fe^{3+} + e^- \rightleftharpoons Fe^{2+}$	0.732 1F HCl	
	0.767 1F $HClO_4$	
	0.746 1F HNO_3	
$FeOOOH(s) + 3H^+ + e^- \rightleftharpoons Fe^{2+} + 2H_2O$	0.74	-1.05
$ferricinium^+ + e^- \rightleftharpoons ferrocene$	0.400	
$Fe(CN)_6^{3-} + e^- \rightleftharpoons Fe(CN)_6^{4-}$	0.356	
$Fe(glutamate)^{3+} + e^- \rightleftharpoons Fe(glutamate)^{2+}$	0.240	
$FeOH^+ + H^+ + 2e^- \rightleftharpoons Fe(s) + H_2O$	-0.16	0.07
$Fe^{2+} + 2e^- \rightleftharpoons Fe(s)$	-0.44	0.07
Lanthanum		
$La^{3+} + 3e^- \rightleftharpoons La(s)$	-2.379	0.242
$La(succinate)^+ + 3e^- \rightleftharpoons La(s) + succinate^{2-}$	-2.601	
Lead		
$Pb^{4+} + 2e^- \rightleftharpoons Pb^{2+}$	1.69 1F HNO_3	
$PbO_2(s) + 4H^+ + SO_4^{2-} + 2e^- \rightleftharpoons PbSO_4(s) + 2H_2O$	1.685	
$PbO_2(s) + 4H^+ + 2e^- \rightleftharpoons Pb^{2+} + 2H_2O$	1.458	-0.253
$3PbO_2(s) + 2H_2O + 4e^- \rightleftharpoons Pb_3O_4(s) + 4OH^-$	0.269	-1.136
$Pb_3O_4(s) + H_2O + 2e^- \rightleftharpoons 3PbO(s, red) + 2OH^-$	0.224	-1.211
$Pb_3O_4(s) + H_2O + 2e^- \rightleftharpoons 3PbO(s, yellow) + 2OH^-$	0.207	-1.177
$Pb^{2+} + 2e^- \rightleftharpoons Pb(s)$	-0.126	-0.395
$PbF_2(s) + 2e^- \rightleftharpoons Pb(s) + 2F^-$	-0.350	-0.234
$PbSO_4(s) + 2e^- \rightleftharpoons Pb(s) + SO_4^{2-}$	-0.355	-0.125
Lithium		
$Li^+ + e^- + Hg \rightleftharpoons Li(in\ Hg)$	-2.195	
$Li^+ + e^- \rightleftharpoons Li(s)$	-3.040	-0.514
Lutetium		
$Lu^{3+} + 3e^- \rightleftharpoons Lu(s)$	-2.28	0.412
Magnesium		
$Mg^{2+} + 2e^- + Hg \rightleftharpoons Mg(in\ Hg)$	-1.980	
$Mg(OH)^+ + H^+ + 2e^- \rightleftharpoons Mg(s) + H_2O$	-2.022	0.25
$Mg^{2+} + 2e^- \rightleftharpoons Mg(s)$	-2.360	0.199
$Mg(C_2O_4)(s) + 2e^- \rightleftharpoons Mg(s) + C_2O_4^{2-}$	-2.493	
$Mg(OH)_2(s) + 2e^- \rightleftharpoons Mg(s) + 2OH^-$	-2.690	-0.946
Manganese		
$MnO_4^- + 4H^+ + 3e^- \rightleftharpoons MnO_2(s) + 2H_2O$	1.692	-0.671
$MN^{3+} + e^- \rightleftharpoons Mn^{2+}$	1.567	1.8

(계 속)

Reaction	$E°$(volts)	$dE°/dT$(mV/K)
$MnO_4^- + 8H^+ + 5e^- \rightleftharpoons Mn^{2+} + 4H_2O$	1.507	−0.646
$Mn_2O_3(s) + 6H^+ + 2e^- \rightleftharpoons 2Mn^{2+} + 3H_2O$	1.485	−0.926
$MnO_2(s) + 4H^+ + 2e^- \rightleftharpoons Mn^{2+} + 2H_2O$	1.230	−0.609
$Mn(EDTA)^- + e^- \rightleftharpoons Mn(EDTA)^{2-}$	0.825	−1.10
$MnO_4^- + e^- \rightleftharpoons MnO_4^{2-}$	0.56	−2.05
$3Mn_2O_3(s) + H_2O + 2e^- \rightleftharpoons 2Mn_3O_4(s) + 2OH^-$	0.002	−1.256
$Mn_3O_4(s) + 4H_2O + 2e^- \rightleftharpoons 3Mn(OH)_2(s) + 2OH^-$	−0.352	−1.61
$Mn^{2+} + 2e^- \rightleftharpoons Mn(s)$	−1.182	−1.129
$Mn(OH)_2(s) + 2e^- \rightleftharpoons Mn(s) + 2OH^-$	−1.565	−1.10
Mercury		
$2Hg^{2+} + 2e^- \rightleftharpoons Hg_2^{2+}$	0.908	0.095
$Hg^{2+} + 2e^- \rightleftharpoons Hg(l)$	0.852	−0.116
$Hg_2^{2+} + 2e^- \rightleftharpoons 2Hg(l)$	0.796	−0.327
$Hg_2SO_4(s) + 2e^- \rightleftharpoons 2Hg(l) + SO_4^{2-}$	0.614	
$Hg_2Cl_2(s) + 2e^- \rightleftharpoons 2Hg(l) + 2Cl^-$	0.268	
	0.241	
$Hg(OH)_3^- + 2e^- \rightleftharpoons Hg(l) + 3OH^-$	0.231	
$Hg(OH)_2 + 2e^- \rightleftharpoons Hg(l) + 2OH^-$	0.206	−1.24
$Hg_2Br_2(s) + 2e^- \rightleftharpoons 2Hg(l) + 2Br^-$	0.140	
$HgO(s, \text{yellow}) + H_2O + 2e^- \rightleftharpoons Hg(l) + 2OH^-$	0.098 3	−1.125
$HgO(s, \text{red}) + H_2O + 2e^- \rightleftharpoons Hg(l) + 2OH^-$	0.097 7	−1.120 6
Molybdenum		
$MoO + 2H_2O + 2e^- \rightleftharpoons MoO_2(s) + 4OH^-$	−0.818	−1.69
$MoO_4^{2-} + 4H_2O + 6e^- \rightleftharpoons Mo(s) + 8OH^-$	−0.926	−1.36
$MoO_2(s) + 2H_2O + 4e^- \rightleftharpoons Mo(s) + 4OH^-$	−0.980	−1.196
Neodymium		
$Nd^{3+} + 3e^- \rightleftharpoons Nd(s)$	−2.323	0.282
Neptunium		
$NpO_3^{2-} + 2H^+ + e^- \rightleftharpoons NpO_2^{2+} + H_2O$	2.040	
$NpO_2^{2+} + 2e- \rightleftharpoons NpO_2^+$	1.236	0.058
$NpO_2^+ + 4H^+ + e^- \rightleftharpoons Np^{4+} + 2H_2O$	0.567	−3.30
$Np^{4+} + e^- \rightleftharpoons Np^{3+}$	0.157	1.53
$Np^{3+} + 3e^- \rightleftharpoons Np(s)$	−1.768	0.18
Nickel		
$NiOOH(s) + 3H^+ + e^- \rightleftharpoons Ni^{2+} + 2H_2O$	2.05	−1.17
$Ni^{2+} + 2e^- \rightleftharpoons Ni(s)$	−0.236	0.146
$Ni(CN)_4^{2-} + e^- \rightleftharpoons Ni(CN)_3^{2-} + CN^-$	−0.401	
$Ni(OH)_2(s) + 2e^- \rightleftharpoons Ni(s) + 2OH^-$	−0.714	−1.02
Niobium		
$\frac{1}{2}Nb_2O_5 + H^+ + e^- \rightleftharpoons NbO_2(s) + \frac{1}{2}H_2O$	−0.248	−0.460
$\frac{1}{2}Nb_2O_5 + 5H^+ + 5e^- \rightleftharpoons Nb(s) + H_2O$	−0.601	−0.381
$NbO_2(s) + 2H^+ + 2e^- \rightleftharpoons NbO(s) + H_2O$	−0.646	−0.347
$NbO_2(s) + 4H^+ + 4e^- \rightleftharpoons Nb(s) + 2H_2O$	−0.690	−0.361
Nitrogen		
$HN_3 + 3H^+ + 2e^- \rightleftharpoons N_2(g) + NH_4^+$	2.079	0.147
$N_2O(g) + 2H^+ + 2e^- \rightleftharpoons N_2(g) + H_2O$	1.769	−0.461
$2NO(g) + 2H^+ + 2e^- \rightleftharpoons N_2O(g) + H_2O$	1.587	−1.359
$NO^+ + e^- \rightleftharpoons NO(g)$	1.46	
$2NH_3OH^+ + 2H^+ + 2e^- \rightleftharpoons N_2H_5^+ + 2H_2O$	1.40	−0.60
$NH_3OH^+ + 2H^+ + 2e^- \rightleftharpoons NH_4^+ + H_2O$	1.33	−0.44
$N_2H_5^+ + 3H^+ + 2e^- \rightleftharpoons 2NH_4^+$	1.250	−0.28
$HNO_2 + H^+ + e^- \rightleftharpoons NO(g) + H_2O$	0.984	0.649
$NO_3^- + 4H^+ + 3e^- \rightleftharpoons NO(g) + 2H_2O$	0.955	0.028
$NO_3^- + 3H^+ + 2e^- \rightleftharpoons HNO_2 + H_2O$	0.940	−0.282
$NO_3^- + 2H^+ + e^- \rightleftharpoons \frac{1}{2}N_2O_4(g) + H_2O$	0.798	0.107
$N_2(g) + 8H^+ + 6e^- \rightleftharpoons 2NH_4^+$	0.274	−0.616

(계 속)

Reaction	$E°$(volts)	$dE°/dT$(mV/K)
$N_2(g) + 5H^+ + 4e^- \rightleftharpoons N_2H_5^+$	-0.214	-0.78
$N_2(g) + 2H_2O + 4H^+ + 2e^- \rightleftharpoons 2NH_3OH^+$	-1.83	-0.96
$N_2(g) + H^+ + e^- \rightleftharpoons HN_3$	-3.334	-2.141
Osmium		
$OsO(s) + 8H^+ + 8e^- \rightleftharpoons Os(s) + 4H_2O$	0.834	-0.458
$OsCl_6^{2-} + e^- \rightleftharpoons OsCl_6^{3-}$	0.85 1F HCl	
Oxygen		
$OH + H^+ + e^- \rightleftharpoons H_2O$	2.56	-0.1
$O(g) + 2H^+ + 2e^- \rightleftharpoons H_2O$	2.430 1	-1.148 4
$O_3(g) + 2H^+ + 2e^- \rightleftharpoons O_2(g) + H_2O$	2.075	-0.489
$H_2O_2 + 2H^+ + 2e^- \rightleftharpoons 2H_2O$	1.763	-0.698
$HO_2 + H^+ + e^- \rightleftharpoons H_2O_2$	1.44	-0.7
$\frac{1}{2}O_2(g) + 2H^+ + 2e^- \rightleftharpoons H_2O$	1.229 1	-0.845 6
$O_2(g) + 2H^+ + 2e^- \rightleftharpoons H_2O_2$	0.695	-0.993
$O_2(g) + H^+ + e^- \rightleftharpoons HO_2$	-0.05	-1.3
Palladium		
$Pd^{2+} + 2e^- \rightleftharpoons Pd(s)$	0.915	0.12
$PdO(s) + 2H^+ + 2e^- \rightleftharpoons Pd(s) + H_2O$	0.79	-0.336
$PdCl_6^{4-} + 2e^- \rightleftharpoons Pd(s) + 6Cl^-$	0.615	
$PdO_2(s) + H_2O + 2e^- \rightleftharpoons PdO(s) + 2OH^-$	0.64	-1.2
Phosphorus		
$\frac{1}{4}P_4(s, \text{white}) + H^+ + 3e^- \rightleftharpoons PH_3(g)$	-0.046	-0.093
$\frac{1}{4}P_4(s, \text{red}) + 3H^+ + 3e^- \rightleftharpoons PH_3(g)$	-0.088	-0.030
$H_3PO_4 + 2H^+ + 2e^- \rightleftharpoons H_3PO_3 + H_2O$	-0.30	-0.36
$H_3PO_4 + 5H^+ + 5e^- \rightleftharpoons \frac{1}{4}P_4(s, \text{white}) + 4H_2O$	-0.402	-0.340
$H_3PO_3 + 2H^+ + 2e^- \rightleftharpoons H_3PO_2 + H_2O$	-0.48	-0.37
$H_3PO_2 + H^+ + e^- \rightleftharpoons \frac{1}{4}P_4(s) + 2H_2O$	-0.51	
Platinum		
$Pt^{2+} + 2e^- \rightleftharpoons Pt(s)$	1.18	-0.05
$PtO_2(s) + 4H^+ + 4e^- \rightleftharpoons Pt(s) + 2H_2O$	0.92	-0.36
$PtCl_4^{2-} + 2e^- \rightleftharpoons Pt(s) + 4Cl^-$	0.755	
$PtCl_6^{2-} + 2e^- \rightleftharpoons PtCl_4^{2-} + 2H_2O$	0.68	
Plutonium		
$PuO_2^+ + e^- \rightleftharpoons PuO_2(s)$	1.585	0.39
$PuO_2^{2+} + 4H^+ + 2e^- \rightleftharpoons Pu^{4+} + 2H_2O$	1.000	-1.615
$Pu^{4+} + e^- \rightleftharpoons Pu^{3+}$	1.006	1.441
$PuO_2^{2+} + e^- \rightleftharpoons PuO_2^+$	0.966	0.03
$PuO_2(s) + 4H^+ + 4e^- \rightleftharpoons Pu(s) + 2H_2O$	-1.369	-0.38
$Pu^{2+} + 3e^- \rightleftharpoons Pu(s)$	-1.978	0.23
Potassium		
$K^+ + e^- + Hg \rightleftharpoons K(\text{in Hg})$	-1.975	
$K^+ + e^- \rightleftharpoons K(s)$	-2.936	-1.074
Praseodymium		
$Pr^{4+} + e^- \rightleftharpoons Pr^{3+}$	3.2	1.4
$Pr^{3+} + 3e^- \rightleftharpoons Pr(s)$	-2.353	0.291
Promethium		
$Pm^{3+} + 3e^- \rightleftharpoons Pm(s)$	-2.30	0.29
Radium		
$Ra^{2+} + 2e^- \rightleftharpoons Ra(s)$	-2.80	-0.44
Rhenium		
$ReO_4^- + 2H^+ + e^- \rightleftharpoons ReO_3(s) + H_2O$	0.72	-1.17
$ReO_4^- + 4H^+ + 3e^- \rightleftharpoons ReO_2(s) + 2H_2O$	0.510	-0.70
Rhodium		
$Rh^{6+} + 3e^- \rightleftharpoons Rh^{3+}$	1.48 1F $HClO_4$	
$Rh^{4+} + e^- \rightleftharpoons Rh^{3+}$	1.44 3F H_2SO_4	
$RhCl_6^{2-} + e^- \rightleftharpoons RhCl_6^{3-}$	1.2	
$Rh^{3+} + 3e^- \rightleftharpoons Rh(s)$	0.76	0.4

(계 속)

Reaction	$E°$(volts)	$dE°/dT$(mV/K)
$2Rh^{3+} + e^- \rightleftharpoons Rh_2^{4+}$	0.7	
$RhCl_6^{3-} + 3e^- \rightleftharpoons Rh(s) + 6Cl^-$	0.44	
Rubidium		
$Rb^+ + e^- \rightleftharpoons Rb(\text{in Hg})$	-1.970	
$Rb^+ + e^- \rightleftharpoons Rb(s)$	-2.943	-1.140
Ruthenium		
$RuO_4^- + 6H^+ + 3e^- \rightleftharpoons Ru(OH)_2^{2+} + 2H_2O$	1.53	
$Ru(\text{dipyridyl})_3^{3+} + e^- \rightleftharpoons Ru(\text{dipyridyl})_3^{2+}$	1.29	
$RuO_4(s) + 8H^+ + 8e^- \rightleftharpoons Ru(s) + 4H_2O$	1.032	-0.467
$Ru^{2+} + 2e^- \rightleftharpoons Ru(s)$	0.8	
$Ru^{3+} + 3e^- \rightleftharpoons Ru(s)$	0.60	
$Ru^{3+} + e^- \rightleftharpoons Ru^{2+}$	0.24	
$Ru(NH_3)_6^{3+} + e^- \rightleftharpoons Ru(NH_3)_6^{2+}$	0.214	
Samarium		
$Sm^{3+} + 3e^- \rightleftharpoons Sm(s)$	-2.304	0.279
$Sm^{2+} + 2e^- \rightleftharpoons Sm(s)$	-2.68	-0.28
Scandium		
$Sc^{3+} + 3e^- \rightleftharpoons Sc(s)$	-2.09	0.41
Selenium		
$SeO_4^{2-} + 4H^+ + 2e^- \rightleftharpoons H_2SeO_3 + H_2O$	1.150	0.483
$H_2SeO_3 + 4H^+ + 4e^- \rightleftharpoons Se(s) + 3H_2O$	0.739	-0.562
$Se(s) + 2H^+ + 2e^- \rightleftharpoons H_2Se(g)$	-0.082	0.238
$Se(s) + 2e^- \rightleftharpoons Se^{2-}$	-0.69	-1.2
Silicon		
$Si(s) + 4H^+ + 4e^- \rightleftharpoons SiH_4(g)$	-0.147	-0.196
$SiO_2(s, \text{quartz}) + 4H^+ + 4e^- \rightleftharpoons Si(s) + 2H_2O$	-0.990	-0.374
$SiF_6^{2-} + 4e^- \rightleftharpoons Si(s) + 2H_2O$	-1.24	
Silver		
	2.000 4F $HClO_4$	
$Ag^{2+} + e^- \rightleftharpoons Ag^+$	1.989	0.99
	1.929 4F HNO_3	
$Ag^{3+} + 2e^- \rightleftharpoons Ag^+$	1.9	
$AgO(s) + H^+ + e^- \rightleftharpoons \frac{1}{2}Ag_2O(s) + \frac{1}{2}H_2O$	1.40	
$Ag^+ + e^- \rightleftharpoons Ag(s)$	0.799 3	-0.989
$Ag_2C_2O_4(s) + 2e^- \rightleftharpoons 2Ag(s) + C_2O_4^{2-}$	0.465	
$AgN_3(s) + e^- \rightleftharpoons Ag(s) + N_3^-$	0.293	
$AgCl(s) + e^- \rightleftharpoons Ag(s) + Cl^-$	0.222	
	0.197saturatedKCl	-0.05
$AgBr(s) + e^- \rightleftharpoons Ag(s) + Br^-$	0.071	-0.36
$Ag(S_2O_3)_2^{3-} + e^- \rightleftharpoons Ag(s) + 2S_2O_3^{2-}$	0.017	
AgI(s) + e- ⇌ Ag(s) + I-	-0.152	
$Ag_2S(s) + H^+ + 2e^- \rightleftharpoons 2Ag(s) + SH^-$	-0.272	
Sodium		
$Na^+ + e^- + Hg \rightleftharpoons Na(\text{in Hg})$	-1.959	
$Na^+ + \frac{1}{2}H_2(g) + e^- \rightleftharpoons NaH(s)$	-2.367	-1.550
$Na^+ + e^- \rightleftharpoons Na(s)$	-2.714 3	-0.757
Strontium		
$Sr^{2+} + 2e^- \rightleftharpoons Sr(s)$	-2.889	-0.237
Sulfur		
$S_2O_8^{2-} + 2e^- \rightleftharpoons 2SO_4^{2-}$	2.01	
$S_2O_6^{2-} + 4H^+ + 2e^- \rightleftharpoons 2H_2SO_3$	0.57	
$4SO_2 + 4H^+ + 6e^- \rightleftharpoons S_4O_6^{2-} + 2H_2O$	0.539	-1.11
$SO_2 + 4H^+ + 4e^- \rightleftharpoons S(g)$	0.450	-0.652
$2H_2SO_3 + 2H^+ + 4e^- \rightleftharpoons S_2O_3^{2-} + 3H_2O$	0.40	
$S(s) + 2H^+ + 2e^- \rightleftharpoons H_2S(g)$	0.174	0.224

(계 속)

Reaction	$E°$(volts)	$dE°/dT$(mV/K)
$S(s) + 2H^+ + 2e^- \rightleftharpoons H_2S(aq)$	0.144	-0.21
$S_4O_6^{2-} + 2H^+ + 2e^- \rightleftharpoons S_2O_3^{2-} + 6OH^-$	0.10	-0.23
$5S(s) + 2e^- \rightleftharpoons S_5^{2-}$	-0.340	
$2S(s) + 2e^- \rightleftharpoons S_2^{2-}$	-0.50	-1.16
$2SO_3^{2-} + 3H_2O + 4e^- \rightleftharpoons S_2O_3^{2-} + 6OH^-$	-0.566	-1.06
$SO_3^{2-} + 3H_2O + 4e^- \rightleftharpoons S(s) + 6OH^-$	-0.659	-1.23
$SO_4^{2-} + 4H_2O + 6e^- \rightleftharpoons S(s) + 8OH^-$	-0.751	-1.288
$SO_4^{2-} + H_2O + 2e^- \rightleftharpoons SO_3^{2-} + 2OH^-$	-0.936	-1.41
$2SO_3^{2-} + 2H_2O + 2e^- \rightleftharpoons S_2O_4^{2-} + 4OH^-$	-1.130	-0.85
$2SO_4^{2-} + 2H_20 + 2e^- \rightleftharpoons S_2O_6^{2-} + 4OH^-$	-1.71	-1.00
Tantalum		
$Ta_2O_5(s) + 10H^+ + 10e^- \rightleftharpoons 2Ta(s) + 5H_2O$	-0.752	-0.377
Technetium		
$TcO_4^- + 2H_2O + 3e^- \rightleftharpoons TcO_2(s) + 4OH^-$	-0.366	-1.82
$TcO_4^- + 4H_2O + 7e^- \rightleftharpoons Tc(s) + 8H_2O$	-0.474	-1.46
Tellurium		
$TeO_3^{2-} + 3H_2O + 4e^- \rightleftharpoons TeO_2(s) + 4OH^-$	-0.47	-1.39
$2Te(s) + 2e^- \rightleftharpoons Te_2^{2-}$	-0.84	
$Te(s) + 2e^- \rightleftharpoons Te^{2-}$	-0.90	-0.1
Terbium		
$Tb^{4+} + e^- \rightleftharpoons Tb^{3+}$	3.1	1.5
$Tb^{3+} + 3e^- \rightleftharpoons Tb(s)$	-2.28	0.350
Thallium		
$Tl^{3+} + 2e^- \rightleftharpoons Tl^+$	1.280	0.97
	0.77 1F HCl	
	1.22 1F H_2SO_4	
	1.23 1F HNO_3	
	1.26 1F $HClO_4$	
$Tl^+ + e^- + Hg \rightleftharpoons Tl(in\ Hg)$	-0.294	
$Tl^+ + e^- \rightleftharpoons Tl(s)$	-0.336	-1.312
$TlCl(s) + e^- \rightleftharpoons Tl(s) + Cl^-$	-0.557	
Thorium		
$Th^{4+} + 4e^- \rightleftharpoons Th(s)$	-1.826	0.557
Thullium		
$Tm^{3+} + 3e^- \rightleftharpoons Tm(s)$	-2.319	0.394
Tin		
$Sn(OH)_3^+ + 3H^+ + 2e^- \rightleftharpoons Sn^{2+} + 6H_2O$	0.142	
$Sn^{4+} + 2e^- \rightleftharpoons Sn^{2+}$	0.139 1F HCl	
$SnO_2(s) + 4H^+ \rightleftharpoons Sn^{2+} + 2H_2O$	-0.094	-0.31
$Sn_2 + 2e^- \rightleftharpoons Sn(s)$	-0.141	-0.32
$SnF_6^{2-} + 2e^- \rightleftharpoons Sn(s) + 6F^-$	-0.25	
$Sn(OH)_6^{2-} + 2e^- \rightleftharpoons Sn(OH)_3^- + 3OH^-$	-0.93	
$Sn(s) + 4H_2O + 4e^- \rightleftharpoons SnH_4(g) + OH^-$	-1.316	-1.057
$SnO_2(s) + H_2O + 2e^- \rightleftharpoons SnO(s) + 2OH^-$	-0.961	-1.129
Titanium		
$TiO^{2+} + 2H^+ + e^- \rightleftharpoons Ti^{3+} + H_2O$	0.1	-0.6
$Ti^{3+} + e^- \rightleftharpoons Ti^{2+}$	-0.9	1.5
$TiO_2(s) + 4H^+ + 4e^- \rightleftharpoons Ti(s) + 2H_2O$	-1.076	0.365
$TiF_6^{2-} + 4e^- \rightleftharpoons Ti(s) + 6F^-$	-1.191	
$Ti^{2+} + 2e^- \rightleftharpoons Ti(s)$	-1.60	-0.16
Tungsten		
$W(CN)_8^{3-} + e^- \rightleftharpoons W(CN)_8^{4-}$	0.457	
$W^{6+} + e^- \rightleftharpoons W^{3+}$	0.26 12F HCl	
$WO_3(s) + 6H^+ + 6e^- \rightleftharpoons W(s) + 3H_2O$	-0.091	-0.389
$W^{5+} + e^- \rightleftharpoons W^{4+}$	-0.3 12F HCl	

(계 속)

Reaction	$E°$(volts)	$dE°/dT$(mV/K)
$WO_2(s) + 2H_2O + 4e^- \rightleftharpoons W(s) + 4OH^-$	-0.982	-1.197
$WO_4^{2-} + 4H_2O + 6e^- \rightleftharpoons W(s) + 8OH^-$	-1.060	-1.36
Uranium		
$UO_2^+ + 4H^+ + e^- \rightleftharpoons U^{5+} + 2H_2O$	1.001	-3.4
$UO_2^{2+} + 4H^+ + 2e^- \rightleftharpoons U^{4+} + 2H_2O$	0.337	-1.582
$UO_2^{2+} + e^- \rightleftharpoons UO^{2+}$	-0.255	0.2
$U^{3+} + 3e^- \rightleftharpoons U(s)$	-1.125	1.61
		0.16
Vanadium		
$VO_2^+ + 2H^+ + e^- \rightleftharpoons H_2O$	1.001	-0.901
$VO^{2+} + 2H^+ + 2e^- \rightleftharpoons V^{3+} + H_2O$	0.337	-1.6
$V^{3+} + e^- \rightleftharpoons V^{2+}$	-0.255	1.5
$V^{2+} + 6H^+ + 6e^- \rightleftharpoons V(s)$	-1.125	-0.11
Xenon		
$H_4XeO_6 + 2H^+ + 2e^- \rightleftharpoons XeO_3 + 3H_2O$	2.38	0.0
$XeF_2 + 2H^+ + 2e^- \rightleftharpoons Xe(g) + 2HF$	2.2	
$XeO_3 + 6H^+ + 6e^- \rightleftharpoons Xe(g) + 3H_2O$	2.1	-0.34
Ytterbium		
$Yb^{3+} + 3e^- \rightleftharpoons Yb(s)$	-2.19	0.363
$Yb^{2+} + 2e^- \rightleftharpoons Yb(s)$	-2.76	-0.16
Yttrium		
$Y^{3+} + 3e^- \rightleftharpoons Y(s)$	-2.38	0.034
Zinc		
$ZnOH^+ + H^+ + 2e^- \rightleftharpoons Zn(s) + 2H_2O$	-0.497	0.03
$Zn^{2+} + 2e^- \rightleftharpoons Zn(s)$	-0.762	0.119
$Zn^{2+} + 2e^- + Hg \rightleftharpoons Zn(\text{in Hg})$	-0.801	
$Zn(NH3)_4^{2+} + 2e^- \rightleftharpoons Zn(s) + 4NH_3$	-1.04	
$ZnCO_3(s) + 2e^- \rightleftharpoons Zn(s) + CO_3^{2-}$	-1.06	
$Zn(OH)_3^- + 2e^- \rightleftharpoons Zn(s) + 3OH^-$	-1.183	
$Zn(OH)_4^{2-} + 2e^- \rightleftharpoons Zn(s) + 4OH^-$	-1.199	
$Zn(OH)_2(s) + 2e^- \rightleftharpoons Zn(s) + 2OH^-$	-1.249	-0.999
$ZnO(s) + H_2O + 2e^- \rightleftharpoons Zn(s) + OH^-$	-1.260	-1.160
$ZnS(s) + 2e^- \rightleftharpoons Zn(s) + S^{2-}$	-1.405	
Zirconium		
$Zr^{4+} + 4e^- \rightleftharpoons Zr(s)$	-1.45	0.67
$ZrO_2(s) + 4H^+ + 4e^- \rightleftharpoons Zr(s) + 2H_2O$	-1.473	-0.344

부록 6. 단계적 형성상수(Stepwise Formation Constants)

	log K_1	log K_2	log K_3	log K_4	Temperature(℃)	Ionic strength(μ)
Acetate, $CH_3CO_2^-$						
Ag^+	0.73	-0.09			25	0
Ca^{2+}	1.24				25	0
Cd^{2+}	1.93	1.22			25	0
Cu^{2+}	2.23	1.40			25	0
Fe^{2+}	1.82				25	0.5
Fe^{3+}	3.38	3.7	2.6		20	0.1
Mg^{2+}	1.25				25	0
Mn^{2+}	1.40				25	0
Na^+	-0.18				25	0
Ni^{2+}	1.43				25	0
Zn^{2+}	1.28	0.81			20	0.1
Ammonia, NH_3						
Ag^+	3.31	3.92			25	0
Cd^{2+}	2.51	1.96	1.30	0.79	30	0
Co^{2+}	1.99	1.51	0.93	0.64	30	0
(log K_5 = 0.06, log K_6 = -0.74)						
Cu^{2+}	3.99	3.34	2.73	1.97	30	0
Hg^{2+}	8.8	8.7	1.00	0.78	22	2
Ni^{2+}	2.67	2.12	1.61	1.07	30	0
(log K_5 = 0.63, log K_6 = -0.09)						
Zn^{2+}	2.18	2.25	2.31	1.96	30	0
Cyanide, CN^-						
Ag^+	(log β_2 = 20)		0.95		20	0
Cd^{2+}	5.18	4.42	4.32	3.19	25	?
Cu^{2+}	(log β_2 = 24)		4.6	1.7	25	0
Ni^{2+}			(log β_4 = 30)		25	0
Tl^{3+}	13.21	13.29	8.67	7.44	25	4
Zn^{2+}	(log β_2 = 11.07)		4.98	3.57	25	0
Ethylenediamine(1,2-diaminoethane), $H_2NCH_2CH_2NH_2$						
Ag^+	4.70	3.00	2.0		20	0.1
Cd^{2+}	5.69	4.67	2.44		25	0.5
Cu^{2+}	10.66	9.33			20	0
Hg^{2+}	14.3	9.0	-0.1		25	0.1
Ni^{2+}	7.52	6.32	4.49		20	0
Zn^{2+}	5.77	5.06	3.28		20	0

† Stepwise formation constants, K1, and overall (or cumulative)formation constants, β1, are defined in Box 5-3. For example, K2 for the reaction of Ag+ with acetate refers to the reaction Ag+ + 2CH3CO2- ⇌ Ag(CH3CO2)2-.The overall formation constant is related to the stepwise formation constants by β0=K1K2...K0. Data from L. G. Silen and A. E. Martell, Stability Constants of Metal-Ion Complexes(Lodon:The Chemical Society, Special Publications No. 17 and 25, 1964 and 1971).

‡ J. Blixt, B. Gyori, and J. Glaser, J. Am. Chem. Soc.. 111,7784(1989).

	log K_1	log K_2	log K_3	log K_4	Temperature(℃)	Ionic strength(μ)
Nitrilotriacetate, $(CH_2CO_2^-)_3$						
Ag^+	5.16				20	0.1
Al^{3+}	9.5				20	0.1
Ba^{2+}	4.83				20	0.1
Ca^{2+}	6.46				20	0.1
Cd^{2+}	10.0	4.6			20	0.1
Co^{2+}	10.0	3.9			20	0.1
Cu^{2+}	11.5	3.3			20	0.1
Fe^{3+}	15.91	8.70			20	0.1
Ga^{3+}	13.6	8.2			20	0.1
In^{3+}	16.9				20	0.1
Mg^{2+}	5.46				20	0.1
Mn^{2+}	7.4				20	0.1
Ni^{2+}	11.54				20	0.1
Pb^{2+}	11.47				20	0.1
Tl^+	4.75				20	0.1
Zn^{2+}	10.44				20	0.1
Oxalate, $^-O_2CCO_2^-$						
Al^{3+}		(log β_3 = 15.60)			20	0.1
Ba^{2+}	2.31				18	0
Ca^{2+}	1.66	1.03			25	1
Cd^{2+}	3.71				20	0.1
Co^{2+}	4.69	2.46			25	0
Cu^{2+}	6.23	4.04			25	0
Fe^{3+}	7.54	7.05	5.41		?	0.5
Ni^{2+}	5.16	1.3			25	0
Zn^{2+}	4.85	2.7			25	0
1,10-Phenanthroline,						
Ag^+	5.02	7.05			25	0.1
Ca^{2+}	0.7				20	0.1
Cd^{2+}	5.17	4.83	4.26		25	0.1
Co^{2+}	7.02	6.70	6.38		25	0.1
Cu^{2+}	8.82	6.57	5.02		25	0.1
Fe^{2+}	5.86	5.25	10.03		25	0.1
Fe^{3+}		(log β_3 = 14.10)			25	0.1
Hg^{2+}	(log β_2 = 19.65)		3.7		20	0.1
Mn^{2+}	4.50	4.15	4.05		25	0.1
Ni^{2+}	8.0	8.0	7.9		25	0.1
Zn^{2+}	6.30	5.65	5.10		25	+.1

부록 7. 황산의 비중과 농도

비중 (15°/4℃)	H_2SO_4 (%)	H_2SO_4 (g/l)	비중 (15°/4℃)	H_2SO_4 (%)	H_2SO_4 (g/l)
1.000	0.09	1	1.320	41.50	548
1.010	1.57	12	1.330	42.46	567
1.020	3.03	31	1.340	43.74	586
1.030	4.49	31	1.350	44.82	605
1.040	5.96	46	1.360	45.88	624
1.050	7.87	77	1.370	46.94	643
1.060	8.77	93	1.380	48.00	662
1.070	10.19	107	1.390	49.06	682
1.080	11.60	125	1.400	50.11	702
1.090	12.99	142	1.410	51.15	721
1.100	14.35	158	1.420	52.15	740
1.110	15.71	175	1.430	53.11	759
1.120	17.01	191	1.440	45.07	775
1.130	18.31	207	1.450	55.03	798
1.140	19.61	223	1.460	55.77	817
1.150	20.91	239	1.470	56.90	837
1.160	22.19	257	1.480	57.83	856
1.170	23.47	275	1.490	58.74	876
1.180	24.76	272	1.500	59.70	896
1.190	26.04	310	1.510	60.65	916
1.200	27.32	328	1.520	61.57	936
1.210	28.58	346	1.530	62.53	957
1.220	29.84	364	1.540	63.43	977
1.230	31.11	382	1.550	64.26	996
1.240	32.28	400	1.560	65.08	1096
1.250	36.43	418	1.570	65.90	1035
1.260	34.57	435	1.580	66.71	1054
1.270	35.71	454	1.590	67.59	1075
1.280	36.87	472	1.600	68.51	1096
1.290	33.03	490	1.610	69.43	1118
1.300	39.19	510	1.620	70.32	1139
1.310	40.35	529	1.625	70.74	1150

(계 속)

비중 (15°/4℃)	H_2SO_4 (%)	H_2SO_4 (g/l)	비중 (15°/4℃)	H_2SO_4 (%)	H_2SO_4 (g/l)
1.630	71.16	1160	1.790	85.70	1524
1.635	71.57	1170	1.795	86.30	1547
1.640	71.99	1181	1.800	86.90	1564
1.645	72.40	1192	1.805	87.60	1581
1.650	72.82	1202	1.810	88.30	1598
1.655	73.23	1212	1.815	89.05	1621
1.660	73.64	1222	1.820	90.05	1639
1.665	74.07	1233	1.822	90.40	1647
1.670	74.51	1244	1.824	90.80	1656
1.675	74.97	1256	1.825	91.00	1661
1.680	75.42	1267	1.826	91.25	1666
1.685	75.86	1278	1.827	91.50	1671
1.690	76.30	1289	1.828	91.70	1676
1.695	76.73	1301	1.829	91.90	1681
1.700	77.17	1312	1.830	92.10	1685
1.705	77.60	1323	1.831	92.30	1690
1.710	78.04	1334	1.832	92.52	1696
1.715	78.48	1346	1.833	92.75	1700
1.720	78.92	1367	1.834	93.05	1706
1.725	79.36	1369	1.835	93.43	1713
1.730	79.80	1381	1.836	93.80	1722
1.735	80.24	1392	1.837	94.20	1730
1.740	80.68	1404	1.838	94.60	1739
1.745	81.12	1416	1.839	95.00	1748
1.750	81.56	1427	1.840	95.60	1759
1.755	82.00	1439	1.8405	95.95	1765
1.760	82.44	1451	1.8410	97.00	1786
1.765	82.88	1463	1.8415	97.70	1799
1.770	83.22	1475	1.8410	98.20	1808
1.775	83.90	1489	1.8405	98.70	1816
1.780	84.50	1504	1.8395	99.04	1830
1.785	85.10	1519	1.8385	99.95	1838

부록 8. 질산의 비중과 농도

비중 (15°/4℃)	HNO_3 (%)	HNO_3 (g/l)	비중 (15°/4℃)	HNO_3 (%)	HNO_3 (g/l)
1.000	0.10	1	1.370	59.39	814
1.020	3.70	38	1.375	65.30	829
1.040	7.26	75	1.380	61.27	846
1.060	10.68	112	1.3833	61.92	857
1.080	13.95	151	1.385	62.24	862
1.100	17.11	188	1.390	63.23	877
1.120	20.23	277	1.395	64.25	896
1.140	23.31	266	1.400	65.30	914
1.160	21.36	306	1.405	66.40	933
1.170	27.88	326	1.410	67.50	952
1.180	29.38	347	1.415	68.63	971
1.190	30.88	367	1.420	69.80	991
1.200	32.86	388	1.425	70.98	1011
1.210	33.82	409	1.430	72.17	1032
1.220	35.28	430	1.435	73.39	1053
1.230	36.78	452	1.440	74.68	1075
1.240	38.29	475	1.445	75.98	1098
1.250	39.82	498	1.450	77.28	1121
1.260	41.34	521	1.460	79.98	1168
1.270	42.87	544	1.470	82.90	1219
1.280	44.41	568	1.480	86.05	1274
1.290	45.95	593	1.490	89.60	1335
1.300	47.49	117	1.500	94.09	1411
1.310	49.07	643	1.502	95.08	1428
1.320	50.17	669	1.504	96.00	1444
1.330	52.37	195	1.506	96.76	1457
1.335	53.22	710	1.508	97.50	1570
1.340	54.07	725	1.510	98.10	1481
1.350	55.79	753	1.512	98.53	1490
1.355	56.66	768	1.514	98.90	1497
1.360	57.57	783	1.516	99.21	1504
1.365	58.48	798	1.518	99.46	1510

부록 9. 인산의 비중과 농도

비중 (15°/4℃)	H_3PO_4 (%)	비중 (15°/4℃)	H_3PO_4 (%)	비중 (15°/4℃)	H_3PO_4 (%)
1.017	3.44	1.462	63.37	1.629	73.52
1.063	6.64	1.476	64.75	1.637	79.21
1.087	15.15	1.484	65.43	1.645	79.90
1.113	19.28	1.491	66.12	1.653	80.59
1.150	24.80	1.505	67.50	1.669	81.97
1.178	28.93	1.513	68.19	1.677	82.65
1.198	31.18	1.528	69.57	1.685	83.34
1.249	38.57	1.543	70.94	1.693	84.03
1.292	44.08	1.551	71.63	1.709	85.41
1.325	48.21	1.559	72.32	1.725	86.79
1.359	52.35	1.566	73.01	1.733	87.48
1.383	55.10	1.574	73.70	1.741	88.16
1.415	58.56	1.581	74.39	1.758	89.54
1.435	60.61	1.597	75.77	1.766	90.23
1.444	61.30	1.605	76.45	1.783	91.61
1.455	62.68	1.613	77.14	1.809	93.67

부록 10. 초산의 비중과 농도

비중 (15°/4℃)	CH_2COOH (%)	비중 (15°/4℃)	CH_2COOH (%)	비중 (15°/4℃)	CH_2COOH (%)
1.0067	5	1.0660	56	1.0748	80
1.0142	18	1.0673	58	1.0746	82
1.0214	15	1.0685	60	1.0742	84
1.0284	20	1.0679	62	1.0736	86
1.0350	25	1.0707	64	1.0726	88
1.0412	30	1.0717	66	1.0713	90
1.0470	35	1.0728	8	1.0696	92
1.0523	40	1.0733	70	1.0674	94
1.0562	44	1.0740	72	1.0644	96
1.0598	48	1.0744	72	1.0604	98
1.0631	52	1.0747	76	1.0580	99
1.0646	54	1.0748	78	1.0553	100

부록 11. 염산의 비중과 농도

비중 (15°/4℃)	HCl (%)	HCl g/l	비중 (15°/4℃)	HCl (%)	HCl g/l	비중 (15°/4℃)	HCl (%)	HCl g/l
1.000	0.16	1.6	1.115	22.86	255	1.162	32.10	373
1.010	2.14	22	1.120	23.82	267	1.165	32.49	379
1.020	4.13	42	1.125	24.78	278	1.170	33.46	392
1.030	6.15	64	1.130	25.75	290	1.171	33.65	394
1.040	8.16	85	1.135	26.70	303	1.175	34.42	404
1.050	12.17	107	1.140	27.66	315	1.180	35.39	418
1.060	12.19	129	1.1425	28.14	322	1.185	36.53	430
1.070	14.17	152	1.145	28.61	328	1.190	37.23	443
1.080	16.15	174	1.150	29.57	340	1.195	38.16	455
1.090	18.11	197	1.152	29.95	345	1.200	39.11	469
1.100	20.01	220	1.155	30.55	353			
1.110	21.92	233	1.160	31.52	366			

부록 12. 암모니아의 비중과 농도

비중 (15℃)	NH_3 (%)	NH_3 (g/l)	비중 (15℃)	NH_3 (%)	NH_3 (g/l)
0.995	0.91	9.1	0.926	19.87	184.2
0.992	1.84	18.2	0.920	21.75	200.1
0.986	3.30	82.5	0.914	23.68	216.3
0.980	4.80	47.0	0.10	24.99	227.4
0.970	7.31	70.9	0.908	25.65	232.9
0.966	8.33	80.5	0.906	26.31	238.3
0.962	9.35	89.9	0.904	26.08	243.9
0.958	10.47	100.3	0.902	27.65	249.4
0.952	12.17	115.9	0.900	28.33	255.0
0.948	13.31	126.2	0.898	29.01	269.5
0.944	14.46	136.5	0.894	30.37	271.5
0.940	15.63	146.9	0.890	31.75	282.6
0.936	16.82	157.4	0.886	33.25	249.6
0.932	18.03	168.1	0.882	30.83	308.3

부록 13. 수산화나트륨용액의 비중과 농도

비중 (15°/4℃)	NaOH		KOH		비중 (15°/4℃)	NaOH		KOH	
	%	g/l	%	g/l		%	g/l	%	g/l
1.007	0.61	6	0.9	9	1.220	19.58	239	24.2	295
1.014	1.20	12	1.7	17	1.231	20.59	253	25.1	307
1.022	2.00	21	2.1	26	1.241	21.42	266	26.1	324
1.029	2.70	28	3.5	36	1.252	22.64	283	27.0	338
1.036	3.35	35	4.5	46	1.263	23.67	299	28.0	353
1.045	4.00	52	5.6	58	1.274	24.81	316	28.9	363
1.052	4.64	49	6.4	67	1.285	25.80	332	29.8	385
1.060	5.29	56	7.4	78	1.297	26.83	348	30.7	398
1.067	5.87	63	8.2	83	1.308	27.80	364	31.8	416
1.075	6.55	70	9.2	99	1.320	28.83	381	32.7	432
1.033	7.31	79	10.1	109	1.171	29.93	399	33.7	449
1.091	8.00	87	10.9	119	1.180	31.22	420	34.9	469
1.100	8.68	95	12.5	132	1.190	32.07	441	35.9	487
1.108	9.42	104	12.9	143	1.200	33.69	462	36.9	506
1.116	10.06	123	14.8	167	1.210	36.25	506	38.9	543
1.125	10.97	123	14.8	167	1.220	36.25	506	38.9	543
1.134	11.84	134	15.7	178	1.410	37.47	528	39.9	563
1.142	12.64	144	16.5	183	1.424	38.80	553	40.9	582
1.152	13.55	156	17.6	203	1.438	39.99	575	42.1	605
1.162	14.37	167	18.6	216	1.453	41.41	602	43.4	631
1.171	15.13	177	19.5	228	1.468	42.83	629	44.6	655
1.180	15.91	188	20.5	242	1.483	44.38	658	45.8	679
1.190	16.77	200	21.4	255	1.498	46.15	691	47.1	706
1.200	17.67	212	22.4	269	1.514	47.60	721	48.3	731
1.210	18.58	225	23.3	282	1.530	49.02	750	49.4	776

부록 14. Greek Alphabet

대문자	소문자	영어명	읽는 법
A	α	alpha	알파
B	β	beta	베타
Γ	γ	gamma	감마
Δ	δ	delta	델타
E	ε	epsilon	입실론, 엡실론, 엡사이론
Z	ζ	zeta	제타, 지타
H	η	eta	이타, 에타
Θ	θ	theta	시타, 테타
I	ι	iota	이오타, 요타, 아이오타
K	κ	kappa	키파
Λ	λ	lamda	람다
M	μ	mu	뮤, 무
N	ν	nu	뉴, 누
Ξ	ξ	xi	구사이, 구자이, 구시, 자이
O	o	omicron	오미크론, 오마이크론
Π	π	pi	파이, 피
P	ρ	rho	로
Σ	σ	sigma	시그마
T	τ	tau	타우, 토
Υ	υ	upsilon	입실론, 웁실론
Φ	ϕ or φ	phi	파이, 피
X	χ	chi	카이, 차이, 키
Ψ	ψ	psi	프사이, 프시, 사이
Ω	ω	omega	오메가

찾아보기

| 국 문 |

| 영 문 |

《A》

《B》

《C》

《M》

《N》

《O》

《P》

약품분석학

2003년 3월 5일 초판발행	• 편저자	약품정성분석학 분 과 회
2008년 1월 5일 6쇄 발행		
2009년 2월 28일 7쇄 발행	• 발행인	최 국 주
	• 발행처	동 명 사

경기도 파주시 교하읍 문발리 535-10 파주출판단지 30블록 4롯트
전 화 : 031) 955-7200(代), 955-7201~4, 7203 (편집부)
팩시밀리 : 031) 955-7205
출판등록 : 1950년 11월 1일(제1-76호)
e-mail : dms723@chol.com
홈페이지 : www.dmsbook.com

정가 16,000원

ISBN 978-89-411-3350-6 93510